起搏心电图基础教程

The Nuts and Bolts of Paced ECG Interpretation

〔美〕汤姆·肯尼　编著

廖铭扬　张钲　郭继鸿　主译

天津出版传媒集团

 天津科技翻译出版有限公司

著作权合同登记号：图字：02-2010-30

图书在版编目(CIP)数据

起搏心电图基础教程/（美）肯尼（Kenny，T.）编著；廖铭扬等译. —天津：天津科技翻译出版有限公司，2013.11
书名原文：The nuts and bolts of paced ECG interpretation
ISBN 978-7-5433-3316-1

Ⅰ.①起… Ⅱ.①肯… ②廖… Ⅲ.①心脏起搏器-心电图-教材 Ⅳ.①R540 ②R318.11

中国版本图书馆 CIP 数据核字 (2013) 第 250167 号

授权单位：John Wiley & Sons Limited
出　　版：天津科技翻译出版有限公司
出 版 人：刘 庆
地　　址：天津市南开区白堤路 244 号
邮政编码：300192
电　　话：022-87894896
传　　真：022-87895650
网　　址：www.tsttpc.com
印　　刷：天津市蓟县宏图印务有限公司
发　　行：全国新华书店
版本记录：787×1092　16 开本　25 印张　300 千字
　　　　　2013 年 11 月第 1 版　2013 年 11 月第 1 次印刷
　　　　　定价：68.00 元

(如发现印装问题，可与出版社调换)

译者名单

主　译　廖铭扬　张　钲　郭继鸿
译　者　（按姓氏拼音排序）
　　　　白　明　兰州大学第一附属医院
　　　　陈晓栋　江苏省中西医结合医院
　　　　段江波　北京大学人民医院
　　　　冯　超　美敦力公司
　　　　郭　飞　北京大学人民医院
　　　　郭继鸿　北京大学人民医院
　　　　何慧薇　南京医科大学第二附属医院
　　　　侯小锋　南京医科大学第一附属医院
　　　　孔记华　北京大学人民医院
　　　　李　强　兰州大学第一附属医院
　　　　廖铭扬　南京医科大学第一、二附属医院
　　　　曲　晨　南京医科大学第二附属医院
　　　　王　东　兰州大学第一附属医院
　　　　夏　益　美敦力公司
　　　　许　迪　南京医科大学第一附属医院
　　　　许　健　南京医科大学第一附属医院
　　　　杨　玫　解放军长征医院南京分院
　　　　张　楠　圣犹达公司
　　　　张　钲　兰州大学第一附属医院
　　　　赵笑春　北京大学人民医院
　　　　赵运涛　北京大学航天中心医院

中文版前言

在众多读者的期盼中,《起搏心电图基础教程》中译本终于面世,即将与广大读者见面了。

《起搏心电图基础教程》一书是美国汤姆·肯尼(Tom Kenny)撰写的"心律植入装置"四书为一套的丛书。该套丛书自2006年出版的英文版第一本《ICD基础教程》为开始,就在当年,我们将之译为中文版。随后在2008年的8月及12月,我们再将《心脏起搏器基础教程》及《CRT基础教程》译为中文版并与中国读者见面。这套三姊妹的丛书,一经出版,销售盛况惊人,原因十分简单,首先是市场需求,而且作者的阐述又是思路清晰,文笔流畅,从浅入深,由表及里,使读者从概念建立,到用之于临床实践,逐步前行。

随后Tom Kenny又推出了丛书的第四本《起搏心电图基础教程》,我们也马上组成译者队伍而着手翻译。

Tom Kenny的《起搏心电图基础教程》一书与前三本的风格一致,仍采用理论与实践相结合的教学写作模式。第一部分为起搏基本概念和相关理论,其内容针对相关的概念与理论各自成章、成节而一一介绍。而第二部分则为起搏心电图的实际应用,主要根据起搏心电图的内容由易逐渐变难,并由浅逐渐变深地提高读者阅读和诊断起搏心电图能力。在第二部分内容中,也人为地分成四个阶段,分别为初级起搏心电图、中级起搏心电图、复杂起搏心电图及混合起搏心电图。

由此看出,本书适合起搏心电图初学者,也适合有一定起搏心电图诊断基础,而又在谋求提高的读者,所以可将本书定位为起搏心电图初学与提高读本。

与我一起担任本书主译的有南京医科大学第一附属医院廖铭扬教授和兰州大学第一附属医院的张钲教授,两位都是起搏专业领域叱咤风云的大将军,他们不仅酷爱起搏专业,而且在起搏植入技术方面都身怀绝技,都有各自的独到贡献。至今,已年过七旬的廖铭扬教授还驰骋在起搏实践的第一线,而张钲教授更是在起搏、ICD及CRT等诸方面都为技高一筹的"西北王"。多年来,廖铭扬、张钲与我已结成深厚的友谊和久远的学术交往,而本书的面世,将用文字铭记我们之间感人的情谊。

前言结束之际,我想用雨果的一句名言与本书读者共勉:"所谓活着的人,就是不断挑战自我的人,不断攀登命运险峰的人。"

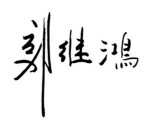

2013年8月1日

英文版前言

每临讨论心脏起搏、其工作模式以及起搏器如何为患者提供更好的治疗时，我都会谈到起搏心电图。随着起搏技术的日益更新，其功能的不断完善与发展，特别是起搏器已能提供丰富全面的诊断报告时，我更加坚信起搏心电图的解读如此重要。

然而对于心电图中专家而言，起搏心电图的解读仍具挑战。起搏器常会以不同寻常的方式、形成各种各样的心电图表现等待临床医生的解读，处理。

本书的宗旨是《心脏起搏器基础教程》的补充读本。近期该书已经重修和再版，该书已详细介绍了起搏器的工作原理及相关信息，却未涉及起搏心电图。

然而本书的编写思路却不拘泥于其他的起搏心电图专著。书中绝大多数资料来自于 ICD 及心脏起搏器的实例。正是由于本书的独立成册，因此其能够全面阐述起搏心电图的相关内容。

尽管一些医生会对起搏心电图有畏惧感，但我却津津乐道于此。每当看到起搏心电图，我仿佛看到了起搏器功能的进步，以及患者又从这些进步的功能而获得了更好的生活质量。尽管有时复杂的起搏心电图令人难以捉摸，但万变不离其宗，把握基础，把问题简单化(当有怀疑时，首先考虑最有可能的解决方法)，一步步分析与评估，大多数医生都能准确解读起搏心电图。

在我职业生涯的早期，我曾从我的启蒙导师 Mechael Chizner 博士那里得到一句受益匪浅的教诲："有的放矢才能发现问题，把握基础才能面对和解决实际。"这一教诲出自心血管界先驱，华盛顿乔治敦大学医学教授 Proctor Harvey 博士。我相信在起搏心电图研究领域的很多年轻学者都知道这句话。

作为本书作者，我又荣幸地将此话介绍给你们，真诚希望这句话能带你们走进起搏心电图领域，掌握这门科学中内含的艺术。

同时我还想说，有些起搏心电图的解释尚存一定争议。这也是为什么要强调心电图的解析。我时常看到在一些正式或非正式场合有些知名、博学的专家与学者在起搏心电图的解释上有着大相径庭的结论。事实上，很多时候，我们并不知道心电图的背后发生了什么(尤其在缺乏患者信息的情况下)。在本书编排当中，我们团队对很多心电图都有过不太一致的看法，因此当您阅读本书时，对文中解释有不同看法时也毫不为奇。事实上，我也竭尽最大努力为结论提供了充分证据。对部分病例，我的分析也是基于最有可能的基础上进行剖析。因此，诚挚希望广大读者不吝赐教。

本书编写过程中，要特别感谢我出色的编辑 Black Gina Almond，正是她的坚持以及激情才使本书得以出版，Kate Newell

在全书的编排上也做出了十分卓越的努力。事实上,本书是我首次与 Kate Newell 合作,而这一合作堪称天作之合。同样,也正是由于我的富有创新的团队不断努力,本书才能从想法变为书籍,而一切的开始只是当时我给 Ann LeQuang 的电话,"你知道吗,我打算出一本书"。我还非常荣幸地邀请到当前为数不多的起搏心电图专家 Belinda Kindade 参与本书的编写。同时,我还感谢我在圣犹达医疗公司的同事,感谢他们在本书的编写出版过程中给予的不懈努力和大力支持,感谢他们在日常工作中收集的大量实际病例。

我还要感谢我的家人,是他们一贯的支持与鼓励才让我不断前行。本书的很多病例来自圣犹达医疗公司,正是由于我的同事的鼎力支持和建议才成就本书的成功出版。

汤姆·肯尼

如何使用本书

对心电图专家或新手,本书都是一本很有价值的基础读物,因为起搏心电图的解读都将伴其整个职业生涯,并富有挑战性,也正因为如此,这些职业人不断地学习、研究。起搏心电图的复杂之处在于心脏的电活动不仅包括自身电活动(仅此就已十分复杂),还掺进起搏器的电活动。起搏器的电活动能够影响自身心脏的电活动,反之,心脏的电活动也同样会影响及改变着起搏器的电行为。尽管现代起搏器已具有较强的数据储存及自动分析和调整能力,但这不意味着起搏心电图能够变得浅显易懂。

评价起搏心电图的意义不仅在于了解起搏器的工作状态是否正常,更重要的是评价目前工作状况的临床意义。起搏治疗是否必要,是否奏效?工作参数是否需要优化?患者的治疗是否受益,是否达到了预期效果?

因此起搏心电图的解析要"有的放矢才能发现问题,把握基础才能面对和解决实际"。

起搏心电图解读的另一重要原则是系统分析。多年来,起搏心电图的分析已形成了一套自己独特的体系,在本书中我将详细介绍我的分析程序和体系。解读心电图万不能走马观花、一览而过;也不能因纠结于某些看似奇怪的点而放弃对整个心电图的把握、理解与分析。也就是说,在起搏心电图的解读中整体思维十分重要!

临床中,我们常会遇到一些看似简单而实际具有巨大挑战的心电图,有时看似奇异的图形却十分浅显易懂。外表常常不可靠,也正因如此,系统地解读才尤为重要。有了系统的思维与程序,才能让您容易发现隐藏在看似普通心电图背后的问题,也能让您轻松看到奇异图形背后的浅显原理。

本书的首要任务就是协助您认识到起搏心电图的一些重要标记。我们会详细介绍起搏钉样信号、起搏事件、时间间期、融合与假融合波如何判断,以及起搏频率如何计算等内容。本书的第一部分,将竭尽全力向您展示判别起搏心电图时需要关注的诸多基本内容。

本书列举了大量的实际病例,这些病例按照难易程度分布在全书最前面的几个章节。而难易程度也是根据我多年教学经验的判断,如果你在学习过程中有所困惑,建议您不要越过困惑,而是打牢基础才能继续前行。

说到起搏心电图,基础知识尤为重要!所谓基础无非是起搏钉样信号、感知、夺获及时间间期等概念。这便是起搏心电图解析的四大关键,需要铭记在心!随后的所谓频率和特殊功能等都建立在这些基础之上。如果你不能透彻理解基础知识点,可能对滞后频率都将理解困难。因此,我强烈建议一定仔细研读本书中关于起搏基础的第一部分内容，并反复温习，即所谓温故而知新。

本书中列举了大量关于起搏器功能导致的复杂起搏心电图。例如，起搏器患者心电图中常见的高于或低于低限起搏频率的起搏行为，过感知或感知不良，融合与假性融合等这些困扰过很多临床医生的问题。如果患者自身频率较高，起搏器还会在心电图上向您展示上限跟踪行为或模式转换。

如果您能做到有的放矢，那绝大多数起搏心电图对您来说都不在话下，甚至易如反掌，因为你早已熟悉该如何破译或解读。

本书第二部分是本书的核心与实际结合的部分。这里列举了近年来我收集的大约100份实际起搏心电图，其中大部分并不是十分典型的不正常心电图。我甚至可以冒昧地认为，哪怕你在一个起搏专业门诊做全职工作，本章节所列举的心电图病例也会在您一年的实际工作中反复出现。书中列举的心电图都是我认为临床工作中必须知晓和必须应对的内容。书中的图片都是按手册格式编辑的，并附有详细分析，方便您在评估起搏心电图时随时翻阅与参考。

我将按手册格式列举的起搏心电图根据难易程度分为"初级"、"中级"及"复杂"三个阶段。而在本书最后部分，我将其命名为"混合"，在这部分，我将所有起搏心电图随机排列。事实上，这便是你在门诊工作中将面对的情况，你永远不能预见下一个患者会出现何种情况。

最后强调的是，为全面体现本书宗旨，我们对所有心电图都进行了优化。优化的目的在于排除现实心电图的诸多干扰而专注于功能的解读。而现实中，您碰到的心电图有着各种各样的形态、速度、波形等问题让人莫衷一是。这并不是我们要把心电图做得如何美丽，而是希望能突出基本原则、深入理解并真正应用到现实工作中。

我想提醒诸位，解读是理解心电图的唯一方式。很多时候对于心电图上的表现，我们只能根据相关证据及原则，排除其他因素影响的可能而得到一个相对可能的解释。心电图不会说谎，也不会主动吐露真相。在进行心电图的解释时，我也希望能够得到来自你和你同事的不同见解。我的解读仅基于我个人的认识与观点，这取决于个人多年的临床和行业经验。同时，作为一名讲授者，我也熟知临床医生容易在哪些起搏心电图出现错误，病例挑选也基于此。

对起搏器患者的康复，心电图仅是庞大工作中的一小部分。心电图只能告诉我们在一些特定条件时患者和起搏器的工作情况。而在起搏器患者的护理中，患者的症状、病史以及常规的体检都不可缺少。事实上，当不能获得患者这些全部信息时，我们并不建议你仅简单通过心电图来做出所有的判断。

让我们牢记这一治学名言：有的放矢才能发现问题，把握基础才能面对和解决实际！

目 录

第一部分　计时周期与故障排除概述 ·· 1

　第一节　心率与间期的计算 ·· 3

　第二节　起搏钉样信号 ··· 6

　第三节　感知与夺获基础 ··· 9

　第四节　深度解析:起搏模式 ··· 12

　第五节　心室感知功能 ··· 15

　第六节　起搏间期 ·· 17

　第七节　失夺获 ·· 20

　第八节　过度感知 ·· 22

　第九节　深度解析:感知功能 ··· 24

　第十节　QRS 波形态 ··· 26

　第十一节　融合与假性融合 ·· 29

　第十二节　深度解析:单腔计时周期 ·· 32

　第十三节　间歇性过感知 ·· 34

　第十四节　感知不良 ·· 36

　第十五节　滞后间期 ·· 38

　第十六节　深度解析:滞后功能 ··· 40

　第十七节　频率应答 ·· 42

　第十八节　心电图标记 ··· 44

　第十九节　房室同步 ·· 47

　第二十节　心房跟踪 ·· 49

　第二十一节　房室传导 ··· 51

　第二十二节　双腔起搏的工作模式 ·· 53

　第二十三节　最大跟踪频率 ·· 55

　第二十四节　起搏器介导的房室阻滞 ·· 57

　第二十五节　起搏器文氏现象 ··· 59

　第二十六节　起搏器介导的心动过速 ·· 62

　第二十七节　模式转换 ··· 64

　第二十八节　深度解析:双腔起搏器的上限频率反应 ·· 67

第二十九节　疑难起搏心电图解析 ··· 69

第三十节　更多的疑难起搏心电图解析 ·· 71

第三十一节　自动阈值夺获 ·· 73

第三十二节　起搏阈值测试 ·· 76

第三十三节　深度解析:起搏装置故障检修指南 ·································· 79

第三十四节　起搏器腔内电图 ·· 82

第三十五节　程控仪电图(腔内电图及体表心电图) ···························· 88

第三十六节　储存的腔内电图 ·· 91

第三十七节　深度解析:腔内电图 ·· 94

第三十八节　总结 ·· 96

第二部分　起搏程控检测分析手册 ··· 97

　起搏程控检测分析手册简介 ··· 99

　初级起搏心电图 ·· 101

　中级起搏心电图 ·· 201

　复杂起搏心电图 ·· 259

　混合起搏心电图 ·· 331

索　引 ·· 385

第一部分
计时周期与故障排除概述

1 第一节
心率与间期的计算

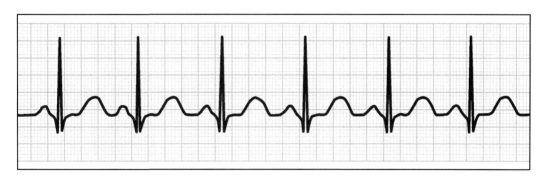

图 1.1

几乎所有的临床医师在培训中都学习了如何阅读心电图。上图是教科书中可以看到的典型心电图,这份心电图非常完美,但您在临床实践中可能从来没看到过。这很正常,因为您的确应该先从教科书学起,然后将学到的知识应用于临床中遇见的各种各样的实际问题。

体表心电图是电能的图形显示。形成这些轨迹的电能是从患者体表获得的。令人吃惊的是,只有拳头大小的心脏却可以产生足以能够在体表读取到的能量。

心电图上最小的圆形隆起是 P 波,它代表着心房的除极。紧跟其后的是心电图中最大的波形,一个围绕在基线上、下方行走的有尖峰的波形,称作 QRS 波群(有时也简称为 R 波)。这个锐利、有尖峰的波形代表着心室除极。心室比心房体积大很多,心室收缩泵血时产生的电能也就更多,因而 QRS 波群的轨迹比 P 波更大。短

暂的停顿之后是一个被称作 T 波的圆顶波。T 波代表着心室复极,也就是心室从除极恢复到基础状态的过程。

标准的心电图纸上有网格,可以帮助你计时。网格由许多高、宽均为 1mm 的小格组成。每个小格代表 40ms 的时间间期。每个粗线大格的高、宽均为 5 个小格。每个大格代表 200ms,5 个大格等于 1000ms 或 1s。

通过计算格子的数目,您可以快速算出某个心动周期或计时周期的近似值。当我们分析起搏心电图时,这将变得越来越重要。对于起搏器而言,计时是一切!

测试

1. 请看这份非起搏心电图,你认为该患者的心律是否规整?

2. 基于本份心电图,估计 PP 间期有多长(ms)。

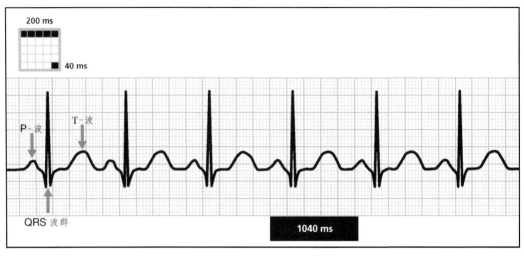

图 1.2

这份心电图节律规整。一旦您的眼睛接受过阅读心电图的训练,鉴别心电图节律是否规整就变得很容易。然而,判断节律规整的根据既不是 QRS 波的振幅一致,也不是 T 波具有同样的图形(形态)。(这些特征也很重要,但是由其他原因引起,我们之后会讨论。)这个节律的规整性指的是相等的计时。请注意所有的波群时间间期都相同。无论你测量 P 波至 P 波、R 波至 R 波,还是 T 波至 T 波的间期,都会得到相同的结果。事实上,如果在这份心电图的最后一个波群后加上空白的图纸,您甚至能够知道下一个 P 波及 QRS 波群该画在哪里。

在这份心电图中,我们可以看到某个 P 波和与之相邻的下一个 P 波之间的时间是 1040ms,这是基于 4 个大格(200×4=800)加上 6 个小格(6×40=240)计算出来的。同样,也可以测量 QRS 波至 QRS 波或其他波之间的时间间期。其诀窍就是测量从一个波至相邻的下一个同种波的时间长度。

当临床医师谈论心率时,我们一般会使用下列词汇,"每分钟 70 次"或"82 次/分",或者我们可以说某位患者的心率是 120/min。事实上,起搏器是按照每分钟脉冲数(次/分)来控制心率的,尽管该信息在心电图上不明显。虽然我们习惯使用每分钟多少次心跳来表达心率,但是起搏器(及心电图机)则使用时限或间期来计算心率,即以一个间期值(1040ms)的形式告诉我们心跳的快慢。

与起搏器打交道的临床医师必须能够把间期与心率相互转换。尽管可以利用一些互换表来完成转换并且许多程控仪也可以帮助你完成这些工作,然而,你也可以利用一些基本的数学知识或简单的计算器来完成。如果一个心动周期(即 1 跳)用时 1040ms,那么 1 分钟会跳多少次呢?首先,我们知道 1 分钟等于 60s 或 60 000ms(60×1000),用 1040(间期时长)去除 60 000ms(1 分钟),你就可以得到心率的值(每分钟 57.69 跳,你也可以说是 58 次/分)。

这个公式也可以反过来用。如果你知道一个患者的心率正好大约是 80 次/分,你可以预料到在心电图上可以看到大约 750ms 的心动周期(80 去除 60 000)。在心电图纸上相当于 3 个大格加上大约 4 小格(3×200=600 再加上 4×40=160)。

心率与间期要点

- 规整的节律指的是心电图上各个事件间的间期相同(图形一致并非必需)。

- 心电图上的网格有助于我们快速估算间期。每个小格相当于 40ms,每个粗线格为 200ms。

- 当计算一个心动周期的间期时,测量从一个波(P 波、QRS 波或 T 波)至相邻的下一个同种波的时间长度。

- 机器喜欢用间期去"思考",我们喜欢用速率去思考,但二者实际只是表达同一件事情时用的两种不同方法。

  用心率去除 60 000 可将心率转换成间期;用间期去除 60 000 可将间期转换成心率。例如,60 次/分可转换为 1000ms 的起搏间期。

第二节

起搏钉样信号

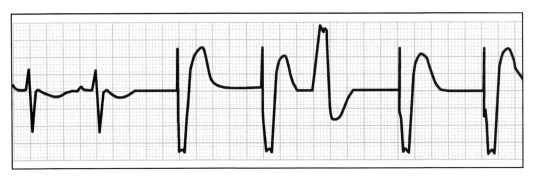

图 2.1

这是一份起搏心电图。你很快就可以看出它与非起搏心电图的明显不同！这条垂直于心电图基线的大线条就是起搏器的"起搏钉样信号"，有时也被称为起搏伪差。这是起搏器脉冲电信号在心电图上的表现。由于起搏器脉冲持续时间很短，所以在心电图中，起搏器脉冲显示为一条直线，而不是占用了很多空间。起搏脉冲的平均时间为0.4ms（比千分之一秒还短）！这种持续时间超短但强大的能量，在心电图中将表现为一条线，而非曲线或甚至有尖峰的波形。

这些脉冲非常大。起搏方面的专业人员看到这种心电图会告诉你这个起搏器是"单极"起搏的。您也会碰到很小的起搏钉样信号（双极起搏）。明显的起搏钉样信号或者看不到的起搏钉样信号也可能是其他原因。例如，心电图显示器上增益控制的大小可以影响起搏钉样信号的大小。通常情况下，与双极起搏相比，单极起搏的脉冲信号更大，更明显。然而，新的心电图机可以调整起搏钉样信号使得单极起搏钉样信号与双极起搏钉样信号看起来相同。

实际上，单极起搏与双极起搏是会给我们造成一些起搏器术语上的误解。它们是指当起搏器发放起搏脉冲时形成的电流环路。所有的电流都运行于环路中，所有的环路都有两极（阳极或正极，以及阴极或负极）。单极起搏器有一条电极导线，该电极导线上的电极与起搏器机壳形成电流环路。双极起搏系统也有一条起搏电极导线，该电极导线上的两个电极形成环路。因此，术语"单极"和"双极"真正指的是电极导线上有几个电极参与电流环路。单极起搏器环路比双极起搏器环路途经的面积更大。因此，单极起搏器比双极起搏器的起搏钉样信号大。

这份心电图上前两个 QRS 波群为非起搏的 QRS 波群。在其他的 QRS 波群前均有起搏钉样信号。请注意：起搏钉样信号改变了 QRS 波群的形态。虽然改变程度的大小受到患者自身及电极导线的影响，但一位临床医师常常能看出起搏的心室

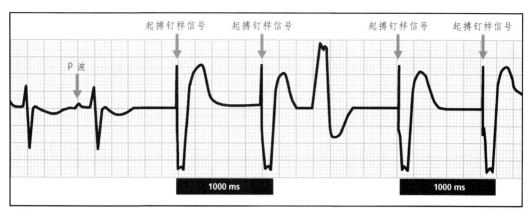

起搏钉样信号　起搏钉样信号　　　　起搏钉样信号　　起搏钉样信号

P 波

1000 ms　　　　1000 ms

图 2.2

除极与自身心室除极的不同。

该心电图中有一个宽大、畸形的心室事件,它是一个带有切迹的向上的曲折波。

测试

1. 在这份心电图中,你能看见心房活动吗? 存在心房起搏吗?

2. 在这心电图中,你能看见多少个起搏钉样信号? 心脏的哪个腔正在被起搏?

3. 利用心电图纸上的网格,粗略估计一下从最后一个起搏钉样信号至它前一个起搏钉样信号的间期有多长?

4. 它与第一个起搏钉样信号至紧邻其后的起搏钉样信号的间期一样长吗? 心率是多少?

5. 在这个条图中间的畸形事件是什么?

在该份心电图中,确实出现了心房活动,但并不持续。由于置入起搏器的患者罹患严重的心脏节律疾病,因此不规律的房律很常见! 图示箭头所指的 P 波为心房自身除极,也就是说,没有任何起搏钉样信号显示与心房活动有关。

在这份心电图中有 4 个起搏钉样信号。它们都是大的起搏钉样信号,而且它们的出现与心室活动有关。你也可以发现,起搏的心室波与此图开始部分出现的自身心室活动看起来明显不同。如果某份心电图上有很多起搏心室波和非起搏心室波,那么仅利用形态的不同常常就可以将起搏波与自身波区分开来。

观察第一个起搏钉样信号与紧跟其后的下一个起搏钉样信号之间的间期,及最后一个起搏钉样信号与其前一个起搏钉样信号的间期,通过心电图纸上的网格,我们可以计算出一个心动周期的时长为 1000ms(5 个大格×200ms),将心动周期为 1000ms 转化为心率是所有间期值中最简单的:1000ms 相当于每分钟 60 次,我们测量的两对间期值相等,这提示良好且持续的起搏率。(在诊室中,你应该与起搏器的程控值进行核对。对于这位患者,可以预料心室起搏频率程控为 60 次/分。)

在这份图的中部,有一个畸形、向上的曲折波。它看起来更像个心室起搏事件,但又与心室起搏图形不同,而且明显缺少心室起搏钉样信号。由于这个心室除极波不是起搏所致,所以它只能是自身的。似乎在前一个心室脉冲之后的大约 600ms(3 个大格×200ms),心室由其自身电活动引起收缩,这是心室期前收缩(PVC)。这在临床实践中很常见,就像非起搏心电图一样,它们也出现在起搏心电图中。

随着 PVC 出现带来的问题是:起搏器如何处理 PVC?所有的起搏器只做两件事:感知与起搏。我们在这份心电图中可以看到心室起搏的证据。这里,随着 PVC 的出现,我们也就有了很好的心室感知的证据。如果试着计算一下从前一个起搏钉样信号至 PVC 间期的时长,可以看到它比 1000ms 短得多。因为这是一个 PVC,也就是说,它比心脏计时周期来得早得多。然而,一旦出现 PVC,起搏器应该能感知到并且以此重置起搏器计时。也就是说,PVC 与下一个心室脉冲之间的间期长度应该是 1000ms。

如果从 PVC 的起始处测量至下一个起搏钉样信号,你可以得到 5 个大格,即 1000ms。这就意味着起搏器感知到 PVC 后,将它计为一个心室自身事件(它确实是),然后计时下一个起搏脉冲在 1000ms 以后发放。这是心室感知良好的可靠证据。

当起搏器在某一特定时间段(称为"警觉期")内感知到自身心脏活动时,起搏器计入该事件,并且基于此"标记"进行未来的起搏计时。在本例中,自身心室事件(心室期前收缩,即 PVC)导致起搏器直到 PVC 之后的 1000ms 才发放起搏脉冲。如果没有 PVC 发生,下一个起搏钉将出现的早得多,即前一个起搏钉之后 1000ms。起搏器在感知到事件之后,不发放起搏脉冲的能力被称作"抑制"。这里,PVC 的发生抑制了起搏器发放心室脉冲,直至计时间期至起搏脉冲发放时,起搏器才恢复发放起搏脉冲。

起搏钉样信号要点

- 起搏器发放起搏脉冲在心电图中表现为钉或垂线。由于起搏系统及心电图设备的不同,它们可大可小,但在一份心电图中应该是稳定的。

- 单极起搏器在心电图中往往比双极起搏器发放更大的起搏钉样信号。无论单极还是双极起搏器都可以提供稳定的起搏功能。二者的区别在于电"触角"的大小。单极起搏器发放的起搏输出比双极起搏器在人体形成的电环路更大。

- 在起搏中,单极与双极的用法实际上是不确切的。所有的电环路都有两极!单极起搏器有一个电极在电极导线上,而双极起搏器有两个电极在电极导线上。

- 当以程控的基本起搏频率起搏时,你应该看见起搏钉样信号按照精确计时出现并且间期稳定。然而,如果在起搏事件中出现自身事件,起搏器将重新计时。

- 起搏器仅能做两件事:感知与起搏。起搏的一个证据是标志性的起搏钉样信号。你不能明显地"看见"感知,但你能测量出它。当自身事件重置计时时,即是它被起搏器看见或感知到的可靠证据。

- 当起搏器由于自身心脏活动阻止(抑制)一次输出脉冲时,即发生了抑制。

- 起搏的 QRS 波群与自身的心脏活动相比具有不同的形态。起搏的心室图形往往更宽并且可能有切迹。虽然不总是如此,但很常见。

- 典型的右室(RV)心尖部起搏形成的 QRS 波群宽大并且该图形看起来像完全性左束支传导阻滞(LBBB)。大多数置入传统起搏器的患者都于右室心尖部起搏。

- 看见其后紧随一宽且有切迹的 QRS 波群的起搏钉是一个心室起搏夺获的可靠证据。

3 第三节
感知与夺获基础

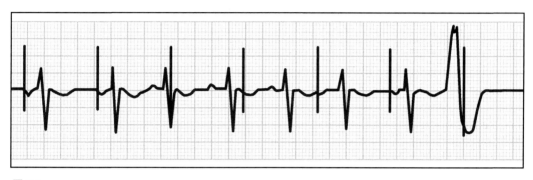

图 3.1

这份心电图显示心房、心室活动,但请注意起搏钉样信号出现的位置。这是一份心房起搏器心电图。在最开始的波群中,有一个心房起搏钉样信号、心房事件及自身心室事件。相同的情况再次发生在第二个波群,但现在请看第三个波群。

在这个波群中,起搏钉样信号恰好落在心室波群的中间,这个 QRS 波群不是起搏的,它与其前自身下传的 QRS 波形态相同。发生了什么?心房通道有起搏钉样信号,它与心室事件同时出现,但与自身心室事件无关。

下一个起搏钉样信号发生于自身心室事件之后,然后又出现一个"错位的"起搏钉样信号。那么心脏到底发生什么了,起搏钉样信号看起来无规律出现。但请认真看一下!起搏钉样信号根本就不是无规律发放。测量一下起搏钉样信号之间的时长,你可以用目测也可用卡尺。你可以计

算出起搏钉样信号之间的时长是 840ms(4个大格加 1 个小格,即 200×4+40=800+40=840ms),转换成心率约为 71 次/分。

起搏行为并非不规律,心房起搏钉样信号是按照计时间期精确发放的。然而,它们没有与自身电活动同步或一起工作。

这条心电图是我们称作非同步模式的一个例子。它是 AOO 起搏模式。这个起搏器起搏心房,但没有感知功能;事实上,它没有考虑心脏的自身活动。

临床实践中,你不会经常看到非同步起搏,但它可以被用于测试、备用起搏,也被用于某些特殊情况。然而,你应该了解非同步起搏是什么样子。在这份图中,由于起搏器被程控为 AOO 模式,所以起搏器的工作是恰当的,这是明确的 AOO 起搏。然而,在大多数情况下,临床医师都希望避免这种起搏。

顺便说一下,"恰当的"是起搏器专家

爱用的一个词汇，因为它指的是起搏器"应该做"什么。由于起搏器被程控为 AOO 模式，上面这条图绝对是恰当的。然而，如果起搏器被程控为 AAI 模式而且出现了这种图，那么一定存在问题。为什么临床医师了解起搏模式与其他程控设置很有用，这就是原因（即使有时不可能）。

另外，"恰当的"是指起搏器按照其程控方式工作。有时，起搏器工作正常，但对患者来说并不是最优化的起搏治疗。这份心电图就是很好的例子：恰当，但不是最佳的起搏治疗。

测试

1. 本图有心房夺获发生吗？如果有，在哪里？

2. 本图有心房感知发生吗？如果有，在哪里？

3. 如何解释本图的最后一个波群？

4. 本图有心室起搏发生吗？

5. 如果请你"证实"本图显示了非同步起搏，你准备怎么来证实它？

心房起搏钉样信号立刻引起心房除极，在心电图上表现为心房事件（P 波），即发生心房夺获。第 1 个、第 2 个和倒数第 2 个都表现为心房起搏钉样信号及即刻的

心房除极。但它是夺获了吗？起搏专家可能会称作"明显的夺获"。也就是说，看起来像夺获，但很难确定。

"明显的夺获"而不是"肯定夺获"的原因是这份图显示了患者其他的自身心房活动。虽然不规整并不是每一个心房波都是，但心房可依靠自身跳动。因此，起搏钉样信号可能恰巧"准确"地落入心房除极的时刻。仅从这份图本身，我们不能肯定发生了真正的夺获。

心房感知意味着起搏器会"看见"自身的心房活动，并且调整起搏行为。这并未在此图中发生。例如，第 4 个起搏钉样信号很快地落在自身心房活动之后。如果起搏器"看见"了那个自身心房活动，起搏器将会抑制心房输出。

你也可以从这里找到线索：尽管患者的心律有点儿不规整，但起搏钉样信号就像部队一样每隔 840ms 精确发放。当起搏器感知时，只有在患者的心律非常稳定时，你才能看到如此固定发放的起搏钉样信号。（顺便提一下，由于这是 AOO 模式或称为非同步心房起搏，可以从这种起搏模式知道起搏器无感知。这将在下面的"深度解析"章节中探讨。）

这条图的最后一个波群看起来有点

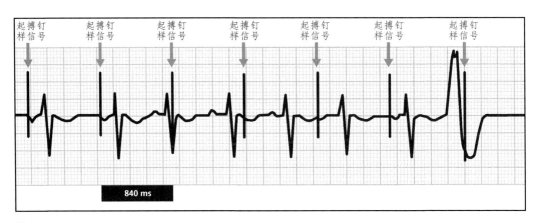

图 3.2

儿特别。这是一个 PVC。然而，起搏器同时发放了一个心房脉冲。在心电图上，它们同时出现，但 PVC 是自身心室事件，而起搏钉样信号在心房通道中出现。

如果仅仅有这条心电图中的一个或两个波群，判断起搏钉样信号是心房还是心室可能有困难。那是因为 ECG 夺获了所有电活动，并且在一条图中表现。你不容易看出起搏钉样信号是来源于心房电极，还是心室电极。但如果你看下几个波群的大图，在这条图的其他部分，你可以看见在 3 个波群中有明显的心房夺获，而且没有明显或甚至可能的心室夺获。

但真正能证实这是 AOO 而非 VOO 的是第 3 个波群。如果一个心室输出脉冲真正发生于心室自身心跳的中部，它非常可能会使 QRS 波群变形。尽管变形可能不会很明显，但 QRS 波群会显示一些电的干扰。由于图中无此表现，所以证据强烈提示起搏钉样信号为心房的。

如果你知道患者置入了心房起搏器，但你不知道起搏模式，并且高度怀疑为非同步模式，通过测量起搏钉样信号之间的时长，你就能够证实 AOO 起搏模式。由于非同步起搏器不能感知，因此没有什么可以改变计时间期。起搏钉样信号看起来非常规律地出现，没有偏差，即使患者自身的心律不稳定。进一步的证据是自身心房事件看起来没有影响心房起搏计时。如果起搏器可以感知心房活动（并且没有不恰当的感知），第 4 个起搏钉应该明显滞后出现。这基本上是"教科书"中经典的心房非同步起搏。

感知与夺获基础要点

- 当起搏钉样信号之后紧跟除极波时，则强烈提示夺获。
- 当起搏钉样信号按照某一精确的计时间期没有变化地稳定出现时（即使患者自身的心律有时候不稳定），这意味着非同步起搏。非同步意味着没有感知的起搏。
- 不管患者自身心律正在发生着什么，非同步起搏都起搏。那意味着你可能看见起搏钉样信号落在不寻常的位置！
- 如果你单看心电图中的孤立事件，你有时不能判定起搏钉样信号是来源于心房，还是心室。你需要考虑心电图中表现出的所有证据。
- 在一般患者中，非同步起搏不常见，但它可能被用于测试、备用起搏或其他特殊情况。

4 第四节

深度解析：起搏模式

无论你何时看到起搏心电图，尽可能多地知道这个起搏器是如何程控的，总是一个好想法。要知道的最基本并且有用的信息之一就是起搏模式。起搏模式指的是起搏器如何设置起搏与感知心脏的活动。

单腔起搏器模式只在一个心腔也有起搏活动，通常是心室。心房单腔起搏器也存在，但在临床实践中不像心室单腔起搏器那么常见。

双腔起搏器在两个心腔都起搏。目前的很多临床情况下，双腔起搏器是你将遇到的最典型的起搏器。双腔起搏器比单腔起搏器稍微复杂一点，这在以后的章节中详述。

常用的起搏器编码由 3~4 个有关起搏器如何工作的缩写字母组成。第一个字母显示哪个心腔被起搏，第二个字母显示哪个心腔被感知，第三个字母表示如果起搏器感知了一个事件将如何工作。如果起搏器提供频率适应性功能（以后章节中涉及），第四个字母就是 R。如果没有第四个字母，你可以假定这个起搏器无频率适应性功能。

VVI 起搏器起搏心室（V），感知心室（V），并且在感知心室后，它的反应是抑制（I）或阻止输出脉冲。

AAI 起搏器的情况相同，只是在心房。

VVT 起搏指的是起搏在心室，感知在心室，但当它在心室感知到电信号时，它的反应是跟踪（T）或起搏。跟踪意味着起搏器的输出脉冲是需要的。AAT 是相对于VVT 的心房模式。

对于双腔起搏器，最常见的标识是 DDD 或 DDDR。DDDR 起搏双腔（D 即 Dual），感知双腔（D），并且起搏器在感知后的反应是抑制或跟踪（D 代表两种反应），而且具有频率适应性功能（R）。

DDD 中的第三个 D 所代表的"抑制或跟踪"反应是有点儿复杂的。如果起搏器感知到自身心房事件，它将抑制心房输出脉冲；同样，如果起搏器感知到自身心室事件，它将抑制心室输出脉冲。当DDDR 起搏器感知到一自身心房事件，如果在一合适的计时内未感知到自身心室事件，起搏器就会强制发放一心室输出脉冲（"跟踪"）。心房跟踪的目的是让起搏器提供 1:1 房室同步（一个心房事件与一个心室事件对应），即使患者自身房率高于起搏器的基本起搏频率。因此，对于DDDR 起搏器，若感知了自身心房事件，则起搏器阻止心房输出脉冲（抑制），但可能起搏心室（跟踪）。

所有这些起搏模式都可以被称为"同步起搏"。同步起搏过去称为"按需起搏"（当患者的心脏需要它时，起搏器就起搏）。**同步起搏**意味着起搏器感知心脏活动，仅当必要时，起搏器提供心脏自身漏掉的跳动。同步起搏（VVI，VVIR，AAI，AAIR，VVT，AAT，DDD，DDR，DDI，DDIR 等）都可以视作这样的起搏模式：与患者心脏自身的活动一起工作。同步模式永远

模式	工作内容	心电图表现
VOO	非同步心室起搏	无论有无自身活动,规律的心室起搏钉样信号
VVI	起搏并且感知心室	心室夺获(QRS波群宽大),当心室自身发生除极时,心室脉冲被抑制
VVT	以规律的间期,或当一自身心室活动发生时,起搏心室	当无自身心室除极时,心室夺获(QRS波群宽大);但当心室自身除极时,你将看见一个形态有些不同的QRS波群,在这个波群中会有一个起搏钉样信号。这些起搏钉样信号可能出现得更不规律(与患者的自身心室率吻合)
AOO	非同步心房起搏	无论有无自身心房活动,都要规律的心房起搏钉样信号。除非你能看见几个波群,否则很难马上搞清楚它们是心房起搏钉样信号还是心室起搏钉样信号
AAI	起搏并感知心房	明显的心房夺获,但有自身心房活动时抑制心房脉冲
AAT	以规律的间期,或当出现自身心房活动时,起搏心房	当无自身心房除极时,明显且规律的心房夺获。如果发生心房自身除极,你可以在心房事件中看见起搏钉样信号,这些起搏钉样信号可能出现得更不规律(与患者的自身心房率吻合)
DOO	起搏心房与心室,但无感知功能	每个波群两个起搏钉样信号,而且心房起搏钉样信号与心室起搏钉样信号之间的间期固定。与患者自身心律无关
DDI	起搏并感知心房与心室,但当自身除极发生时,则抑制起搏	这是一份相当复杂的心电图,表现为:心房夺获或感知的心房活动及心室夺获或感知的心室活动。如果患者的自身房率高于程控的基本起搏频率,心室将不跟随自身的心房率而被起搏
DDD	起搏并感知心房与心室,但当心房或心室自身发生除极,将会抑制起搏。如果起搏器感知到一心房事件,它需要心室除极;在某特定的计时间期内,或者起搏心室或感知到一心室事件	在临床实践中,这种起搏心电图既复杂又常见。通常表现为心房与心室的起搏活动。你会经常看见起搏的心房事件与起搏的心室事件。如果感知事件出现,你应该看见起搏器如何考虑这些感知活动。换句话说,如果有自身的心室事件,起搏器则会抑制发放心室起搏钉样信号。DDD起搏心电图的一个独有的表现:当出现快速的自身心房活动时,你可以看见快速的心室起搏,即使房率高于程控的基本起搏频率!这是心房跟踪,我们将会在后面章节中深入讨论

都包括起搏与感知功能。

非同步起搏是没有感知功能的起搏。当你看到非同步起搏时,它无视患者的自身心律而规律发放起搏脉冲,这些脉冲可能落在不同的位置。它们没有试图与患者自身的心脏活动一起工作。一般而言,非同步起搏对大多数患者是无益的,而且很少(即使曾经)被使用。非同步起搏模式可以用于测试目的及一些特殊情况,包括AOO、VOO和DOO,再加上它们各自的具

有频率适应性功能的起搏模式,AOOR、VOOR以及DOOR。

如何找到起搏模式?如果你能进入起搏器的程控仪,并且能下载程控设置,起搏器的模式将在大多数诊断和总报告中的显要位置出现。如果患者携带起搏器身份卡或来自于他(她)的医师提供的其他信息,起搏器的模式可能会被说明。起搏器身份卡标明的是起搏器可被程控的最高模式,这是通常(但不是必要的)起搏器的程

控方式。(一台 DDDR 起搏器可以被程控为 DDD、DDI，甚至 VVIR 或 VVI 起搏器！然而，一台 VVI 起搏器不能被程控"升级"到 DDD，由于它只有一条电极导线。)

如果你不能搞清楚模式但知道生产厂家，你可以给厂家技术服务热线打电话，问询某种型号起搏器的模式。不然的话，临床医师只能通过查看心电图上的线索来推断模式。无论你相信与否，大多数临床医师通过一些临床实践都可以相当熟练地识别典型的起搏模式。到目前为止，对单腔起搏器来说，最常见的起搏模式是 VVI 和 VVIR，双腔起搏器则是 DDD 和 DDDR。

起搏模式是可以程控的，也就是说，临床医师可以自由地为患者程控成他们认为对患者最适合的起搏模式。由于某一临床情况改变起搏模式是常见的，不过在临床实践中不常发生。例如，一位置入 DDD 起搏器的患者，由于房颤可能被重新程控为 VVI 起搏。因此，即使你认为你知道起搏器的模式，你仍然应该认真阅读起搏心电图。

起搏模式深度解析要点

- 大多数情况下，你在临床实践中看到的起搏器都是 VVI、VVIR 或 DDD、DDDR 系统，很少看到其他模式。

- 如果你知道起搏器的名称或型号，你可以通过上网或给厂家技术服务部门打电话，来获取起搏器模式。所说的模式是指起搏器可能工作的最高模式，这也是我们通常程控的模式。然而，模式是可以改变的。有时，你会碰到起搏器患者已经被程控为不同的模式(例如：DDD 起搏器被程控为 DDI 或 VVI)。

- 非同步起搏不常见，但通常容易辨认：你会看到起搏钉样信号无视患者自身心脏活动而按照一固定间期出现。

- 同步起搏更常见，它试图将起搏事件与患者自身的心脏活动同步。结果是，起搏钉样信号之间的间期千变万化而非固定不变！

- 当起搏器感知到一自身事件，并且阻止(或"抑制")发放起搏钉样信号作为回应，抑制就发生了。

- 跟踪是指当起搏器感知到一自身事件，它需要起搏器去起搏。跟踪可能发生于一单腔起搏器(VVT 或 AAT)，但在临床实践中，这些模式很少。跟踪在双腔起搏器(DDD 和 DDDR)是最常观察到的。这种情况下，当起搏器感知到一心房自身事件，如果在一恰当的计时窗口内无自身心室除极，起搏器就会强制发放一心室输出脉冲。

- 起搏器编码是一种常用的描述起搏器是如何工作的字母缩写；所有生产厂家、所有国家通用。

- 你可能有时看见 SSI 或 SSIR 作为起搏器编码。这实际上是厂家的设计(不是官方起搏器编码的一部分)，但已被广泛理解。这里的 S 代表"单(single)"。一台 SSI 起搏器是一台单腔系统，它既可以被置入心室(这里被称作心室起搏器 VVI)，也可以被置入心房(这里被称作心房起搏器 AAI)。置入前，它被称为单腔起搏器(SSI)。

第五节
心室感知功能

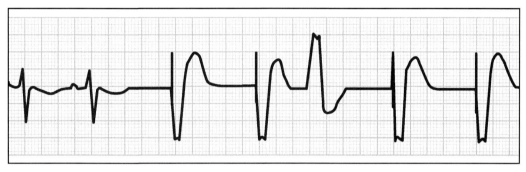

图 5.1

除了不常见的程控模式外,大多数起搏器程控的目的是:它们能在患者自身心脏节律中"填空"或"补上正在发生的漏跳"。这意味着它们一直在倾听着心脏(感知),并且当心脏在某一程控的时间内未跳动时,起搏器则起搏。如果心脏在计时间期内确实跳动,起搏器阻止或抑制起搏钉样信号发放。

让我们重谈 VVI 起搏的例子。当自身心室活动发生时,起搏器仅作为备用,也就是说此时起搏器抑制输出脉冲。当患者的心脏在恰当的计时内无反应时,起搏器则发放输出脉冲。

在临床实践中,看见感知与起搏事件同时发生是很常见的。这是很正常的起搏行为,只要它提示患者的心率在一些时间但不是全部时间里足够快。

请注意心电图中部的室性期前收缩(PVC),当 PVC 发生时,它被感知了。当你拿卡尺测量起搏钉样信号间的时长时,你会发现从 PVC 至下一个起搏钉样信号之间的距离正好与起搏钉样信号之间的距离等长。这显示了起搏器如何在心脏自身活动缺失时"加上"一个心室事件,从而与心脏自身活动同步。

抑制也是起搏器感知的证据。

测试

1. 从心电图中的第一个心室波算起,在这份图中有几个感知的心室事件?

2. 在这份图中有几个起搏的心室事件?

3. 起搏器正以什么频率(每分钟多少个脉冲)在工作?

4. 基于本份心电图,你认为这台 VVI 起搏器感知正常吗?

这份心电图中有 3 个心室感知事件,在心电图中部的 PVC 可能是不常见的心

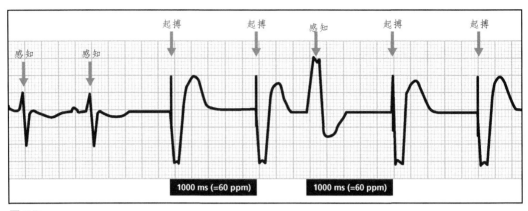

图 5.2

室事件,但它可以同更"正常"的心室收缩一样计为一个心室感知事件。请注意不同种类的心室事件的 QRS 波群形态:

- 尖的、窄的、感知的"正常的"自身心室除极波
- 宽的、有切迹的、起搏的心室除极(紧跟着左束支传导阻滞或 LBBB 的图形)
- 宽的、有切迹的、非起搏的心室期前收缩(PVC)

这条图上有 4 个心室起搏事件,证据是紧邻心室除极前、大的起搏钉样信号。

如果你测量两个起搏钉样信号之间的时长(没有感知心室事件干扰),结果为1000ms,转换成心率就是 60 次/分。VP-VP 间期也被称作心室起搏间期,而且有时被称作"自动间期"。这是一台起搏频率为60 次/分的 VVI 起搏器。注意期前心室事件重置了间期计时器,结果是从室性期前收缩到下一个起搏心室事件之间的时间也是 1000ms(或 60 次/分)。

这条心电图显示夺获(引起 1 次除极的 1 个起搏钉样信号)与感知(抑制起搏器发放输出脉冲的一个自身事件)。

感知看起来是正常的,因为"每个自身心室事件都使得起搏器抑制输出脉冲并重置时间间期"。如果感知的心室事件没有抑制心室输出脉冲,在不恰当的位置将会有起搏输出脉冲。事实上 1000ms(60 次/分)的计时贯穿着这份心电图,提示感知正常。

心室感知功能要点

- 起搏器被设计成"填补自身心律中的漏跳"。这意味着当患者的心脏自身跳动时,起搏器作为备用保护,但当在一恰当的计时间期内无自身心跳时,起搏器就起搏。
- 你可以通过注意到起搏器是否由于自身事件的出现而重置了计时来核对感知情况。
- 对于大多数常用的起搏模式,一个自身事件将抑制起搏器的输出。
- 对起搏器来讲,它把室性期前收缩看成一个感知的心室事件。

6 第六节

起搏间期

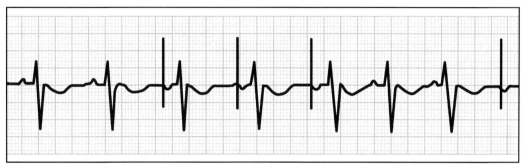

图 6.1

这份起搏心电图显示心房起搏并感知。患者自身的房率不总是很快，但由于每个心房事件(感知的或起搏的)都能通过房室结下传至心室，所以看起来他有很好的房室传导功能。

这个起搏器可以是一台 AAI 起搏器，或者甚至可能是一台 DDD 起搏器。当房室传导功能良好时，无论心房是起搏还是感知，作为对心房除极的回应，心室跳动一次，此时一台双腔起搏器的功能就像一台 AAI 起搏器。

起搏间期或自动间期是起搏的一个计时周期，定义为：在没有感知事件的干扰下，同一个心腔的连续两个起搏事件之间的时间。为了在心电图中找到起搏间期，你会测量一个起搏的心房事件到下一个心房起搏事件的时长。(因为此图只有心房起搏，我们只能测量心房起搏间期。)

当你用卡尺测量完起搏间期，你会发现，在非频率适应性起搏器中，两个相邻的起搏事件的计时是精确的频率间期。设置成 60 次/分的起搏器的起搏间期应该是 1000ms。

然而，当感知事件出现时，它们将偏离严格的计时。两个感知事件之间的时间可以是不足 1000ms 的任一值（一旦超过 1000ms 的时间窗，起搏器将起搏）。一个心房起搏事件到下一个感知事件的时间也可以是不足 1000ms 的任一值（一旦超过 1000ms 的时间窗，起搏钉样信号将被发放）。

从一个感知事件到一个起搏事件之间的时间是 1000ms。为什么？这是因为起搏器等待患者自身心脏跳动，并且当计时间期(精确到 1000ms)到达时，起搏器将起搏。

测试

1. 在这条心电图中，你数出几个感知

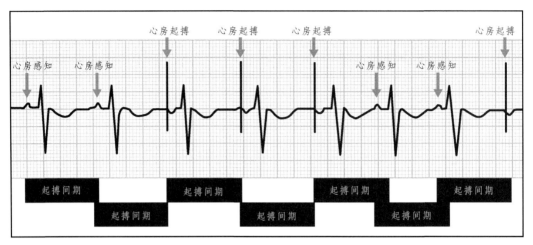

图 6.2

的心房事件?

2. 在这条心电图中,你数出几个感知的心室事件?

3. 应用卡尺或其他方法,标注出起搏间期。

4. 所有的起搏间期都一样长吗?有什么问题吗?

这份心电图显示了 4 个感知的心房事件(心房收缩之前没有相关的起搏钉样信号),以及 4 个起搏的心房事件(之前有起搏钉样信号的心房收缩……数到最后一个事件,几乎到这条图的尾部)。注意:起搏间期也被称为"自动间期"。

没有心室起搏,每个心室事件都是感知事件(7 个全部都是)。这份起搏心电图显示的起搏模式是 AAI 模式。虽然 AAI 模式不是一个常见的模式,但这种情况的发生有两个原因。首先,起搏器可以是一台 AAI 起搏器。AAI 起搏器没有心室电极导线,只能感知心房和起搏心房,并且永远不能提供感知心室和起搏心室。

但 AAI 类型的起搏模式可以发生于 DDD 起搏器。事实上,这个可能性更大,因为在临床实践中,DDD 起搏器比 AAI 起搏器更常见。下面解释一下,这是如何发生于 DDD 起搏器的:起搏器发现心房不总是在合适的计时跳动,所以它用心房起搏来"填空"。然而,房室传导功能良好,每次心房除极(无论感知还是起搏),就会发生 1 次心室除极。DDD 则会阻止(或抑制)心室起搏。

由于这条图仅显示心房起搏,起搏间期就从心房事件到心房事件。你可以看见,应用标注 AP(心房起搏)及 AS(心房感知)起搏间期包括:

- AS-AS
- AP-AP
- AS-AP
- AP-AS

当起搏间期是 AP-AP 或 AS-AP 时,计时将符合程控的频率。在这个例子中,起搏间期大约是 840ms(大约 70 次/分)。除非起搏器有频率适应性功能或其他能影响心率的特殊功能,否则,在这些种类的起搏间期中,心率应该保持非常稳定。

然而,在 AS-AS 或 AP-AS 间期中,结尾的感知事件意味着计时周期没有到期，因此间期将比程控的间期短（即<840ms）。最早的两个感知的心房事件间期非常接近起搏间期；事实上，除非你真正使用卡尺，否则很难说出这个间期仅比840ms短一点点。然而，最后两个心房感知事件就是AS-AS明显短于程控的起搏频率间期

的很好的例子。

每个心房事件"重整"起搏或逸搏间期。你会从心电图下面的横条注意到：由于一个感知事件的出现，起搏间期可以在自然到期之前结束。这不是问题，这是可预料到的起搏器行为。

起搏间期要点

- 起搏间期是在没有感知事件的干扰下，同一个心腔的连续两个起搏事件之间的时间。起搏间期的另外一个名称是自动间期。
- 如果起搏器没被程控为频率适应性或其他可影响心率计时的功能，那么同一个心腔的连续两个起搏事件之间的起搏间期应该是稳定的，并且等于起搏频率间期。例如，程控为60次/分的起搏器，起搏事件之间的起搏间期应该是1000ms。
- 从感知事件至起搏事件之间的间期被

  称为"逸搏间期"。逸搏间期应该与程控的频率间期一致。
- 被一个感知事件终止的间期会比程控的频率间期短。
- 在一条心电图中，不同长度的起搏间期的出现是正常的，而且实际上相当常见，尤其是当患者同时具有起搏事件及感知事件时。
- 频率变化的其他原因将在以后讲解，包括一些特殊功能，如频率滞后、频率适应性以及AF抑制功能。

7 第七节

失夺获

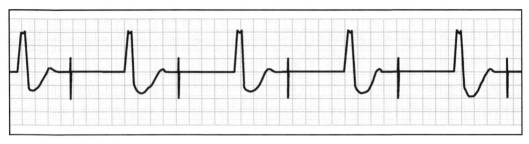

图 7.1

这份心电图来自于 VVI 起搏器患者。你可看到大的心室起搏钉样信号"贯穿"于整条心电图。但这些起搏钉样信号看起来与心脏活动无任何关系。心室正在靠自己跳着。尽管这些心室波群宽且有切迹,但它们不是夺获的心室事件。这是起源于心室某一点的自主室律,其特点是 QRS 波群缓慢、宽大。换句话说,这是心室逸搏心律。

如果起搏器正在夺获心室,心室起搏钉样信号之后应该紧跟着心室除极波。起搏钉样信号与心室除极波之间的距离就清楚地说明夺获并未发生。

失夺获发生有几个原因,它可以是连续的(例如本例中),也可以是间断的。失夺获的一个常见的原因是能量不足,也就是说,输出脉冲太弱而不能夺获心脏。置入时要进行夺获阈值的测试,并且应该在每次随访时都测试。然而,患者的夺获阈值不是稳定的,它会随着许多因素而改变,包括药物治疗与疾病进展。如果起搏电极导线的阻抗发生变化,起搏阈值也会变化。因为这个原因,在某一天能稳定夺获的起搏器可能在未来会发生失夺获,这也是为什么进行频繁的起搏器随访是如此重要的原因。

这条图显示起搏器没有夺获心脏,应该迅速搞清楚原因。毕竟,为了给患者提供起搏治疗,夺获是起搏器必须做的主要事情之一。

测试

1. 这个起搏器失夺获是很清楚的,但感知如何呢?

当起搏器"看见"一个自身事件,并且以此事件重置计时,它就感知了这个事件。如果我们在这条图中看看起搏间期,我们可以看到两种主要类型的起搏间期。第一种是从一个心室起搏事件(VP)到一个心室感知事件(VS),另一种是从一个心室感知事件 (VS) 到一个心室起搏事件(VP)。如果你使用卡尺观察 VS-VP 起搏间期时,它们是稳定的。VS-VP 间期都是 840ms(大约 70 次/分)。

那意味着起搏器"看见了"VS,并且利用它重置计时。当在 840ms 的计时周期内,心室自身未除极时,起搏器发放心室起搏钉样信号作为回应。这是那些自身的心室事件被感知的充足证据。

注意那些结束于一个 VS 的计时周期。它们都比 840ms 的计时周期短。这也是起搏器感知的进一步证据(虽然这一点

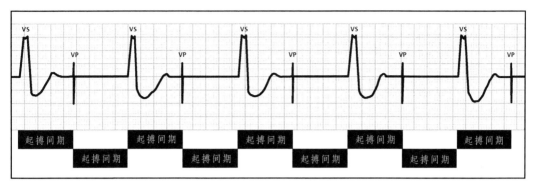

图 7.2

证据本身不是结论性的），因为 VS 事件"抑制了"输出脉冲并重置了间期计时。

这条图是起搏器失夺获但感知正常的很好例子。

失夺获要点

- 夺获对起搏系统是绝对重要的，夺获是起搏疗法的全部！因此，确认合适的夺获总是至关重要的。
- 失夺获常常是起搏钉样信号能量不足的结果。这由起搏参数决定（脉宽与脉冲振幅）。
- 增加输出脉冲能量，你需要提高"输出参数"。输出参数是脉冲振幅（单位是V）与脉宽或脉冲时间（单位是 ms）。一般情况下，通过增加脉冲振幅来增加能量更常见，并且更有效。
- 即使在一个既往夺获良好的患者身上，也可能发生失夺获。如果患者的夺获阈值变化或起搏电极导线阻抗变化，可能发生失夺获。
- 患者的夺获阈值不是一个固定值。它们因许多原因而变化并且受许多因素所影响。可以改变一位患者的夺获阈值的两个主要因素是药物治疗与疾病进展。
- 在一份起搏心电图中，夺获的充分证据是起搏钉样信号之后紧跟着除极波。
- 在心室除极的例子中，起搏的图形与感知的图形不同。特别是，与感知的心室跳动相比，大多数起搏的心室跳动产生的波形更宽、切迹更明显。（而与感知的心室事件相比，起搏的心室事件的形态几乎各不相同，"宽的、有切迹的"QRS 波群是清晰识别起搏图形的常见形态。起搏的心室事件看起来较窄或者没有切迹也是可能的。）

- 在每次随访时都应该进行夺获阈值测试，以获得夺获阈值，它是稳定夺获心脏的最小能量。
- 当程控输出参数时，总是使用夺获阈值及一个安全系数（例如，起搏阈值电压的 2~3 倍）。因此，对于脉宽 0.4ms 时的阈值为 1V 的患者，应该被程控为脉宽 0.4ms、3V 的输出。
- 夺获问题也可由电极导线的问题所致。这很少发生，并且更经常发生于急性期，而非置入起搏器很长时间之后。
- 夺获问题不一定是稳定出现的。有些患者只出现间断夺获问题（更难识别但也必须解决）。
- 为了评估感知，你需要判断出起搏器是否"看见"自身事件，这需要确认这个自身事件是否已经抑制输出和（或）重置计时周期。

第八节

过度感知

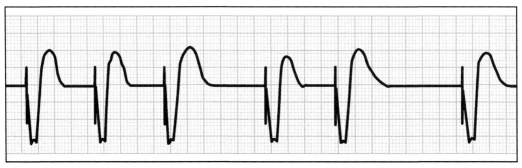

图 8.1

这条图来源于 VVI 起搏器,可以清楚地看到起搏钉样信号之后紧跟着心室除极波。宽的、有切迹的心室波形提示输出脉冲钉确实夺获了心室。事实上,这条图清楚地说明起搏器夺获正常。

这条图中无自身感知事件。那为什么起搏钉样信号发放的间期不规整呢?有几个 VP-VP 间期是 840ms(相当于 70 次/分),

但也有两个起搏间期长得多。

由于这条图中无自身心室事件,所以不清楚自身事件是否会抑制心室起搏。

测试

1. 从这条图可以评估感知情况吗?

2.为什么在有的起搏事件之间的间歇很长,而另一些不长?

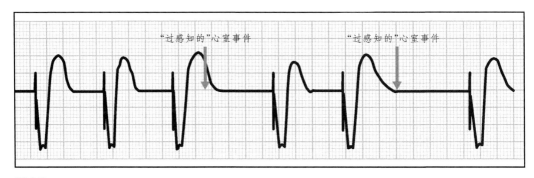

图 8.2

评估感知适当的一个方法是寻找自身事件被起搏器感知的证据。由于这份心电图没有显示任何自身心室活动(你会在诊室经常碰到)，所以不能断定是否一个感知的心室事件能抑制起搏。

然而，某些情况正在干扰着计时间期。前3个起搏事件按照起搏间期为840ms(70次/分)起搏，图中间部分的起搏间期也是840ms，但某些情况延长了两个起搏间期。

这是一个"过度感知"的典型例子。本例中，起搏器"看见了"一个根本不存在、但它确信发生的自身心室活动！过度感知通常是感知灵敏度设置太灵敏的结果。这台起搏器可能正在获取肌肉噪音或其他的外部信号而将这些信号误判为心室除极。

当你看见"起搏不足"，你应该怀疑过度感知。在本例中，感知发生了问题，也就是说起搏器太灵敏了，以至于它正在感知着与心室除极无关的信号！需要调整感知灵敏度的设置。

过度感知要点

- 适当感知的一个证据就是感知事件抑制了起搏器输出脉冲。在现实世界中，心电图有时不能提供这种证据！

- 当感知的事件重置了计时，则提供了恰当感知的另一种证据。事实上，即使当你没有看见自身事件，起搏心电图中的计时仍然能够提供有关感知的重要线索。

- 当起搏器太敏感了，以至于它"看见了"不存在的心脏事件，过度感知便会发生。过度感知是由灵敏度设置过高所致。

- 感知灵敏度是可以程控的，单位是mV。

- 为了使起搏器变得不灵敏，增加mV的数值。相反，希望起搏器变得更灵敏，应降低mV的数值。

- 过度感知将导致起搏不足！当你预料在心电图中看见起搏事件，而你却看见停搏或间歇时，应检查是否发生了过度感知！

9 第九节
深度解析:感知功能

如果你刚刚接触起搏及心脏节律管理设备,理解感知有点难度。感知的概念是简单的:起搏器必须能"看见"或察觉到自身的心脏活动。当起搏器能够恰当地感知自身活动时,起搏器就知道何时要抑制起搏器脉冲(并保持备用),何时要起搏心脏。恰当的感知能确保起搏器不会进行不必要的起搏,同时也能保证当需要起搏时,起搏器不再作为备用。

起搏器通过起搏电极导线上的电极感知心脏的电活动,这听起来比实际容易。一方面,起搏器必须足够灵敏,以便能捕捉到甚至很小的心脏信号。许多患者的自身电信号振幅很小。如果起搏器不够灵敏,它会很容易漏掉这些信号。

另一方面,如果你将起搏器设置得太灵敏,它可能捕获到外面的信号。无论你相信与否,身体里面都存在许多电信号。例如,肌肉噪音可以被一个过度灵敏的起搏器感知到,然后起搏器会把它计为一个自身心脏事件!

临床医师碰到与灵敏度有关的两个主要问题是:

- 过度感知(起搏器感知了不代表自身心脏事件的信号)
- 感知低下(起搏器漏掉了代表自身心脏事件的信号)

当你看一条心电图时,你将看见:

- 过度感知导致起搏不足(寻找停搏)
- 感知低下导致过度起搏(可见"过多的起搏钉样信号")

为了纠正这些问题,你需要调整感知灵敏度设置。起搏器允许你程控感知灵敏度(单位是 mV),因此你可以调整每个患者的感知灵敏度。然而,程控感知灵敏度看起来与直观是相反的,因为增加 mV 值意味着降低了灵敏度,而降低 mV 值意味着增加了灵敏度。

为了更好地理解,你需要想象一下起搏器是如何"看见"信号的。灵敏度设置就

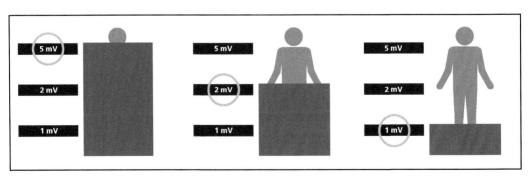

图 9.1

像形成了一面阻挡信号的墙。你建造了一面高度单位为 mV 的墙。如果你建造了一面 5mV 高的墙,起搏器可以"看见"的只是那些高于 5mV 的信号。另一方面,如果你建造了一面只有 1mV 高的墙,起搏器可以看见比 1mV 高的所有信号。

因此,如果你将灵敏度设为 5mV,起搏器就相当的不敏感。这一设置需要相当大的信号才能引起起搏器的注意。另一方面,灵敏度为 2mV 的设置可以使起搏器更灵敏;多得多的信号可能被起搏器看见。

在程控感知灵敏度设置前,进行感知阈值测试是个好主意。这是通过起搏器及程控仪进行的一个半自动和(或)全自动的测试,通过发现在某点感知丢失而确认感知阈值。感知阈值可以随着时间、疾病进展、药物及许多其他情况而改变,因此,即使心电图显示感知正常,也需要在每次随访时核查。

常用的感知灵敏度的安全系数是 2:1。如果患者心室的感知阈值是 2mV,则感知灵敏度应该设置为 1mV。许多程控仪在你进行完感知阈值测试后,将自动对感知灵敏度的设置给出一个好的建议值。

当调整灵敏度时,应慢点调。大幅度的 mV 数值变化可以解决一个问题,但它们将引起新的问题!大多数情况下,小的调整就可以纠正感知低下或过度感知。

感知功能深度解析要点

- 感知是由可程控的灵敏度设置决定的,它可以通过改变 mV 值来调整。提高 mV 值设置可降低灵敏度,反之亦然。
- 太灵敏的起搏器将导致过感知(看见根本不存在的自身心脏事件)及起搏不足(当需要起搏时不起搏)。
- 当你在起搏心电图中看见停搏时,应该怀疑是否存在过感知。当你在起搏心电图中看见过多的起搏钉样信号时,应该怀疑是否存在感知低下。
- 起搏器如果不够敏感将导致感知低下(看不见自身心脏活动)及过度起搏(即使自身事件已经发生,仍然起搏)。
- 每次随访时都要检测感知及起搏阈值。这些阈值对起搏系统的正常工作至关重要,而且它们不是静止不变的值。它们可能随着时间、疾病转归、药物干预,甚至每天的白昼变化而改变。
- 感知问题是起搏器故障最常见的原因之一。应该始终对感知异常保持警惕。
- 当心电图中发现感知问题时,你肯定应该进行感知阈值测试并且调整灵敏度设置,因为看起来正常的心电图,也不能成为在随访时不做感知阈值测试的原因。
- 感知问题既可以持续出现,也可以间断出现。

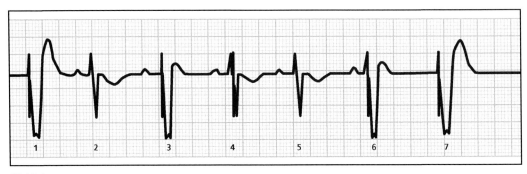

10 第十节
QRS 波形态

图 10.1

这份心电图显示了自身心房活动、自身心室活动及心室起搏。看见 QRS 波形态不同的感知事件与起搏事件是很正常的。但请仔细地看这份图，你会发现 4 种不同的图形！第一个与最后一个 QRS 波的形态相同，第 2 个与第 5 个具有另一种 QRS 波形态，第 3 个与第 6 个看起来像又一种 QRS 波形态，第 4 跳图形看起来比较独特。

显然，第 2 与第 5 室波是感知的事件。它们没有起搏钉样信号，并且 QRS 波形窄、尖。

第 1,3,6,7 跳都是起搏的；你可以看见宽的 QRS 波以及有特点的切迹。但为什么第 1 个与最后 1 跳比其他两个宽呢？答案是被称作"融合"的现象。当起搏器脉冲发放时，恰巧患者自身心脏准备开始跳动，融合就发生了。当起搏器脉冲与心脏自身的收缩同时发生时，结果是一个"融合的

跳动"。起搏器脉冲实际上参与了收缩，那就是为什么你会看见宽的、有切迹的图形的原因。然而，心脏无论如何也自身跳动了。在这个例子中，融合的跳动看起来介于起搏的波形与感知的波形之间——比起搏的波形窄，比感知的波形宽。

第 1 个与最后 1 个波群是起搏的心室事件，第 3 个与第 6 个跳动是融合的心室跳动。一个融合的跳动是常见的，它们在起搏心电图中很常见。一个融合的跳动是夺获；毕竟，起搏器输出"帮助"心脏除极。融合的跳动无害，并且患者不会注意到。然而，当一个起搏脉冲可能不必要时，却被起搏器发放，因而它们是浪费的。

但形态奇怪的第 4 跳是怎么回事？虽然有一个起搏钉样信号，但 QRS 波群看起来像自身的。由于它看起来像融合，但实际不是，所以这个现象被称作"假性融

合"。当起搏钉样信号与自身除极波碰撞在一起时,假性融合就发生了。起搏脉冲对心脏未起作用,心脏是靠自己除极的(而且,那是为什么这个跳动看起来像自身的原因)。脉冲浪费了能量,它没有帮助心脏除极。

假性融合不能确认夺获(也不能否认夺获)。这仅是"不良计时"的简单例子,即当心脏正在自己除极时,起搏器释放能量。假性融合对患者没有危险,而且在心电图中常见,但当它频繁出现时,应该重新程控起搏器计时周期。

测试

1. 从这条图可以判断起搏器感知正常吗?

2. 存在适当的夺获吗?

3. 在这条图的最后一个 QRS 波群前为什么没有心房事件?

4. 这个起搏器的功能模式是什么?

使用卡尺,从一个心室起搏事件测量到紧邻的下一个心室起搏事件就可以找到起搏间期(使用最后两个波群)。如果你将这个起搏间期应用到其他波群,你会看见从第一个事件(起搏的)到下一个事件(感知的),间期短于起搏间期。从那个感知的心室事件计时,起搏间期恰好落在下

一个波群的起搏钉样信号上。这意味着起搏器"看见"了这个感知的心室事件,并且以此重置计时。如果你观察这个假性融合的波群,很清楚的是,在起搏间期计时窗口结束之前,下一个感知的事件发生了,它抑制了心室输出并且重置了计时。这些都是恰当感知的例子。

第一个与最后一个波群明确提示恰当的夺获:心室起搏钉样信号引起了心室除极。尽管第 3 个与第 6 个除极波是融合的,但它们也确认夺获。融合的跳动提示夺获。第 4 个除极波(假性融合)及心电图中的 2 个感知事件均不能确认夺获。然而,感知事件及假性融合同样不能否认夺获! 它们只是提示心脏依靠自己除极。因此,从这段心电图,你可以看见恰当的夺获。没有起搏器应该夺获心脏而未能夺获的时候。

尽管心房事件至心室事件之间的距离有些变化,患者看起来存在自身的心房活动。然而,在心电图中最后一个心室事件之前的心房没有除极。尽管你会需要比这些更多的波群来更好地了解心律失常,但这提示患者存在某种房性心律失常。

这个起搏器正在起搏心室,没有任何心房起搏钉样信号,即使发生心房漏跳——提示无心房起搏。起搏器对感知事

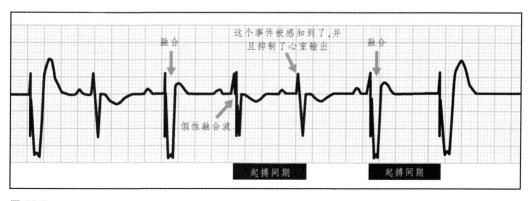

图 10.2

件的反应是抑制。这意味着这个起搏器是VVI系统。这并不意味着这个起搏器必须是 VVI 起搏器；它意味着功能模式（起搏器目前的表现）是 VVI。它可能是个双腔起搏器,被程控为 VVI,或者频率适应性功能被关闭或未被激活的 VVIR。然而,它的功能表现为 VVI。

QRS 波形态要点

- 当一个起搏输出脉冲及一个自身除极同时发生时,融合就发生了。由于心脏自身努力靠自己除极, 所以虽然起搏器参加了心脏跳动, 但它没有引起心脏除极的全部。
- 融合的跳动看起来介于真正的起搏事件与感知的除极波之间。
- 融合波确认发生了夺获!
- 尽管融合不是我们希望出现的, 但在起搏心电图中是很常见的, 而且对患者无害。
- 当起搏钉样信号落在心脏除极之上时,假性融合就发生了。在本例中,起搏器输出脉冲对心脏除极无作用。假性融合心室事件看起来像一个带有起搏钉样信号的自身的心室事件。
- 假性融合既不能肯定夺获, 也不能除外夺获。

融合与假性融合

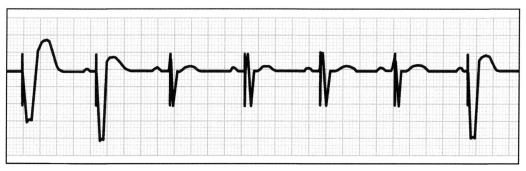

图 11.1

这份 VVI 心电图显示了融合、假性融合及起搏的图形。起搏的图形(第 1 个)及融合的跳动确认适当的夺获。假性融合跳动既不能确认,也不能否认夺获。仅应用这些图形,大多数起搏器专业人士都会说这台起搏器看起来正在恰当地夺获心脏。

从这条图中不能明确的是感知。为了评估感知,需要在这条图中出现自身活动。在本例中,有以假性融合形式出现的自身活动。但由于起搏器真正介入了自身活动,起搏器将它们计入起搏事件,并且利用它们重置起搏器计时。换句话说,感知不能被评估!

也许有其他的临床情况可以阻止你评估适当的感知。有些患者潜在的心律很慢(或无潜在自身心律),以至于起搏器的起搏时间占 100%。由于这些患者依赖起搏器维持他们的心脏跳动,所以他们可以

被称作起搏器依赖。实际上,在患者身上,可表现为对起搏器的不同依赖程度,并且对这个问题有很多观点。让一个起搏器依赖的患者进行即使很短时间的、涉及起搏抑制的感知测试可能都是不慎重的。然而,大多数起搏器患者不是起搏依赖的。那些"典型的起搏器患者"有足够的潜在心律,使得起搏器至少在某些时间处于备用状态。

为了评估感知,临床医师需要抑制起搏足够长的时间以使自身事件出现,然后监测那些自身事件是否被感知到。对那些非起搏器依赖的患者,可以通过暂时改变起搏参数设置到某一点,以使患者自身心律开始出现。

然而,有许多你不能简单地"强迫"自身事件出现的临床情况。因此,有时你不能评估感知功能是否恰当。

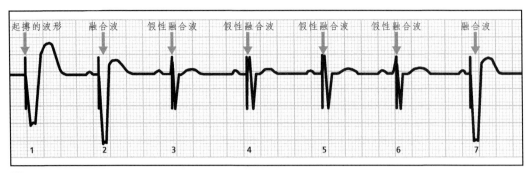

图 11.2

对于这个特定的患者,第一步可以是让心电图记录的更长一些,看看是否能发现感知的证据。如果没有,应该核对图表,并且,如果患者存在一个足够快的潜在心律,可以将起搏心率减慢一段短暂的时间,以便使自身活动出现。可以利用程控仪的自动测试功能进行感知功能测试,或者临床医师可以盯着心电图,观察感知事件是否抑制了输出脉冲。

测试

1. 在本图中标出融合波。
2. 在本图中标出夺获波。
3. 在本图中标出假性融合波。
4. 在本图中标出感知事件。

第 1 跳是正常的起搏图形,说明夺获。心室钉引起一个宽的、有切迹的 QRS 波群,它提示来自于起搏器的能量除极了心室。

第 2 与第 7 跳是融合波。起搏钉样信号参与但没有彻底地引起心室收缩。融合波确认夺获。

由于第 1 及第 2 跳都显示起搏钉样信号紧跟着除极,我们怎么分出哪一个是起搏事件(夺获),哪一个是融合事件呢?这两种事件的图形明显不同,这意味着事件是不同的。一个起搏钉样信号后紧跟着一个除极波可能是下面 3 种情形之一:真的夺获(起搏的事件)、融合或假性融合。第 1 个及第 2 个事件都显示具有夺获特征的宽的、有切迹的 QRS 波;这意味着这些事件是起搏的或融合的(假性融合是之上有起搏钉样信号的自身事件,所以这种 QRS 波形显示不出夺获的证据)。分出第 1 个起搏事件与第 2 个感知事件的两个原因是:

- 第 1 个事件看起来"更起搏",也就是说,比第 2 个更宽大,并且带有明显的切迹
- 第 2 个事件的起搏钉样信号更靠近除极波(融合事件是个计时问题,此时起搏钉样信号"太靠近"一个自身事件

第 3,4,5,6 跳都显示假性融合。起搏钉样信号与自身心室收缩碰在一起。心室起搏脉冲对于心室收缩未作出任何贡献,这也是为什么它看起来像自身的原因。假性融合不能确认夺获,同样,也不能除外夺获。如果你将起搏钉样信号移走,假性融合的图形像一个自身事件一样。

虽然这条图显示了 4 个自身收缩,但应用这条图没有办法确认感知正常。那是因为起搏器输出脉冲导致起搏器把那些事件"看"成了起搏事件,它没有看见自身收缩或者用它来重置计时。

融合与假性融合要点

- 为了确认夺获，你不得不强制起搏器起搏，并且要看到起搏钉样信号是否立刻引起除极。

- 为了确认感知，你不得不强迫自身事件出现，并且观察是否起搏器能"看见"它们，是否能抑制起搏器发放脉冲。

- 如果你不能强迫自身事件出现，有时很难(甚至不可能)确认感知。这种情况发生于患者自身心率相当慢、潜在心律弱或者患者在较慢心率而没有起搏时产生症状。

- 起搏器依赖的患者主要是无可靠的潜在心律，不同患者对起搏器的依赖程度不同，这不是一个黑白分明的诊断。

- 给起搏器依赖患者的病历插个小旗或贴纸，以便让临床医师知道他们的起

搏频率永远不能降低，即使为了测试。

- 尽管起搏器依赖不容易定义，但它的确是个容易理解的概念。警示起搏器依赖的特征是：患者100%的时间是起搏的，存在很严重的心律失常，或者潜在心律等于或小于30次/分。

- 大多数起搏器患者不依赖他们的起搏器，因为有时起搏器可以被抑制，并且患者可以耐受短时间的非起搏状态而没有症状。

- 当起搏的事件与融合的事件比较时，就波形图而言，起搏的事件看起来"更起搏"。融合事件的起搏钉样信号比一个真正的起搏事件更靠近除极波；这可以在心电图上分辨出来（如果你了解得多到可以找寻到它）。

12 第十二节

深度解析:单腔计时周期

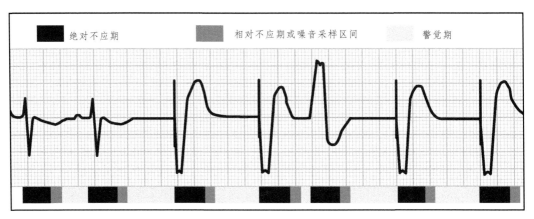

| 绝对不应期 | 相对不应期或噪音采样区间 | 警觉期 |

图 12.1

计时周期是指起搏器内部用于管理各项功能的内置"时钟"。多数起搏器的计时周期均可以通过程控来实现医师对于起搏器功能的管理。大多数计时周期由某个特殊事件开启,在计时结束时终止或由一些其他的情况终止。有时,一个计时周期的终止往往会开启另一个新的计时周期。

例如,**起搏间期**便是计时周期的一个例子。一次起搏事件启动了计时周期计时。如果自身事件发生在起搏间期计时结束前,便会抑制预定的起搏脉冲发放并重整计时周期。如果在起搏间期结束前没有发生自身事件,起搏器便将在间期结束时发放起搏脉冲。

在感知事件中也有计时周期来控制起搏器的运作。在一次起搏或自身事件之后,起搏器会启动一个计时周期,它被称为**绝对不应期**,紧跟绝对不应期的是**相对不应期**或噪音采样区间。通常把这两个周期统称为"**不应期**"。最简单的说法是,起搏器在不应期内不进行感知活动。

事实上,那种说法有点过于简化了。在绝对不应期中,起搏器对任何信号都视而不见。起搏器对于在这一间期内发生的事件不感知、不计数,也不进行记录。在相对不应期内,起搏器能够看到信号,但不对此进行处理。起搏器会对相对不应期内发生的自身事件进行计数,但不影响其功能的运作。

在整个不应期内,起搏器都不发放脉冲。

当不应期结束时,起搏器进入警觉阶段(alert phase)。在**警觉期**,起搏器能够感知自身的心电活动,并对此进行相应的反应。事实上,起搏器在该警觉期监视自身心电活动。

单腔计时周期深度解析要点

- 计时周期在起搏器功能运作中至关重要。
- 单腔计时周期可分为不应期和警觉期。
- 不应期可以被直接程控,而警觉期不能。然而,通过改变其他的一些参数(例如起搏频率)可改变警觉期。
- 在警觉期内,起搏器将感知自身活动,并对此进行反应。
- 不应期内的感知事件不引起起搏器的反应。
- 不应期又进一步分为绝对不应期和相对不应期,这两个间期或可被程控。在绝对不应期内,起搏器对自身活动不进行任何感知。在相对不应期内,起搏器能够感知(甚至计数)自身活动,却不对此作出反应。

13 第十三节
间歇性过感知

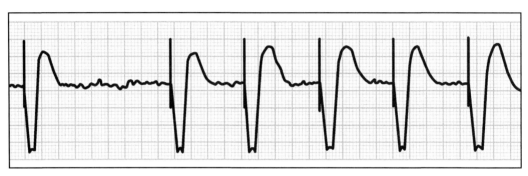

图 13.1

本图显示了 VVI 起搏下的心室夺获。在心室激动前可见起搏钉样信号。图中的 QRS 波形态类似，没有出现融合现象，说明夺获正常。

从图中可观察到，患者有着大量的心房自身活动，可见每个 QRS 波前都有许多心房波出现。此为房颤(或房性快速心律失常)患者置入起搏器的典型心电图。快速房性心律失常在起搏器置入患者中十分常见。当心房出现快速心律失常时，起搏器会用多种方法进行处理，其中最简单的方法便是不跟随心房活动而单纯起搏心室。本图中体现的便是此种状态下的 VVI 起搏模式。

请观察起搏间期。如果测量该段心电图的中部，可发现规整的起搏间期。同时也可发现有一跳起搏漏搏！第 1 个起搏钉样信号和第 2 个起搏钉样信号间隔很长，

基本等于后续起搏间期的 2 倍。

这种现象产生的原因便是"过感知"。在第 1 个和第 2 个起搏钉样信号中间，起搏器认为出现了一次自身的心室事件而抑制了起搏脉冲的发放。

测试

1. 通过起搏间期，判断起搏器过感知发生的事件位置。

2. 这种情况该如何解决？

3. 为什么在该段图形中只发生了一次过感知事件？

图中是连续的 VVI 起搏模式。测量时可发现起搏器误感知到心室事件的位置。由于感知到了"自身的心室事件"，起搏脉冲的发放受到抑制。产生该问题的原因在于起搏器过于灵敏而看到了本不存在的事件。心房事件造成的心室通道噪音可能

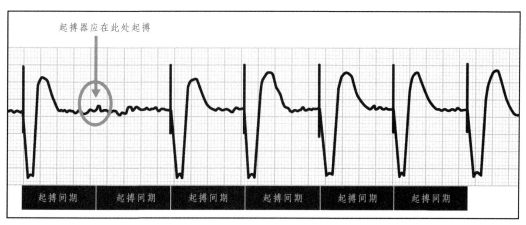

起搏器应在此处起搏

| 起搏间期 | 起搏间期 | 起搏间期 | 起搏间期 | 起搏间期 | 起搏间期 |

图 13.2

是造成心室过感知的原因。

　　此时临床医师应该进行感知灵敏度测试，之后将起搏器程控为合适的感知灵敏度（通常以 mV 为单位）。对于此患者可将起搏器程控为更不灵敏（也就是增加 mV 的数值）。目前大部分起搏器已经能够全自动或半自动调整感知灵敏度。

　　尽管图中起搏器过感知到了一次心室事件并抑制了脉冲的发放，但其余的起搏均表现正常。起搏器很多的感知问题都是间歇性的。造成这一问题的原因可能是心房波过于宽大使起搏器误认为信号来自心室通道。也有可能由于肌电干扰或是体内其他的电信号干扰导致了起搏器的过感知。

　　由于感知问题常间歇性出现，我们建议在每次随访过程中都尽可能地测试起搏器的感知灵敏度。

间歇性过感知要点

- 很多情况下，感知异常是间歇性的。这也是为什么每次随访时医师都需要检查并测试起搏器的感知灵敏度。
- 过感知造成了不起搏。当发现有漏搏现象时，很有可能是由于过感知造成的。
- 同样的，如果发现了多余的起搏，也有可能是由于感知不良造成的。
- 识别感知问题最好的办法是测量起搏间期。

14 第十四节
感知不良

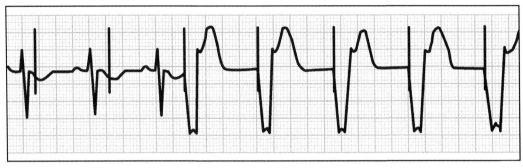

图 14.1

此图为 VVI 起搏器。在图形中部展现了正常的心室夺获波形,即起搏钉样信号后跟随着宽大畸形的 QRS 波。

图中的前 3 个激动为自身心室事件,表现为窄 QRS 波,并且前面并无起搏钉样信号出现。

图中"问题"在于有 2 个与其他事件无关联的心室起搏钉样信号出现。它们出现在不恰当的位置。第 1 个自身激动后很快跟随了一个心室起搏钉样信号,第 2 个自身激动后同样也跟随着一个起搏钉样信号。

第 3 个自身激动后也跟随了一个心室起搏钉样信号,并夺获了心室。

测试

1. 标出图中起搏间期,起搏间期说明了什么?

2. 图中有感知问题吗?为什么?

3. 图中显示有夺获问题吗?为什么?

4. 这类问题该如何解决?

使用卡尺测量图形中段的夺获事件可轻松地算出起搏间期,可见起搏间期末发放起搏脉冲,但这些信号出现的是否合适呢?

如果该起搏器为 VOO 工作模式,也就是处于不感知的工作模式下时,这种情况是正常的。然而,对于 VVI 起搏器而言,必须能够感知到自身事件。图中第 1 个自身事件应该能被感知到。当感知到自身事件后,起搏器应该重整起搏间期。第 2 个事件中,自身的心室事件应抑制起搏器脉冲的发放并重整起搏间期。第 3 个事件中,自身事件也应该抑制心室脉冲的发放并重整计时间期。

该图显示了感知问题。起搏器未能看

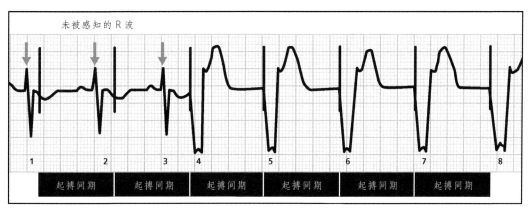

图 14.2

到自身事件造成起搏器感知不良,从而引起了多余的心室脉冲发放。

起搏脉冲在合适的时间发放便会夺获心室。但该图中为何最初的 2 个起搏钉样信号未能夺获心脏呢?这两个信号发放在心室不应期(也就是心肌的生理性不应期)内。在这一期间内,大能量的输出也不能夺获心室,引起心肌除极。也正是由于此时的脉冲发放不能夺获心肌,因此并不说明失夺获,而说明了起搏的感知不良,

也成为"功能性失夺获"。

图中第 4 个至第 8 个激动展现了起搏器夺获良好。前 3 个激动为自身波形,其后跟随的起搏钉样信号不能证明夺获的情况。因此,图中起搏器夺获功能良好。

对于图中的问题,最好的解决办法是进行感知灵敏度的测试,并调整感知灵敏度。这很有可能需要增加起搏器的感知灵敏度(降低感知的 mV 值)。

感知不良要点

- 起搏脉冲发放在心肌生理性不应期内不能引起心肌除极。这不能作为判断起搏器夺获能力的证据,而只说明脉冲发放的时间错误。
- 感知不良会导致过多的起搏信号出现,从心电图上可见过多的起搏钉样

信号或出现类似非同步起搏的情况。
- 感知不良造成的非同步起搏可能会造成患者不适,如果起搏脉冲落入 T 波易损期,则可能诱发恶性室性心律失常。
- 感知问题可通过调整感知灵敏度解决。

15 第十五节

滞后间期

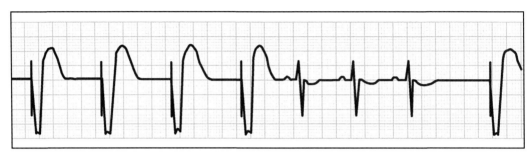

图 15.1

该心电图记录于一置入 VVI 起搏器的患者,基础起搏频率为 60 次/分,起搏频率换算为间期为 1000ms (60 000/60 = 1000)。前两个起搏钉样信号之间距离为 5 个大格(5×200ms=1000ms,换算为频率为 60 次/分)。使用卡尺测量可发现后面的几跳频率中均符合程控的频率间期,并且在起搏钉样信号后均出现了宽大畸形的 QRS 波。

心电图的中段出现了一个自身的心室事件。从前一个起搏钉样信号至自身心室激动之间的时间短于起搏间期 1000ms,因此抑制了起搏脉冲的发放。

观察最后 2 个波形可发现,最后一个自身心室激动和下一个起搏事件的间期十分长,大约 1200ms!既然起搏间期为 1000ms,为什么起搏钉样信号不早些发放呢?从图上判断,起搏器的起搏和感知功能均表现正常。那么这一现象又是什么造成的呢?

测试

1. 图中起搏器是否能够夺获心脏?

2. 感知功能是否正常?

3. 造成最后一跳现象的原因可能有哪些?还需要得到哪些信息?

4. 为什么最后一次间期要长于程控的起搏间期?

图中显示起搏器夺获功能良好。可以发现在心室起搏钉样信号之后紧接着出现了心室除极,并且 QRS 波形态满足了起搏波形宽大畸形的特征。同样,图中也验证了良好的感知功能。心电图中段自身的心室除极抑制了心室起搏脉冲的发放。除最后起搏间期外,所有起搏间期均满足程控的 60 次/分(1000ms)起搏频率。

起搏心电图中频率变化的情况非常多见(即使在此图这样简单的图形中也不

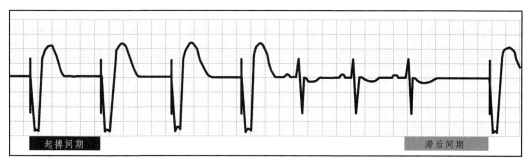

图 15.2

例外)！在处理频率变异问题时,首先需要得到起搏器的程控值。尽管有时程控值并不能悉数获得,但拥有程控值能够帮助找出影响起搏频率的功能。

该病例中,VVI 起搏器开启了滞后功能。当滞后功能打开时,起搏器会周期性地开启滞后间期以延长起搏间期。也就是说,每隔一段时间,起搏器会以一个长于程控的频率的间期来进行起搏。较慢的频率是有意鼓励自身的心肌活动,从而使激动"破出"或抑制起搏。

开启滞后频率时往往能够看到长于正常间期的起搏事件。当发现类似情况时,滞后频率是应该首先考虑的问题。

滞后间期要点

- 滞后功能可以程控打开, 表现为起搏器会周期性地延长起搏间期以鼓励自身心脏活动的出现。若自身激动出现,起搏器则会延长起搏间期。
- 滞后功能的目的在于鼓励自身心脏活动,减少起搏。

- 目前大部分起搏器和 ICD 都具有滞后功能, 因此在起搏心电图中滞后功能也较为常见。
- 滞后功能最适宜于自身活动频率与起搏间期相近的患者。

16 第十六节

深度解析:滞后功能

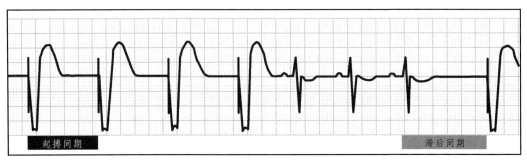

图 16.1

　　现今大部分起搏器均具有滞后功能。滞后功能的目的在于鼓励患者自身心脏活动,减少起搏。在保障心率足够的前提下,尽可能多地出现心脏自身活动对于患者来说是最有利的。除此以外,减少不必要的起搏也能够为起搏器节能。

　　对于自身心脏活动频率与起搏器基础频率相近的患者,滞后功能能够提供最大的临床益处。例如,起搏器的基础频率设置为60次/分时,除非患者自身心率快于60次/分,否则起搏器均在起搏。即使患者自身心率为59次/分,起搏器也将尽职尽责地进行起搏。

　　滞后功能的原理是设定一个"第二频率"或临时频率。滞后频率略低于基础起搏频率。如果起搏器的基础频率为60次/分,滞后频率则可以是50次/分。

　　滞后功能是在一定时间内通过延长

逸搏间期来降低起搏频率。这一时间可以进行程控,通常在几分钟。例如,通常设置的滞后频率为50次/分,时间为每5分钟。也就是每5分钟,起搏器将开启一个滞后频率以搜索自身事件的出现。如果这一时间内未出现自身活动,则起搏器将恢复以基础频率进行起搏。

　　另一方面,如果这一间期内发生了自身事件,则起搏器继续以滞后频率工作。不同的起搏器有着不同的滞后频率工作方式,但一般而言,若滞后间期内无自身事件出现,起搏器便会恢复到程控的基础频率进行起搏,直至下次搜索。

　　要正确理解心电图中的滞后现象,需要明确起搏心电图中的几种间期。两次相邻的起搏事件间若无感知事件发生则称为**自动间期**或**起搏间期**。感知事件与其后跟随的起搏事件的间期称为**逸搏间期**。感知事件开启了一个警觉间期,但在这一间期结束时未发生任何自身事件,因此起搏器开始起搏。滞后频率是指起搏器中出现起搏间期或逸搏间期均长于基础频率的现象。

由于大多数起搏器都有滞后功能,因此心电图中起搏间期延长这一现象也非常常见。这也是起搏心电图中起搏频率改变的一个常见原因。

滞后功能深度解析要点

- 滞后功能延长起搏间期的目的在于鼓励自身活动的出现,使接近起搏频率的自身频率得以出现。

- 滞后功能是造成起搏心电图中频率变异的一个重要原因,当出现频率变异时,可以通过查看起搏器工作参数来验证。

- 滞后功能开启最好的证据是出现了低于基础频率的起搏间期。

- 滞后功能需要程控打开滞后频率,这一频率需略低于基础频率,并在一定时间内开启搜索间期。

- 对于自身频率略低于基础频率的患者而言,滞后功能的开启能够使得患者获益最大化。

- 通常不建议滞后频率与基础频率差别太大。例如,基础频率为 80 次/分时,滞后频率一般设定在 65~70 次/分。过大的差别可能会造成频率骤降而引起患者不适。

- 设置滞后功能的原因是:在保障心率足够的前提下,尽可能多地出现心脏自身活动对于患者来说是最有利的。

- 滞后功能的开启能够给起搏器节能,鼓励自身心脏活动,同时应避免患者出现频率骤降。

- 如果患者自身频率较低,则不建议开启滞后功能。因滞后功能可能很难启动(很难发现延长起搏间期后出现的自身活动),而仅仅在心电图中发现延长的起搏间期。

- 对于自身活动频率略低于基础频率的患者,滞后功能能够提供更佳的治疗。对于这类患者而言,开启滞后功能是有益的。

17 第十七节
频率应答

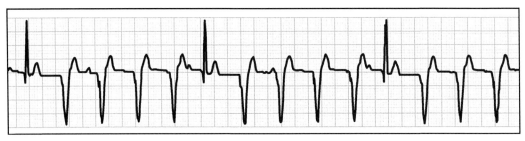

图 17.1

此图为单腔心室起搏器心电图。图中负向增宽的心室波为起搏波(可见较小的双极起搏钉样信号),图中 3 个正向的窄 QRS 波为心室的感知事件。在临床上我们有时也会碰到起搏和感知事件没有明显差别的情形。这与信号的角度有关系,而并非起搏或是感知。

起搏间期是指在同一心腔内两个相邻起搏事件间的间期,通常通过测量同一心腔相邻的两个起搏事件计算出起搏间期(也称为自动间期)。同一心腔内自身激动到下一个起搏事件的间期称为逸搏间期。

无论起搏间期还是逸搏间期,都应该等于程控的起搏间期。只有当间期由感知事件终结时才会出现不同于程控间期的表现,这种情况下,该间期应短于程控的起搏间期(因为自身的感知事件,抑制了脉冲的发放)。

该图囊括了自动间期(两次起搏事件的间期)以及逸搏间期(感知事件与其后起搏事件的间期)。

测试

1. 该图中起搏频率有何不寻常之处?
2. 该如何解释这样的频率表现?

通过观察心室起搏钉样信号的距离,我们可以判断起搏频率。此图中开始的两跳覆盖了 2 个大格和 4 个小格(200×2+4×20=480ms)。频率为 125 次/分,此频率如果出现在自身心脏活动时并不罕见,然而此图中为起搏事件。通常情况下,不会将起搏基础频率程控到如此高的频率。

从图中判断,起搏器夺获、感知正常(可见起搏钉样信号后跟随着心室除极波,感知心室事件后抑制了脉冲的发放),并且逸搏间期满足起搏间期的设定 (480ms 或

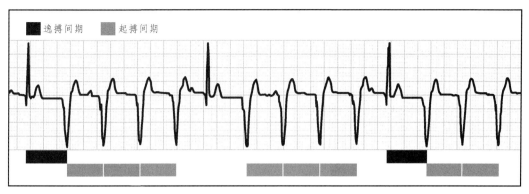

逸搏间期　　起搏间期

图 17.2

125 次/分）。但是什么原因造成了这么快的频率呢？

　　查看该起搏器的参数，可以发现工作模式为 VVIR。VVIR 中的 R 代表着起搏器会根据传感器的输入来加速起搏频率。不幸的是，心电图并未告诉我们此刻心率为传感器驱动心率，但就图中所显示的快速的起搏频率来看，VVIR 工作模式的解释最为合理。

　　频率应答功能也可能造成起搏心电图中的一些异常现象，例如时常出现高于基础频率的起搏，或是频率的变异等问题。在该病例中，起搏频率稳定在 125 次/分，仅仅表现出频率加快的迹象。也就是说，有可能患者此刻需要 125 次/分的频率来满足心输出量。

频率应答要点

- 频率应答可能会产生高于基础频率的起搏行为。该现象可以是持续的，也可以是间歇的。如果起搏器带有频率应答功能，高于基础频率的起搏很可能是由此造成的。
- 频率应答也称为频率调整或频率适应。由模式代码中的第 4 个字母 R 代表（VVIR，DDDR）。频率应答由传感器控制，因此应答频率也称为传感器频率或传感器驱动频率。这些术语表达的是同一个意思。
- 频率应答的目的在于当患者运动时提供更加积极的心率支持（由传感器控制），从而保障患者足够的心输出以满足其新陈代谢的需要。
- 临床中频率应答起搏十分常见，这一功能十分普遍且易于程控。
- 有些机器能够被动地调整传感器频率，医师可以通过起搏器记录的诊断信息判断频率应答的表现以及传感器的参数。因此，对于被动调整的传感器而言，起搏器不仅仅提供起搏，也同样提供诊断信息。
- 当传感器未表现出足够的运动量以提高起搏频率时，频率应答起搏器与非频率应答起搏器表现差别不大。因此，并不意味着只要是频率应答起搏器都可看到高于基础频率的起搏现象。

第十八节
心电图标记

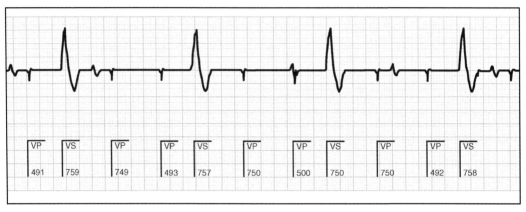

图 18.1

此图来自一置入 VVIR 起搏器的患者,基础频率程控为 70 次/分(约 857ms)。在图形的底部有一些标记,由起搏器程控仪自动标记在心电图上。尽管每个起搏器公司的标记不尽相同,但大多数标记都易于记录和识别。图中 VP 代表心室起搏事件,VS 代表心室感知事件。数字代表从左侧垂线至右侧垂线的间期(单位为 ms)。

在标记的解读中,要认识到标记是起搏器对于目前所发生事件的解读。有时,标记和心电图并不吻合,但至少能告诉我们起搏器"认为的"当时的情况。当标记与图形不吻合时,提示需要对起搏器进行调整(两者不吻合时,优先认为心电图是正确的)。

图中出现了 4 个自身心室事件(VS),这是图中出现最多的事件。也出现一些起搏钉样信号(在 VP 标记之上),而双极起搏时往往起搏钉样信号并不明显。

通过观察标记,我们可以发现起搏间期为 750ms(80 次/分),逸搏间期(VS-VP)为 750ms。这可能与该 VVIR 起搏器设定的起搏频率为 80 次/分相一致。

心电图也能够用另一种方式说话!

测试

1. 图中是否有夺获?

2. 是否有感知?

3. 已知该起搏器为 VVIR,基础频率为 70 次/分,传感器是否激活?

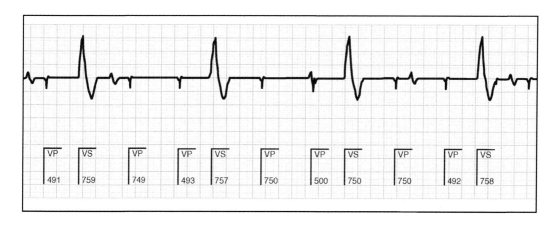

4. 该问题该如何解决？

图中并未出现夺获，不过起搏器标记认为此处（VP）有夺获。注意此处小小的起搏钉样信号并未引起心室除极。图中只出现了4次标记为VS的自身心室事件。标记如同时间计时器，可以将其与心电图进行对比！

起搏器感知功能表现良好。自身事件（VS）抑制了脉冲的发放。测量起搏间期（VP-VP）为750ms，逸搏间期（VS-VP）同样为750ms。这提示起搏器确实看到了自身事件并重整了计时器。通过对比VS标记和图中自身的心室事件，我们可以判断，起搏器确实看到了自身事件并做出了相应反应。

图中频率为80次/分，高于程控的基础频率。由于该起搏器为频率应答起搏器，因此高于基础频率的行为很有可能由传感器引起。

此图最大的问题在于明显的失夺获。在整段心电图中起搏器没有一次成功夺获心室。发生失夺获的原因可能是由于输出的能量过小不足以夺获心室。最佳的解决方法是进行起搏阈值测试（可由起搏器全自动或半自动完成），并增加输出参数（有脉宽和电压两个数值可供调整）。

心电图标记要点

- 标记是起搏器自动标记在心电图或腔内图上用于帮助医师解读起搏器行为的一系列字母代码、符号以及数字。

- 标记的意义在于阐明起搏器真正"想"的是什么。

- 在判断起搏心电图时一定要注意标记,但不能脱离心电图单纯应用标记,如出现心电图与标记不符,首先考虑心电图是正确的。

- 不要因为出现 VP 标记或是心室起搏钉样信号便认定夺获。起搏器仅标记起搏钉样信号,但不代表除极完成。

- 心电图中的间期能够帮助判断起搏间期和逸搏间期。这一间期通过两个垂线间的距离来表示。

- 有的心电图事件没有对应的标记出现,这可能是由于起搏器并未看到该事件。

- 有时会出现标记与心电图不符或是与心电图事件不符,提示可能是由于起搏器记录错误。

- 夺获问题十分重要,一旦遇到应该马上解决。解决该问题最好的办法是进行起搏阈值测试(也称为夺获阈值测试)并重新调整输出电压和(或)脉宽。

- 造成失夺获最常见的原因是输出不足,但也可能是导线问题。

- 夺获阈值并不是固定值,其不仅随着置入时间而变化,甚至在一天内都有可能发生改变。夺获阈值受诸多因素影响,如药物及疾病的进展。基于上述原因,在每次随访时都应该进行起搏阈值测试。哪怕对于一位从未出现过任何问题的患者,夺获问题也有可能突然出现。

- 夺获问题可能是非持续性的。这也需要我们在每次随访中回顾起搏阈值并调整输出。

- 在起搏器随访中调整起搏器的输出是非常常见的,同样也说明调整并不意味着问题的出现。相反,实时准确的调整才表明良好的起搏器患者管理。

19 第十九节
房室同步

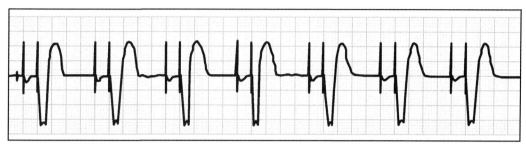

图 19.1

此图便是教科书中标准的中双腔起搏心电图（DDD 起搏器）。该图展示了 DDD 起搏的标准形式。

首先，需要注意的是心房起搏。在每一个巨大的心房起搏钉样信号后都跟随着一次心房除极波，说明心房成功夺获。在心房起搏事件之后都跟随着心室起搏钉样信号。该起搏钉样信号后跟随宽大畸形的心室除极波，波形满足心室起搏夺获的特征。

该图表现为 1:1 的房室同步，也就是说在每一个心房起搏后都跟随着一个心室起搏事件。由于它很好地模拟了正常心脏的工作，1:1 的房室传导是起搏治疗中最理想的工作模式。在 1:1 的房室同步状态下，心房能够有效泵血充盈心室，达到最佳血流动力学效果。在此工作模式下，患者往往也感觉良好。

事实上，双腔起搏并不是简单的心房脉冲先于心室脉冲发放。心房和心室通道

间的互相作用依靠于更为复杂的计时方法。现在我们先从基本的计时间期着手。

测试

1. 心房及心室是否起搏良好？

2. 心房及心室是否感知良好？

3. 测试相邻心房波的时间间期，起搏频率是多少？

4. 测试相邻心室波的时间间期，起搏频率是多少？

5. 心房起搏钉样信号后延迟多长时间发放心室起搏钉样信号？该间期是否保持一致？

在双腔起搏心电图中，需要判断两次夺获和感知的情况：一次是测试心房，另一次是测试心室。所谓心房夺获是指每一个起搏钉样信号后都跟随着 P 波或是心房收缩。在心室通道，则是每个起搏钉样信号后都跟随着典型的"起搏 QRS 波"。

由于该图中所有心电活动均由起搏

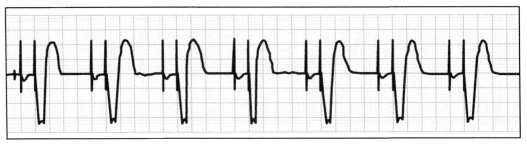

图 19.2

脉冲发放引起,因此不能很好地判断起搏器感知功能。在判断感知时,必须有自身心电事件出现。在临床中,可以通过临时调整起搏器参数来显露患者的自身心电活动。但该方法仅适用于患者有相对较高的潜在心率,能够耐受短时间的起搏器不工作。对于一些没有自身心电活动的患者,感知的判断便有些困难。

起搏间期是指在同一心腔内相邻的两个起搏事件之间的间期。该图中心房的起搏间期为 1000ms(5 个大格),频率为 60 次/分。同样的办法可以测量出心室的起搏间期为 1000ms(60 次/分)。该图中起搏器始终以该频率工作。

如果您碰见过起搏频率为 60 次/分的双腔起搏器患者的心电图时,您也会发现我们这里列举的心电图十分理想。在临床中,这样完美的心电图并不多见。

需要注意的是,在每一次心房起搏事件之后均经过一段延迟才发出心室起搏事件。测量这一延迟为 200ms,并且保持稳定。这便是双腔起搏模式中重要的时间间期,被称作起搏房室延迟(PAV)。PAV 模仿了正常心脏活动心房除极与心室除极之间的延迟。该间期在维持双腔起搏器的正常工作中显得尤为重要,也可将其认为是"电学 PR 间期"。

房室同步要点

- 对于双腔起搏器而言,基础频率指单个通道内(心房或心室)程控的最低起搏频率。

- 在心房和心室通道中均有起搏和感知事件的出现。然而,这并不仅仅是两个单腔起搏器的独立运作,心房和心室通道也会互相影响。

- 心房和心室通道相互影响的一个例子就是"房室延迟"。AV 延迟是指在心房事件后的设定时间触发心室事件。设置该间期的目的在于模拟正常心脏的心房收缩到心室收缩之间的时间延迟。

- 可以将 AV 延迟看成"电学 PR 间期"。

- 在评价双腔起搏心电图时,需要评估两次夺获和感知的情况,分别是心房通道和心室通道。

- 双腔起搏器的两个通道经起搏电极导线分别感知或起搏心房及心室,因此一个心腔的有效夺获并不意味着另一心腔的有效夺获,感知亦然。

- 在判断双腔起搏器的起搏频率时,可以测量心房或心室的起搏间期。(后文中会进行详细解释,而这里是一个基本原则。)

第二十节
心房跟踪

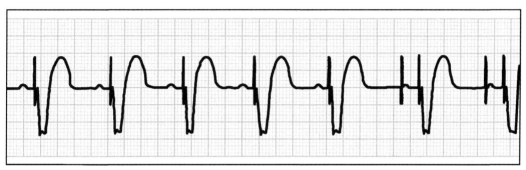

图 20.1

如果给你一份没有患者信息,也没有起搏器信息的心电图,你首先得出的结论是:这是个双腔起搏器。在该图中,您可以看到心房和心室的起搏钉样信号,不过并不是每一次心搏都出现了心房和心室的起搏信号。但心房和心室起搏的出现提示着该起搏器为双腔起搏器。

该图中并没有出现心室感知事件,但出现了 5 个心房感知事件。感知事件之后没有再出现起搏钉样信号,证明心房感知功能良好。心房起搏钉样信号出现时也立即引起了心房除极,说明心房夺获功能良好。

另一种判断心房夺获的方法是寻找稳定的 AP-VS 间期。在具有自身传导功能的患者中,心房的除极会引起心室的反应(心室除极)。在心房起搏的情况下,AP-VS 间期应该固定。在该图中,由于没有 AP-

VS 的情况出现,此方法并不适用,但这也不失为双腔起搏器中判断心房夺获的方法。

该图中患者具有良好的自身心房活动,但不稳定。需要注意到的是,无论是起搏还是感知的心房事件之后,都需要心室的起搏。这提示患者可能具有一定程度的房室传导阻滞,也就是心房的除极信号难以通过房室结下传到心室。

测试

1. 该图中是否为 1:1 房室同步? 为什么?
2. 心室的起搏间期是多少? 频率多少?
3. 心室起搏间期是否稳定?

1:1 房室同步是指一次心房事件后必定跟随着一次心室事件(无论起搏或感知事件)。在该图中,尽管心房有自身事件和起搏事件,但每一次心房事件后都跟随着

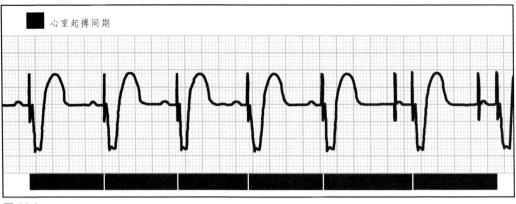

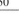 心室起搏间期

图 20.2

心室事件。因此,患者为 1:1 房室同步。

之前我们提到判断心室的起搏间期是通过测量一次心室起搏钉样信号到下一个心室起搏钉样信号的间期。就该图而言,第 1 个心室间期为 880ms(相当于 68 次/分,60 000/800≈68.18)。第 2 个起搏间期稍短。但第 3 个起搏间期为 840ms(71 次/分),愈加缩短了(如果使用卡尺,可看到间期明显缩短)。倒数第 2 次心室起搏至最后一次心室起搏则为 1000ms(60 次/分)!

为什么心室起搏间期会出现这样的变化呢?事实上,此图展示了双腔起搏器一个非常重要的功能。心室起搏钉样信号往往跟随着之前的心房事件。当出现感知的心房事件时,起搏器感知到自身的心房事件,并同时启动房室延迟,之后起搏心室。如果患者持续出现自身心房事件,便会相应地出现心室起搏事件(如上图所示)。然而,如果自身心房频率低于起搏频率时,便会出现心房起搏,此时的心室便又会跟随起搏的心房事件。

在持续的心房和心室起搏中,您可以看到稳定的起搏间期。在部分感知和部分起搏的事件中,可能您很难看到稳定的间期。心室的起搏钉样信号往往跟随着前一个心房事件。

心房跟踪要点

- 当双腔起搏器持续起搏 2 个心腔时,可以看到稳定的起搏间期。当出现感知事件时,起搏间期会发生改变。事实上,这也是您所期待的。
- 双腔起搏器的事件总是基于前一个心腔的活动。例如,一次心房事件(感知或是起搏)都将启动一个时间间期(房室延迟),紧跟随的心室起搏钉样信号也同步于该心房事件。
- 同样的,心室事件也启动一个时间间期(不应期),这一间期决定心房事件被界定为感知事件或是在特定的时间后起搏心房。
- 总而言之,双腔起搏器心电图中,自身的心房或心室事件都会带来起搏频率的改变。

21 第二十一节

房室传导

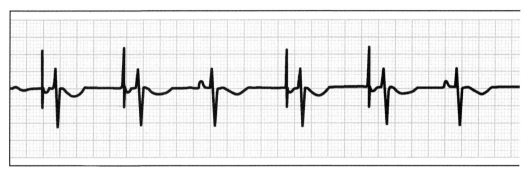

图 21.1

此图中出现了一些心房起搏钉样信号(一部分心房感知事件)以及其后的自身心室激动。在不了解起搏器相关信息的情况下，并不能判断该起搏器为 AAI/AAIR 起搏器或是 DDD/DDDR 起搏器。事实上，这是一个 DDD 双腔起搏器以 AAI 的起搏模式进行工作。单腔的心房起搏器相对少见,因此该图更有可能是双腔起搏器正以 AAI 的模式工作。

在该图中出现了 4 个心房起搏钉样信号，随后是心房除极(证明了心房的夺获)，以及 2 个心房感知事件,感知事件后抑制了心房起搏脉冲的发放(证明了感知的良好)。

图中只出现了自身的心室事件。由于没有心室起搏钉样信号的发放,因此心室感知良好。此图中因为没有心室起搏钉样信号的发放,所以不能判断心室的起搏功

能是否运作良好。

该患者每一次心房除极后都出现了自身的房室传导,说明电信号能够顺利地通过房室结下传至心室。就此图而言,患者可能没有房室传导阻滞,但心房活动不稳定。

测试

1. 该患者是否有 1:1 房室同步？为什么？

2. 是否能够测量出起搏间期？如果可以,起搏间期为多少？如何测量？

1:1 房室同步是指，无论心房事件为感知还是起搏,患者一次心房事件后都跟随着一次心室事件。在该病例中,患者每次心房事件后都跟随着一次心室事件。因此,患者具有 1:1 房室同步。

图中出现了 2 个起搏间期（也称为

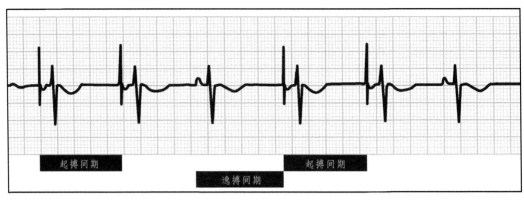

图 21.2

"自动间期",即指同一通道内 2 次起搏之间的间期)。起搏间期为 1000ms,换算成频率为 60 次/分。其中也能测量出心房逸搏间期(从一次心房感知事件到下一次心房起搏事件的间期)为 1000ms,该间期与心房起搏间期相同。

心房事件到感知心室事件的间期有所变化,主要是由于感知事件的出现,导致了起搏心电图的变化。

房室传导要点

- 如果患者有良好的房室传导,一次心房事件(感知或起搏)后都能够顺利通过房室结下传心室,引起心室除极,导致一次心室感知事件。
- 对于房室传导不良的患者(例如房室传导阻滞患者),即使患者有自身心房活动,也会出现大量的心室起搏事件。
- 1:1 房室同步可以发生在感知或是起搏事件之后,或是二者皆有。重要的是,每一次心房事件之后都有跟随的心室事件。
- 起搏与感知的心房事件在图形上可能不同,也可能相同。在部分情况下,判断起搏和感知现象可通过波形来判断(一为正向波,一为负向波)。

22

第二十二节
双腔起搏的工作模式

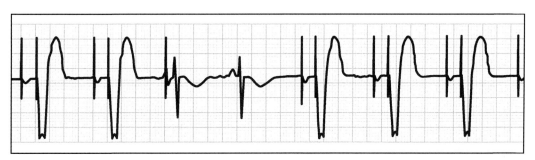

图 22.1

此图展示了一个双腔起搏器的工作模式。前两个波形为 AP-VP 起搏模式,末尾的几个波形也是如此。图形中段为 AS-VS 起搏模式。之前出现的是 AP-VS 起搏模式。因此,该图显示了双腔的起搏和感知。

双腔起搏中一共有 4 种起搏模式:AP-VP、AP-VS、AS-VS 和 AS-VP。该图中展示了其中的 3 种情况。对大部分患者而言,可能主要出现其中的 1~2 种工作模式。类似这样 3 种模式紧密出现的情况较为少见。

在评估此图时,我们首先判断两个心腔的夺获情况。心房的夺获通过最初的 2 次波形,以及最后的 4 次波形来进行判断。注意到起搏的心房除极波形态与此图中段感知的心房除极波形态是不同的。在第 3 个心房事件中,我们看到了心房起搏钉样信号,但随后的心房除极波型看似不同,既不像起搏的除极波,也不像感知的除极波。

心室的夺获可以通过最初的 2 个和最后的 3 个波形来判断。注意到图中段 2 个自身心室激动和心室起搏的波形是不

同的。这提示心室夺获情况正常。

感知是否正常呢?图中间的一次心房感知事件抑制了心房脉冲的发放,因此提示心房感知正常。图中间的两次心室感知事件抑制了心室脉冲的发放,同样提示着心室感知正常。

基础的起搏频率可以通过测量心房起搏至紧跟其后的下一次心房起搏事件来得出。该图中,起搏频率稳定,间期为 1000ms 或 60 次/分。

此图中起搏房室延迟(PAV,从起搏心房事件至起搏心室事件之间的间期)稳定为 200ms。

测试

1. 第 3 个心房事件该如何界定?
2. 对于第 3 次心房事件该如何处理?
3. 感知的房室延迟(SAV)的意义何在?
4. 患者潜在的心律如何?

第 3 次心房事件为心房融合波。融合的心房波要比融合的心室波难以判断,主要由于心房波振幅较小,且起搏与感知的

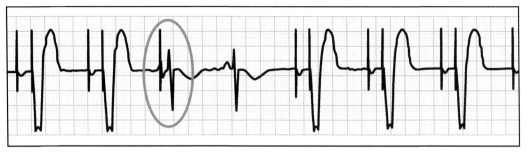

图 22.2

波形差别也较小。然而在此图中,第 3 次心房事件的波形既不同于感知事件,也不同于起搏事件。这主要是由于心房脉冲发放的同时发生了自身的心房收缩,因此起搏脉冲引起一部分心肌除极,造成波形变异。这说明起搏钉样信号夺获心房,证实起搏功能良好。

融合波并不一定意味着出现问题,因此在患者没有大量出现融合波的情况下无须特殊处理。对于融合波的处理需要认识到,该问题的出现往往是时间间期的设定问题,而非夺获的问题。当患者自身活动与起搏频率十分相近时就会发生融合现象。因此,在处理融合现象时,可以打开滞后功能或是降低起搏频率,或二者同时进行。

图中 PAV 为 200ms。测量 SAV 时可以通过找到 AS-VP(感知心房事件后跟随着起搏心室事件)。在图中,没有出现该情况,因此不能从图中判断 SAV。

有时,我们通过起搏心电图能够窥探患者的自身心率。在该例中,患者的自身心率并不稳定。图中段的波形示出教科书里完备的心电图,但大部分情况下,患者的心房活动并不稳定,并表现出一定程度的传导阻滞(图中有 2 次心搏心房事件通过房室结下传到心室,触发自身的心室除极),但同样不稳定。与许多起搏器患者一样,该患者具有间歇性的节律问题。事实上,该患者患有病态窦房结综合征和一定程度的房室传导阻滞,但在起搏器的帮助下,患者维持了 1:1 的房室传导。

双腔起搏的工作模式要点

- 双腔起搏器有着 4 种工作模式:AS-VS、AS-VP、AP-VS 和 AP-VP。这 4 种情况都可能出现在双腔起搏器心电图中。
- 大多数患者往往表现为 4 种工作模式中的 1~2 种。对于大量出现 AS-VS 和 AP-VS 的患者,可能表示传导功能正常,但具有不稳定的窦房结功能。对于大量出现 AS-VP 和 AP-VP 的患者,可能具有较慢的房室传导。
- 尽管不是所有的图形都会显示 SAV 和 PAV,仍然建议测量这两个数值。
- 融合与假性融合均意味着患者自身心率与起搏频率进行了竞争。融合与假性融合现象的出现提示时间间期设定问题。如果这种情况经常出现,建议调整起搏器的起搏频率,可以通过开启滞后功能或是调低起搏频率,或是二者同时进行。
- 融合与假性融合现象有时很难避免,当偶尔出现时无须特殊处理。

23

第二十三节
最大跟踪频率

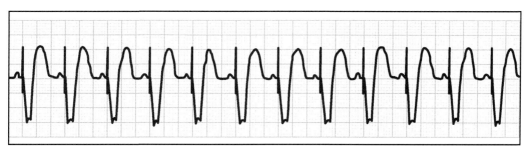

图 23.1

该条图来自 1 例 DDD 起搏器置入患者(无频率应答功能),其基础频率为 60 次/分(间期为 1000ms)。研究起搏器的新手可能会将此图看做是起搏频率较高的单腔心室起搏器(图中并无心房起搏出现)。事实上,有经验的起搏医师能够很快判断该起搏器为双腔起搏器。

请注意患者自身的心房活动。该患者有着非常快的自身心房率。通过测量 PP 间期,我们可以发现患者自身心房率已经达到了 600ms(100 次/分)。每一个自身的心房事件都跟随着起搏的心室事件(AS-VP 起搏)。

这并不意味着起搏器发生了问题!尽管患者自身心房率已经大大超过了起搏频率,但起搏器仍然维持了 1:1 的房室同步。这是非常典型的心房跟随的起搏模式。当自身心房频率快于设定的起搏频率时,起搏器会尽量跟随自身的心房频率起搏心室。然而这一跟踪也有频率的上限设定,即**最大跟踪频率**(或称为上限跟踪率,MTR)。换言之,这是起搏器跟随心房的最高频率。

测试

1. 图中心室起搏间期是多少?

2. 自身的心房频率是否与心室的起搏频率相吻合?

3. 观察此图,是否可以了解该起搏器的最大跟踪频率(MTR)?

4. 为什么 SAV 这么短?

5. 对于该问题,应如何解决?

该图显示了稳定的快速自身心房率约为 100 次/分(600ms)。临床中,我们时常会发现这样不规则的快速自身心房率。通过卡尺测量一次心室起搏钉样信号至下一心室起搏钉样信号的间期,我们可以发现心室的起搏频率也为 600ms。自身心房率与起搏的心室频率一致,这也是心房跟随的

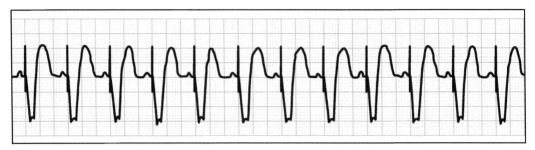

图 23.2

特征之一。

　　DDD 起搏器中心房跟随的目的在于在出现快速心房自身事件时维系 1:1 房室同步，该患者此时可能处于心房的快速心律失常的低频率阶段（自身心房率为 80~100 次/分）。也可能患者正在剧烈活动，自身窦房结频率增快。发烧等情况也会提高自身的心房率。无论何种原因，心房跟随的目的是在心房率提高的情况下也能保持 1:1 的房室同步。

　　与起搏治疗中的其他原则一样，适中的方式往往最好。如果患者发生心房颤动，心房跟随可能会造成危险，随着起搏器无限制地跟随心房率达到 200 次/分，甚至更高时，后果将不堪设想！因此，需要设定最大跟踪频率，将起搏器的心室跟随行为限定在患者能够耐受的范围之内。该患者的最大跟踪频率可以在起搏器程控仪中看到，此时起搏器正以 100 次/分的心室起搏频率跟随心房，说明最大跟踪频率应该高于 100 次/分。（对于大多数患者，常规设定为 120 次/分。）

　　该图中 SAV 非常短。事实上，你可能很难用卡尺去测量患者的 SAV。目前，很多起搏器都能够通过特殊的算法在患者自身心率加快时自动缩短 SAV。在正常心脏搏动时，心房到心室的延迟也往往随着自身心率的变化而呈现波动，当心率快时，这一延迟也会相应缩短。起搏器正是模仿了这一现象。

　　事实上，该现象是起搏器工作的正常表现。患者能够耐受该频率并且维持了 1:1 的房室同步。如果出现这样的图形，患者主诉心慌等症状时，可能提示患者不能耐受 100 次/分的心跳，此时可将最大跟踪频率下调。

最大跟踪频率要点

- 心房跟随行为发生在自身心房率高于基础频率，且低于最大跟踪频率时。
- 心房跟随维持了 1:1 的房室同步。
- 心房跟随只出现在 DDD 和 DDDR 起搏器中。DDI 起搏模式下不能跟随心房。（DDD 中第 3 个 D 代表感知活动后触发和（或）抑制，而 I 代表抑制，因此在感知到自身活动后不会触发脉冲发放。）
- 最大跟踪频率是可程控值，该数值的设定决定了心室跟随的最快心房率。该数值应该设定在患者能够耐受的范围之内。
- 当自身心房率增加时，SAV 会自动缩短。这是大多数起搏器为了模仿正常心脏的行为。

24

第二十四节

起搏器介导的房室阻滞

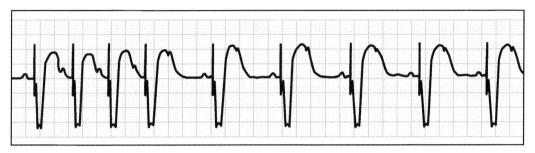

图 24.1

该图是不太常见的双腔起搏器中的**上限行为**。上限行为一般指当患者自身的心房率超过程控的最大跟踪频率时,起搏器做出的反应。(这一现象并不常见!)

在这一病例中,患者的自身心房率虽然比较高,但是却相对平稳。然而应注意该设备是如何起搏心室的。在心电图的开始阶段,起搏器快速地起搏心室,事实上,这一阶段心室正以 1:1 同步跟随心房。之后心室的起搏频率开始下降,直至失去 1:1 跟随。可以注意到,这时出现了 2 次心房激动才跟随着 1 次心室起搏 (1 次心房事件出现在 T 波上,意味着在心室复极的同时已经进行了心房除极)。但是每一次心室起搏前都出现了自身的心房事件,因此也有某种程度的房室同步或可跟随状态。

我们称这一现象为 **2:1 阻滞**。这种类似的情况也称为**起搏器阻滞**。2:1 是指 2 次感知的心房事件跟随 1 次起搏心室事件(同理,3:1 阻滞是指 3 次感知心房事件跟随 1 次起搏心室事件)。

测试

1. 为什么心室的起搏频率会突然下降?

2. 为什么起搏器不能"看到"所有的心房事件?

3. 这种情况下患者会有什么感觉?

4. 如何应对这类问题?

对于起搏器专家而言,除了能够解释阻滞发生的机理,他们还能轻松精确地预计阻滞发生的频率。要理解这一现象,我们还需要了解一些双腔起搏器的时间间期。SAV 已经是一个熟知的概念,即指由心房感知事件至触发心室起搏的一个可程控的间期。还有一个概念,称为 PVARP(指心室后心房不应期),这一间期由心室事件(感知或起搏)触发,持续一定时间后结束。在 PVARP 期间,心房通道不会对信号做出反应。也就是说,发生在 PVARP 内的心房事件并不会触发起搏器的反应。(设置这一间期的目的在于防止由逆传 P 波引起的起搏器介导的心动过速。)

在此示意图中你可以清楚地看到,开始时心房信号落入警觉期,但慢慢地心房的信号进入了 PVARP。而 PVARP 内任何的心房信号均不会引起起搏器的反应,也就是说起搏器并没有"看到"这一发生在 PVARP 内的自身事件。

事实上,我们可以预先算出发生 2:1

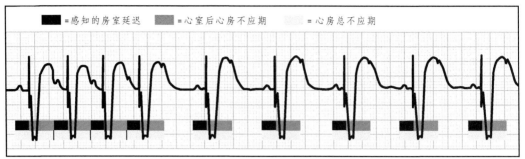

■=感知的房室延迟　■=心室后心房不应期　■=心房总不应期

图 24.2

阻滞的心房率。特别对于那些不能耐受 2:1 阻滞的患者而言，如何程控显得尤为重要。那么该如何计算 2:1 阻滞呢？我们需要先理解 TARP。

TARP（即心房总不应期）由 SAV 和 PVARP 加合而来。TARP 不能直接程控（可通过改变 SAV 和 PVARP 这两个直接程控值进行改变），在双腔起搏器中 TARP 是一个十分重要的概念。在这个特殊的病例中，SAV 为 200ms，PVARP 为 240ms，因此 TARP 为 440ms（200+240）。

将 TARP 除 60 000，便可得到起搏器进入 2:1 阻滞的频率。在本例中，440 除 60 000 等于 136 次/分。也就是说，当心房率达到 136 次/分时，便会发生 2:1 阻滞。

对于阻滞，不同的患者表现不同。有的患者对此没有感觉，而有的患者对于这一类的心率变化会比较敏感。2:1 阻滞时心室的起搏频率突然下降了一半，因此该患者的心率瞬间从 136 次/分变为了 68 次/分！也正因为如此，很多医师才通过调整起搏器的参数来避免 2:1 阻滞的出现。但是，阻滞的发生也是起搏器工作中可能会产生的现象，该案例的出现并不意味着起搏器故障。

起搏器介导的房室阻滞要点

- 2:1 阻滞是指患者 2 次自身心房事件之后跟随 1 次心室起搏事件。阻滞也可以出现其他比例(如 3:1)。
- 阻滞会导致频率骤降，这可能会引起患者的不适。但阻滞的出现并不意味着起搏器故障。这是 DDD 或是 DDDR 工作模式中的正常现象。
- 阻滞的出现原因在于一部分自身心房事件落入了 PVARP 而不被计数。起搏器跟随落入警觉期内的心房事件，落入 PVARP 内的心房事件并不能被跟随。
- PVARP 是个可程控的时间间期。它由心室事件触发(无论感知或起搏)并持续一定时间。典型的 PVARP 设置为 250ms。
- 对临床医师而言，TARP 十分重要。TARP 不能被直接程控。它是指心房通道总的不应期。这一间期由 AV 间期开启（SAV 或 PAV）并持续至 PVARP 结束。因此，TARP 是 AV 间期和 PVARP 的总和。
- 尽管 TARP 不能被直接程控，但可以通过改变 AV 间期和 PVARP 来改变 TARP。
- TARP 的长度决定了 2:1 阻滞的发生点。所谓 2:1 阻滞点即是 60 000 除以 TARP。
- 阻滞的发生并不意味着程控故障或起搏器故障。这是正常的起搏器行为！

25

第二十五节
起搏器文氏现象

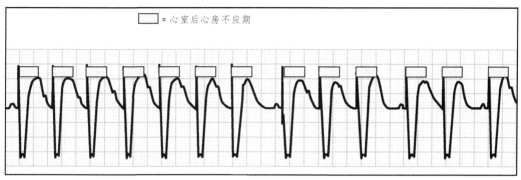

= 心室后心房不应期

图 25.1

如果您熟悉正常心电图的话，或许上面这个 DDD 起搏心电图能够让您想起文氏现象。所谓文氏现象是指 PR 间期逐渐延长直至一个心房搏动脱落。本图中展示的现象，也称为"**起搏器文氏现象**"，这也是起搏器模仿正常心搏在高频心房率时的反应。

图中的心室起搏钉样信号示出起搏间期为 500ms（120 次/分），该频率已经达到了最大跟踪频率。每一次心室事件后都会启动一个 PVARP，图中已经做出了标注。落入 PVARP 内的心房事件不能被起搏器跟踪，只有在 PVARP 外的心房自身事件才能被跟随。

此时的起搏器正在进行两个活动。首先，它需要在高频心房率出现时尽量保持 1:1 房室同步。其次，起搏器需要遵守 120 次/分（500ms）的最大跟踪频率。这也造成了程控为 150ms 的感知房室延迟（SAV）不能保持稳定（若房室延迟保持为 150ms，则无法达到最大跟踪频率）。

在该图的中段，一次感知的心房事件落入了 PVARP 而未被跟随。下一个心房感知发生在警觉期内，因此心室起搏被重整。

起搏器的文氏现象是高频心房率发生时起搏器期望而应有的反应。

测试

1. 图中的哪些心房事件被感知？哪些未被感知？

2. 注意图形中间的几次心搏。为什么心室频率没有达到 120 次/分？起搏器在等待什么吗？

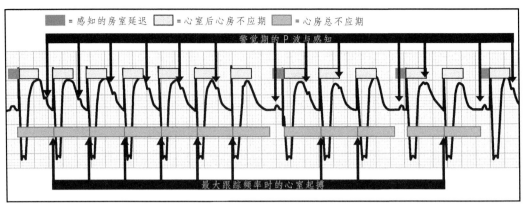

图 25.2

3. 如果起搏器程控的 SAV 为 150ms，PVARP 为 250ms，2:1 阻滞点为多少？图形中的频率比 2:1 阻滞点快，还是慢？

图中只有一跳心房事件未被感知（见黑色向下箭头所指）。该次心房事件落入了 PVARP 而未被感知。所以尽管在心电图中出现了 P 波，但起搏器并未对此做出反应。

在该心电图的起始阶段，起搏器并未超过最大跟踪频率 120 次/分。尽管心房频率越来越快，但起搏器不能在既定的 SAV 结束时发放心室脉冲，否则心室的起搏频率将超过 120 次/分的最大跟踪频率。（用卡尺可以发现，如果在 SAV 结束时发放心室脉冲，心室起搏频率会越来越快。）然而，由于该图的中段有一次自身心房事件未被感知，起搏器重新回到警觉期，并开始期待一个自身心房事件。这时候起搏器将跟随 2 个事件中先期发生的一个：

- 程控的起搏间期（1000ms 或 60 次/分）
- 自身心房事件

在达到预定的 1000ms 起搏间期前，一次自身心房事件发生在警觉期内，从而触发了 SAV（150ms），之后跟随着心室起搏。下一次自身心房事件随即发生，如果起搏器跟随的心室起搏可能超过 120 次/分最大跟踪频率时，起搏器将在最大跟踪频率时起搏心室。通常情况下，为了尽量保持最大跟踪频率，起搏器会自动调整 SAV。

在该病例中，TARP 等于 SAV（150ms）加 PVARP（250ms），因此 TARP 为 400ms。通过换算，频率为 150 次/分。因此，当患者自身心房率达到 150 次/分时，会发生 2:1 阻滞。

当患者自身心房率超过最大跟踪频率而小于 2:1 阻滞点频率时，起搏器发生文氏现象。换句话说，当快速心房率发生时可能会发生下列情况：

- 1:1 房室同步，当心房率低于 120 次/分（最大跟踪频率）时发生
- 当自身心房率 121 次/分至 149 次/分时，发生文氏现象（该频率快于最大跟踪频率，低于 2:1 阻滞点）
- 当自身心房率超过 150 次/分时，发生 2:1 阻滞

起搏器文氏现象要点

- 起搏器文氏现象与生理的文氏现象表现相似,首先出现逐渐延长的 PR 间期(从自身心房事件到下一次心房事件之间的距离),直至遗漏一次心房事件。
- 文氏现象发生时,起搏器以最大跟踪频率起搏心室。此时为了保持最大跟踪频率,而不在 SAV 结束时发放心室脉冲。
- 文氏现象的发生是由于最终有一次心房事件落入 PVARP 而未被跟随。
- 对于双腔起搏器,当患者自身心房率增快时,首先出现 1:1 房室同步,直至最大跟踪频率;当心房率快于最大跟踪频率而低于 2:1 阻滞点频率时,起搏器发生文氏现象。一旦频率达到 2:1 阻滞点,则发生 2:1 阻滞。这一现象也称为 DDD 起搏模式下"心房频率的连续性"。
- 图中所示的上限行为并不代表起搏器出现故障,而是正常的表现。如果患者不能耐受,可将起搏器进行程控以达到最理想的状态。

26 第二十六节
起搏器介导的心动过速

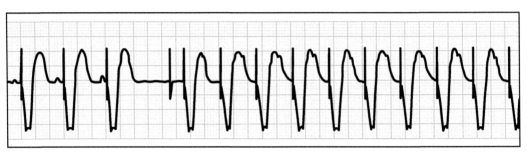

图 26.1

在这幅 DDD 起搏器心电图上前面几组波形提示工作模式是 AS-VP。起搏器按照程控的设置起搏心室以保证 1:1 房室同步性（每个心室事件跟随一个心房事件）。前面几组波形是心室跟踪心房的典型心电图,这是双腔起搏器在心房自身高频活动时恰当的表现。

随后心电图上出现一个间歇,突然彻底没有心房自身事件。从心房起搏脉冲钉向前测量到前一个自身心房事件,结果是1000ms 或 60 次/分。这个心房脉冲信号与前一个心房自身事件之间的距离是基础起搏间期。

接下来在心电图上出现的很明显的问题是心房脉冲并没有夺获心房。心房失夺获导致起搏器介导的心动过速(PMT)发作。事实上,心房失夺获是导致 PMT 最常见的原因。

让我们看看 PMT 是如何发生的。心房脉冲发放,但是没有夺获心房;起搏器触发一个起搏 AV 间期并起搏心室。这时心室激动逆传心房产生"逆传 P 波"。起搏器感知到了逆传 P 波并继续试图通过跟踪心房达到 1:1 房室同步。起搏器并没有意识到它要跟踪的是逆传 P 波。结果逆传 P 波提高了心室起搏频率。心室起搏频率并不会无限增快。最大跟踪频率(MTR)最终会设定在对于心房自身活动导致的心室跟踪起搏设定上限。典型 MTR 程控约为 120 次/分。

这一系列事件就是起搏器介导的心动过速, 即由于起搏器导致的心动过速。PMT 并不是突然没有任何原因而发生的, 它是由一个事件诱发, 通常是心房失夺获。大多数起搏器设有特别的保护性算法来打断可疑的 PMT。

测试

1.这个起搏器程控的最大跟踪频率是多少?

2. 为什么心房失夺获会导致 PMT?

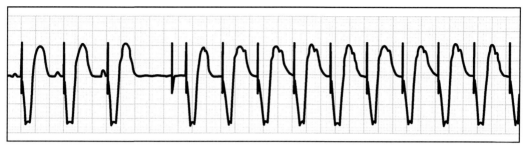

图 26.2

3. PMT 可能会持续多久?

此心电图心房失夺获导致 PMT 发作,患者心率迅速达到并保持在 MTR。MTR间期是 460ms,意味着 MTR 的程控值是130 次/分。注意心电图中 PMT 的部分,患者心室起搏持续在 130 次/分。这种频率可能会导致患者不能耐受,尤其是发作持续时间较长时。

PMT 的发生需要诱发事件。典型的诱发事件是室性早搏(PVC)或突然心房失夺获,即房室失同步事件! PMT 有时很危险,因为不论是 PVC 还是心房失夺获在起搏节律里都不常见。

此份心电图中 PMT 是由于心房失夺获导致的。因为如果心房成功夺获,心房就会正常除极和复极。心室起搏后心房正处于不应期,无法再次激动。

PMT 的发生需要几个因素:双腔起搏器、患者有逆传及一个诱发事件。不是所有的患者都有室房逆传。若没有逆传就无法形成 PMT 所需要的折返环路。

如果没有一个特殊的算法帮助打断PMT,PMT 可以持续很长时间。以前,PMT很麻烦。如今有一些自动化和可程控的算法来帮助终止可疑的 PMT。当然,患者的心房率减慢后 PMT 也可以自行终止。

大多数 PMT 算法是通过自动延长PVARP 来工作(以至于逆传心房事件落入"不应期"而因此不被感知,打断折返环)。如果这个心电图再长点,我们就能看到PMT 算法生效,起搏节律恢复正常。

起搏器介导的心动过速要点

- 起搏器介导的心动过速是由起搏器促使和保持的室性心动过速。通常由心房失夺获等事件诱发,导致起搏器快速跟踪逆传 P 波,其频率通常接近和保持在 MTR。

- 目前 PMT 可以被自动识别,甚至被自动矫正。许多年前,很少有解决 PMT的方法,所以导致了不少双腔起搏器患者出现问题。

- 怀疑 PMT 发生时,大多数 PMT 算法通过自动延长 PVARP 工作。延长的PVARP 会导致一些心房活动"落入PVARP"而不能被感知,使 PMT 终止。

27 第二十七节
模式转换

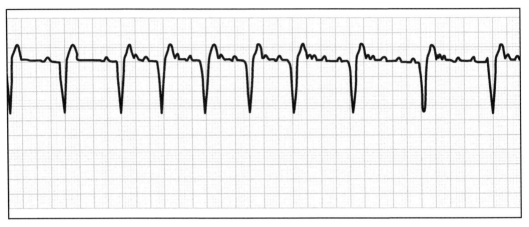

图 27.1

DDD 起搏器很少出现伴发快速心房率,尤其是房性心动过速,会对起搏器患者产生的不良影响。心房高频事件可能诱发心室在最大跟踪频率起搏,这样长久以来会由于频率太高而不适。这就是双腔起搏器模式转换或自动模式转换特性的内在动力。

在这份 DDD 起搏心电图上,很显然患者正在经历心房高频事件。一些心房自身事件"落入"PVARP 而不被感知。然而,相当多的心房活动出现导致相对快速的心室起搏。

心电图的心室起搏频率最后降了下来。虽然仍有一些心房活动,但是起搏器似乎是对心房的活动视而不见。这就是 AMS 在起作用。AMS 实际上关闭心房通道。在 AMS 期间,起搏器不会对心房活动做出反应。理论上是通过关闭心房跟踪达到模式改变(此例中从 DDD 变为 VVI)。

事实上,关于 AMS 有两个要点值得一提。首先,在 AMS 事件中,起搏器仍能看见并计数心房事件,只是不作反应而已。这就为什么在 AMS 事件期间仍能得到心房自身事件的诊断信息。起搏器仍然计数,只是不对心房事件作反应而已。(起搏需要计数自身心房事件来决定什么时候安全关闭 AMS。)

其次,尽管这个例子显示了模式从

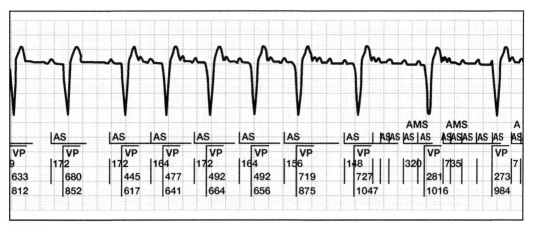

图 27.2

DDD 转为 VVI，但是在很多起搏器中，医师可以按需程控模式。比如，可以从 DDD 转到 DDI（关闭心房跟踪）。模式从 DDD 转为 VVI，或 DDDR 转为 DDIR 也是可行的。程控选择取决于特定的起搏器。

AMS 是在 20 世纪 90 年代引入的，并迅速成为起搏器的固有特征。如今，几乎所有的起搏器都具有 AMS，相对较少的起搏器没有这个特性。

测试

1. 哪些心房事件是感知的？

2. 如果在 ECG 上 AMS 发生处划线，这条线应该画在哪里？

3. 什么潜在节律会需要 AMS？AMS 对什么样的患者不重要？

在这份心电图上一开始只有几个心房事件被感知，在注脚处被标记为 AS。其他心房事件落入 PVARP 而不被感知或标记。心室起搏尽量保持在跟踪感知到的心房高频事件，但是只能以最大跟踪频率维持。

在一段快速心房感知事件后，患者进入 AMS(通常叫做"AMS 起始")。尽管注脚有一系列快速 AS 事件，但是起搏器并不对这些事件做出反应。起搏器会计数并标记，但是它们不再对起搏产生影响，因为心房跟踪暂时关闭。起搏器正在以类似 VVI 的方式起搏心室，允许心室起搏重新回到程控的基础频率。

直到心房自身高频事件终止，模式转换才能结束(这就是为什么算法允许感知心房事件以便仍能计数)。当心房频率回到正常(并且有程控设置决定这种频率是多少以及它应该持续多久)，起搏器会退出 AMS，并且恢复原来的程控模式，此例就是 DDD 模式。

模式转换对于已知的或疑似的心房高频事件(包括房扑)患者来说是个很好的算法。事实上，即使是阵发房速患者也可从 AMS 中获益。对于没有心房高频事件的患者，此算法无益。然而，由于心房高频事件可能突然发生，即使在没有病史的患者，AMS 算法程控打开以保安全，不过不是每个患者都会用到 AMS。

模式转换要点

- 模式转换或自动模式转换是一个很常见也经常使用的特性，即在高频心房事件时关闭心房跟踪模式。
- 模式转换有一些程控特性控制，这在不同厂家略有不同。基本上，医师可以设定心房关闭频率（当自身心房频率足够高可达到模式转换），起搏器转换到什么模式，以及在退出之前保持AMS多久。一些起搏器允许医师设置AMS基础频率，就是在AMS期间的起搏频率稍稍高于正常的基础频率（防止频率骤降和转换造成可能的不适）。
- AMS算法在起搏器发现太高心房频率时生效。关闭心房跟踪，比如从DDD转为DDI或VVI。
- 模式转换算法在频率应答设置下可用。可从DDDR转为VVIR或DDIR。
- AMS事件时,起搏器不跟踪任何心房事件，但仍可看见甚至计数感知的心房事件,但是并不跟踪。

28 第二十八节
深度解析：双腔起搏器的上限频率反应

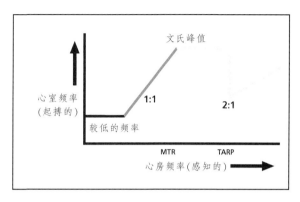

图 28.1

只要自身心房频率能够显现出来，DDD 及 DDDR 起搏器尽可能跟随心房频率保持 1:1 房室下传。但当患者自身心房频率较高时，会出现问题。此时起搏器是仍以较快频率保持 1:1 房室下传，还是放弃 1:1 的房室下传只是尽可能跟随呢？或者直接忘记 1:1 房室下传这种方式？

这就是 DDD(R) 起搏器对待高频心房事件时的 3 种不同模式（跟踪、文氏现象、模式转换）。起搏器的上限频率反应非常重要，因为房性心律失常很常见。

跟踪

最大跟踪频率是指心室对于心房频率所能达到的最大的反应频率。通过程控最大跟踪频率，可以避免患者出现较快的心室起搏。另一方面，最大跟踪频率会使起搏器在出现心房高频事件时启动其他

应对模式，该模式启动时不违反最大跟踪频率。

文氏现象 / 房室阻滞

当心房自身频率达到最大跟踪频率时，起搏器会放弃 1:1 的房室跟随。起搏器会出现文氏传导（有时被称为伪文氏现象），其类似生理性的文氏现象。PR 间期会逐渐延长直至一次心房事件落入心室后心房不应期，这使起搏器得到代偿，出现一个较最大跟踪频率长的间期。

如果自身心房率过快时，起搏器会出现 2:1 房室传导。什么时候出现 2:1 房室阻滞是通过程控起搏器实现的。

如果没有显现出来，也可以通过计算得到。计算公式：用总心房不应期除 60 000 等于房室阻滞时的频率。总心房不应期是一个独立的数值，但不一定出现在

程控界面中,这不是可程控的。总心房不应期包括感知的 AV 间期(ms)加程控的心室后心房不应期(ms)。例如,感知的 AV 间期是 180ms, 心室后心房不应期是 250ms,那么总心房不应期为 430ms,即当心房频率达到 140 次/分时出现房室阻滞。如果将心室后心房不应期延长 30ms 至 280ms, 总心房不应期变为 460ms (280+180),即当心房率达到 130 次/分时出现房室阻滞。调整心室后心房不应期和感知的 AV 间期会影响总心房不应期从而影响房室阻滞频率。

当起搏器通过文氏现象及 2:1 房室阻滞来处理心房高频事件时,并不是所有患者都能耐受。事实上,很多患者需要较慢的跟踪频率以减少过快的心室起搏出现的症状。

模式转换

起搏器的文氏现象及房室阻滞并不是对于高频心房事件最理想的处理方式,双腔起搏器可以在心房率达到程控跟随的最快频率时开启模式转换,不再跟随心房频率。如果有模式转换功能,当心房频率达到高限时,起搏器可以在发生 2:1 房室阻滞前就开启模式转换功能。例如,如果你知道心房频率达到 140 次/分时,起搏器会发生 2:1 房室阻滞, 但可以将模式转换的频率程控为 130 次/分,即在未出现房室阻滞,心房率达到 130 次/分时模式转换功能便开启(关闭心房频率跟随,常常转为 VVI 模式)。

双腔起搏器的上限频率反应深度解析要点

- DDD(R)起搏器患者常会发生房性心律失常。最常见的处理方法即当心房频率达到起搏器程控的上限频率时关闭房室跟随,开启模式转换(通常称为心动过速监测频率)。

- 当发生模式转换时,起搏器停止跟踪心房频率。起搏器可以"看到"并对心房事件进行计数,但不会跟随心房事件起搏心室。

- 模式转换的命名是由于起搏器发生了模式上的转换。这种转换是自动且暂时的,当高频事件结束时,起搏器会回到最初的基本模式。模式转换的基本原则是由 DDD 变为 VVI 或 DDDR 变为 VVIR。现在还有许多其他模式可以选择,如 DDI、DDIR、VVI 或 VVIR。

- 如果发生模式转换,起搏频率会突然降低。通常情况下,起搏器会跟随到上限频率后一跳便转换为程控的基本频率, 可能从 120 次/分变为 60 次/分。

因此,一些起搏器提供"模式转换基本频率"即模式转换期间的起搏频率,如将该频率设定为 80 次/分,患者的心率由 120 次/分降到 80 次/分,当模式转换结束后再降至 60 次/分。

- 模式转换的数据包含诊断报告, 这些都可以从程控仪中调出。

- 最大跟踪频率是程控中很重要的参数,其决定当发生房性心律失常时心室将以多快的频率跟踪起搏,患者才能够耐受。但同时这种设置将丧失房室 1:1 传导。

- 起搏器文氏现象在 2:1 房室阻滞前发生。

- 起搏器的文氏现象是很常见的, 大部分患者均能耐受。而 2:1 房室阻滞却不是所有患者都能耐受。

- 所有这些上限频率的反应都会发生房室 1:1 传导到丧失及心室率骤降 (有些患者可能没有察觉,但有些患者却无法耐受)。只有不起搏的心脏才能对抗房性心动过速。

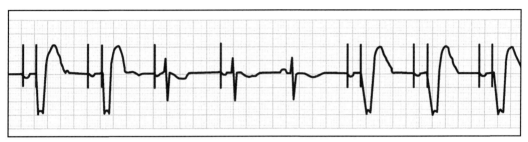

图 29.1

这是一份双腔起搏器心电图,图中可见心房和心室的自身及起搏事件。这是证明起搏器起搏及感知功能正常的可靠证据。可以通过测量连续 2 个心房起搏信号的间期得到起搏频率,其间期为 1000ms,则起搏频率为 60 次/分。

如果可以的话,测量心房起搏间期非常重要,因为双腔起搏器的基本起搏频率是以心房起搏频率为基础的。

在本例中,心室起搏频率也是 1000ms,而逸搏间期(感知事件到下一个起搏事件)也是 1000ms。这是非常稳定的节律。

可以用卡尺测出起搏的 AV 间期为 200ms。(卡尺是一个很好的工具,但并没有程控仪标注的准确)。图中无法测出感知的 AV 间期。

测试

1. 在本图中出现了 4 种起搏模式中的几种?

2. 可否得知患者的潜在节律?

3. 基于本图能否进行疑难分析或改变参数?

本图中有 3 种起搏模式存在:AP-VP、AP-VS、AS-VS。AS-VP 起搏模式没有出现。起搏模式的不同可以为患者的诊断及潜在节律提供线索。本图可以看出患者有不同程度的慢频率及传导障碍。

本图仅是患者部分起搏节律的心电图,但如果本图能代表患者一般状态,大部分时候(7 个节律中的 4 个)均为 AP-VP 起搏模式。这说明患者有窦房结功能障碍(心房固有频率较慢)及缓慢的传导。然而,7个节律中有2个可以通过房室结下传至心室,说明房室结间断传导障碍,并不是很严重。

7个节律中还有1个是完全正常的自身心律(AS-VS),这种心律是需要被鼓励的。部分自身心室节律的出现(7个节律中有3个感知的心室事件)说明患者的自身节律与程控的基础频率接近。

因此,对于这类患者,为了鼓励自身心律的出现,可以设定滞后频率。

疑难起搏心电图解析要点

- 测量双腔起搏器的基本频率时,应该测量心房起搏间期而不是心室,因为双腔起搏器的基本起搏频率是以心房起搏频率为基础的。
- 通过分析DDD起搏器的4种不同起搏模式,我们可以得知患者的潜在节律并程控相关参数。
- 当患者有不同程度的自身心律出现时,应该设定滞后频率,鼓励自身心律的出现。

第三十节
更多的疑难起搏心电图解析

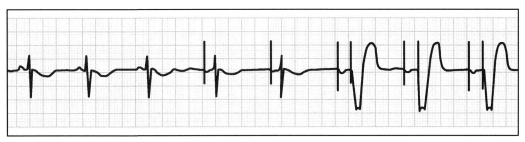

图 30.1

双腔起搏器的起搏模式由 AS-VS 变为 AP-VS，继而变为 AP-VP。可以看出心房、心室起搏功能正常（起搏与感知的心房事件的图形各不相同）。

心房感知功能看起来也是正常的。当出现自身心房事件时，抑制了心房起搏脉冲的发放。用卡尺可以测出心房起搏间期（AP-AP），第 1 个心房起搏事件与自身心房事件(AS-VP)间期是在心房起搏间期之内。这说明心房感知功能正常。

自身心室事件的出现也抑制了心室起搏的输出，说明心室感知功能正常。

从本图中很难看出患者本来的心律。自身心律的出现说明患者仅有部分程度的房室传导功能，但心房频率并不稳定，并且在心房除极后心室并没有随之除极。虽然这份心电图没有给我们提供更多信息（仅有 7 个节律，AS-VS、AP-VS、AP-VP），无法得知患者的真实心律，但可以明确起搏器对于患者是必需的。

这份图说明了什么？

测试

1. 可以明确这份心电图完全正常吗？

2. 为什么有的基线是稳定的，有些则不是呢？

3. 你能为该患者进行参数的调整吗？如果可以，该如何调整？

该图与本书中其他图例一样有一些人为的因素，让我们仅有极少的信息去分析处理。在临床中，我们可以记录更长的心电图以便获取更多的信息。但基于以上信息，我们可以得知起搏与感知功能是正常的。

无论何时，当你在分析起搏心电图时，一定尽可能多地获取信息。在双腔起搏心电图中，你必须知道心房及心室的起搏及感知功能。本图中提示起搏频率正常，无特殊，这说明起搏器工作是正常的。

本图的基线较其他图似乎不太稳定，

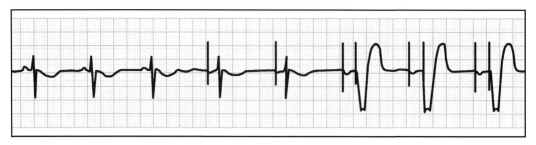

图 30.2

这可能与打印时心电图机及走纸方式有关。

　　疑难排除通常包括处理问题，本图从表面看似乎没有问题存在。但在临床中，即使心电图完全正常，仍需测试心房及心室的起搏及感知功能。阈值测试包括测试起搏器起搏功能。单腔起搏器最好的测试方式是提高基本频率。逐渐延长起搏基本频率，每次10次/分，让患者知道你正在调整参数。双腔起搏器测试时逐渐提高心房频率比提高心室频率要好，测心室阈值时可以缩短AV间期，这时不需要逐渐缩短，只需将AV间期缩短至120ms或130ms使心室起搏即可。

　　进行感知测试时，需要显露自身心律。单腔起搏器或双腔起搏器的心房通道，仅需降低起搏频率。每次降低10次/分，观察患者的心率变化。如果降低至30次/分或40次/分仍未出现自身频率，则停止测试。

　　心室感知测试时，最好的方法是延长AV间期。暂时将AV间期延长至300ms甚至更长，通常自身心室节律便会出现。

更多的疑难起搏心电图解析要点

- 心电图机故障及不能正常工作将会影响基线稳定，可能出现震荡的基线或伪差。这时，你需要仔细检查心电图是记录真实的心脏事件，还是因为伪差的存在。
- 注意这些问题：频率、起搏功能、感知功能及潜在节律。
- 当感知的图形与起搏的图形很相似时，这时并不可靠。事实上，现代的起搏器已经开始模仿生理性起搏产生的图形。
- 尽管一小部分起搏心电图可以看出起搏状态及潜在的节律，但是仍需要从小片段中找出是否有问题。

- 尽可能多地获取信息，即使有证据表明未见到异常时也需要谨慎地进行起搏及感知功能的测试。
- 测试感知时，自身心律必须显现出来。单腔起搏器或双腔起搏器的心房感知测试时，仅需每次降低10次/分起搏频率(不要低于30次/分或40次/分)。双腔起搏器心室感知测试时，最好的方法是延长AV间期至300ms，甚至更长。
- 阈值测试时，必须完全起搏。单腔起搏器或双腔起搏器的心房阈值测试时，逐渐升高起搏频率每次10次/分，并观察患者情况。双腔起搏器心室阈值测试时，可将AV间期暂时缩短为120ms。

31 第三十一节
自动阈值夺获

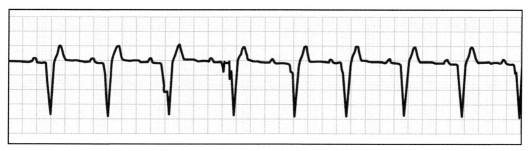

图 31.1

本图为起搏心电图,自身心房事件后跟随心室起搏,均为 1:1 房室传导。心室起搏信号非常小, 几乎看不见。但在第 3、4 和 5 个心室起搏图形上可以看到切迹,在有些图形前似乎能看到起搏信号。你如何看待这些?

之所以认为本图为起搏心电图,是因为其他图形与有起搏信号的图形完全符合。这些图形清楚地显示出心室起搏的类型与起源点一致。因此,它们似乎均为起搏的图形。

然而,观察起搏频率可以得到其他信息。通常,我们可以通过测量心房起搏间期,但本图中没有心房起搏信号。测量心室起搏间期(VP-VP)为 840ms,即 70 次/分。这个间期在本图中可能存在 2 个例外情况。

第 1 个例外出现在第 4 个波形。起搏信号在正常时间出现,但第 5 个心室起搏事件的间期与前一个起搏事件及起搏信号均不符,而是与另一个起搏信号引起的心室起搏事件相符合。

另一个问题出现在第 5 个波形,自身心房事件出现后,感知的 AV 间期延长了。发生什么情况了?

基于起搏图形及起搏信号,本图基本为 AS-VP 模式。但第 4 及第 5 个图形似乎有异常。我们找出问题所在前需要清楚剩余的事件是如何正常工作的,这似乎是起搏器的某种特殊功能或起搏规律。

第 4 个心室起搏信号出现后并没有夺获心室,紧接着出现第 2 个心室起搏信号并成功夺获心室。这是一份特殊起搏心电图,它是正常还是异常?

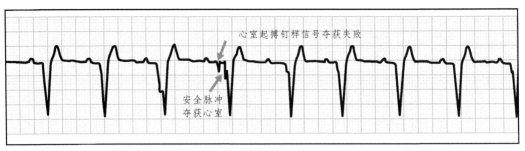

图 31.2

测试

1. 心房起搏及感知功能正常吗？

2. 心室起搏及感知功能正常吗？

3. 为什么连续出现 2 次心室起搏信号，是只起搏了同一个心室吗？

4. 这 2 个起搏信号都有意义吗？

5. 为什么感知 AV 间期突然延长了？

6. 你如何进行疑难排除？

不管你遇到多么复杂的起搏心电图，都离不开对基础知识的掌握。首先，本图中没有心房起搏信号，所以应该测试心房的阈值及感知。

房室 1:1 传导及心房的自身事件抑制心房起搏，说明心房感知功能正常。这也可以确定是双腔起搏器（因为心室的激动都是在"看到"心房事件后出现的）。

除了第 4 个事件外，其余心室起搏功能均正常。基于起搏频率，第 4 个波群中的第 1 个起搏信号是正常的（但未能夺获心室），它跟随自身心房事件出现。第 2 个心室输出脉冲紧跟着第 1 个失败的心室脉冲后，成功夺获心室，它的能量较第 1 个更高。

如果你觉得疑惑，不用担心，有很多临床医师在看到 2 个心室起搏信号且第 1 个失败，第 2 个成功夺获时都会不知所

措。本图是一个具有自动阈值夺获功能起搏器患者的心电图。其基本原则是 1 跳转换。当 1 个心室输出夺获心室失败后，起搏器会立即用之前能稳定起搏心室的电压重新起搏心室。

目前有很多自动阈值夺获的原则，这些从起搏心电图中都能看出。最能说明问题的是有一对心室起搏信号，一个失败，一个成功。自动阈值夺获是用一个较低的脉冲起搏心脏，如果失败了，起搏器自动升高输出能量重新起搏心室。

本图中可以明确得知自动阈值夺获功能正在工作，该功能可以使输出能量降低（这样可以节约电池寿命，延长使用年限），同时也保证第 2 个脉冲的安全电压。

起搏阈值（能使心脏除极的最小输出能量）不是恒定不变的，会随时改变。有时，起搏阈值会突然发生改变，使之前能稳定夺获的能量不能再夺获心脏。这就是本图中为什么会有突然失夺获的情况。这时其后的输出脉冲会以更高的能量起搏，从而保证安全起搏心脏。

本图中还有一处令人困扰的地方：为什么第 5 跳感知的 AV 间期突然延长了？第一个可能是只有当自动阈值夺获开启并启动后一个心室起搏时才会延长 AV 间期，这也是自动阈值夺获的一个原则。自

动阈值夺获为保证后一个心室起搏能够安全起搏,会自动延长 AV 间期,这是"避免融合波出现"的原则。但这都是暂时性且自动的。在第 6 跳中 AV 间期恢复之前的间期。

当面对这种异常心电图时,有时并不能自己解决。除了同事一起分析外,还需求助起搏器公司的工程师等。所有的起搏器大公司均会提供服务,描述本图或将其传真至公司,会很快得到答复。

本图是正常的心电图,设置也是合适的。

自动阈值夺获要点

- 当处理异常的或疑难的心电图时,可将模式改为常规的,再分析各自的起搏及感知功能,检查基本频率,发现异常事件。
- 双极起搏的起搏信号是很难看出的。
- 自动阈值夺获是自动测试心室阈值,如果前一个脉冲失夺获,会自动启动下一个安全脉冲保证夺获。
- 自动阈值夺获的益处是使起搏器在保证完全夺获心室的基础上使用更少的能量输出,减少电池消耗,延长起搏器寿命。
- 典型的自动阈值夺获在心电图中的表现是一个心室脉冲没有夺获心室后紧跟一个心室起搏事件。
- 自动阈值夺获之后的 AV 间期会突然延长,这是为了避免融合波的出现。
- 当你遇到起搏器特殊功能或困扰的心电图时,起搏器公司会提供电话服务帮助解决问题。还有一个好处就是可以咨询人工服务。
- 当你处理起搏器问题时,可以通过电话询问,即使你不认识工程师,也可以拨打人工服务专线或浏览网站。

32 第三十二节
起搏阈值测试

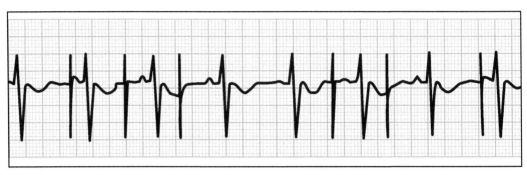

图 32.1

　　这是一幅置入单腔起搏器的儿科患者起搏心电图。有时候,儿童,甚至婴儿需要置入起搏器。在对一个儿科患者起搏心电图进行评估前,临床医师首先应该考虑到一个问题:正常儿童的心率要比成年人快。因此,在为儿童患者设置起搏器参数时,经常将基础起搏心率设置为 90 次/分,甚至更高。

　　当阅读起搏器心电图时,我们需明确起搏器工作模式。该患者置入单腔起搏器,因此我们仅需评价心室感知和心室夺获功能。心电图上大的"钉状"图形(起搏信号)提示起搏器发出起搏脉冲,但这些起搏脉冲没有夺获心室。我们没有在此图中发现一个起搏钉样信号后紧跟着一个心室除极波形。这提示起搏器起搏功能不良。

　　然而,从心电图上可以发现一些自主室性激动。对这些自主心室激动进行测量,可以发现该患者存在相对稳定的室性心

律,RR 间期约为 820ms, 心率约 73 次/分。这个心率对成年人适宜,但对儿童来说却过于缓慢。

　　在这份心电图上,我们测量了起搏钉样信号间距为 640ms(大约 94 次/分)。该起搏器设置为适合儿童的心率起搏心室,但却无法夺获,患者不得不依赖于自身缓慢的心室逸搏心律。

　　心室感知功能如何呢?为了评价心室感知功能,需要明确心室起搏间期(相邻钉状信号间距离),检测逸搏间期(感知心室自身事件至相邻起搏钉样信号的距离)是否等于或小于心室起搏间期。也就是说,如果起搏器感知到自身心律,是否能抑制起搏器脉冲的发放?感知心室自身事件至相邻起搏钉样信号的距离应与心室起搏间期一致。在这份心电图上,部分图形(中间部分)遵从以上规律。

　　这 两 个 波 形 系 完 全 自 主 事 件 (AS-

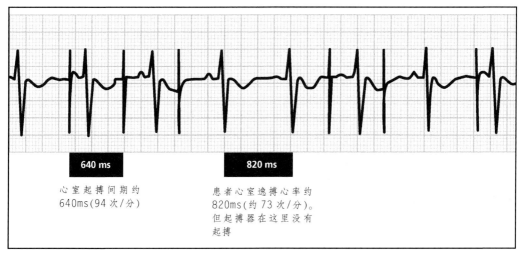

心室起搏间期约
640ms(94次/分)

患者心室逸搏心率约
820ms(约73次/分)。
但起搏器在这里没有
起搏

图 32.2

VS),频率等于心室逸搏频率。如果该起搏器感知功能良好,第一个心室自主事件应该被起搏器感知,继而开启起搏间期,下一个心室起搏应在 640ms 后出现。但是这个现象却没有发生,这也意味着存在一些其他的事件抑制了起搏器脉冲的发放,也就是说起搏器错误地感知到了实际上不存在的事件(过感知)。同时有些部位显示感知不良,因此,起搏器同时有过感知和感知不良的问题。

测试

1. 如何描述患者的自主心律?
2. 如何检测失夺获?
3. 如何检测感知功能异常?

并非所有的起搏心电图都能明确显示出患者的自主心律,但是目前这个图形可以。该患者为心室逸搏心律,73 次/分。如果没有起搏器起搏,心脏将按这个频率跳动。显然,这个频率对于一个儿科患者过慢。

然而,如果患者的自主逸搏心律非常缓慢、不稳定或者根本就不存在,起搏器失夺获将是一个灾难性的故障。对于起搏

器依赖的患者,即使一段非常短时间的失夺获也可引起非常严重的症状。但在起搏器依赖定义方面,并未形成专家共识,事实上大部分起搏器患者如果发生起搏器失夺获,不论时间长短,都会感觉非常难受。

如果程控的频率适合患者需求,则不会发生失夺获。

检测夺获功能最好的方式是进行阈值测试(也可以称为起搏测试或起搏阈值测试),通过计算机程序可使其实现全自动或半自动化测试。基本上讲,这些检测都是采用逐渐降低输出的方案,以较高的输出开始,逐步小幅度降低,直到失夺获,然后再重新升高输出至恢复夺获,从而提供起搏阈值和推荐安全范围。一般来说,起搏电压的安全范围是阈值的 2~3 倍。比如,一个患者心室起搏阈值为 1.5V,那么比较好的脉冲输出应是 3.0V（2×1.5）或 4.5V（3×1.5）。

然而,有时为了绝对保证夺获,可将输出设置为相对较高的值。如果这是唯一的选择,那也只能这么做。因为对于起搏器来说,没有什么比夺获更重要的了。

起搏阈值较高或不稳定的患者可从

自动夺获算法获益(见第三十一节)。这种算法实时检测每一次脉冲是否夺获，如果出现一次失夺获，立即发放更高能量的备用安全起搏脉冲。这种系统有 2 个优势：首先，相对于持续设置为高强度输出脉冲，它更省电；其次，由于有备用脉冲的安全设置，患者绝不会"失去任何一次心跳"。

如果患者的起搏器具有自动夺获算法功能，那么打开这种设置非常有好处。但并不是所有的起搏器都有这种功能。但如果有，临床医师一定要充分利用。

如果夺获故障与起搏器的输出设置无关，那会是什么原因呢？其他原因引起的失夺获非常罕见。可能的原因有：

1. 电极故障（如果怀疑电极有问题，需进行胸部 X 线检查）。电极可能脱位或者从脉冲发生器中脱落出来。这种情况几乎不会发生在长期应用的装置中，但在装置置入的急性期有可能发生。另外，电极也有可能被损坏，这在装置的长期应用和急性期都有可能发生。

2. 起搏器部件有时也可能存在故障。如果排除了其他原因导致的失夺获，可以拨打起搏器厂商的技术服务热线。

这份心电图也显示起搏器存在不适当的感知。通过程控仪检测起搏器感知阈值，据此程控起搏器的敏感度。由于该患者起搏器存在过感知（感知到不存在的事件），也就是说起搏器太敏感了。但该患者起搏器同时存在感知不良的问题。同时出现起搏器过感知和感知不良是非常罕见的。

大多感知故障通过调整感知设置可得以解决，但对于非起搏器敏感度设置引起的感知故障，又该如何处理呢？有些感知问题是由电极或起搏器部件故障引起的。如果电极脱位或出现肉眼可见的损坏，可进行胸部 X 线检查。如果怀疑起搏器部件障碍，可拨打起搏器厂商的技术服务热线。

这幅图同时有夺获和感知的异常，可能是由电极故障引起的。

起搏阈值测试要点

- 小儿患者也可以置入起搏器。与成人起搏器相同，但需要设置更高的基础起搏频率。

- 阅读起搏心电图时，要系统地分析，观察夺获、感知和心率。医师常倾向于专注于某部分异常图形，而不去系统分析整幅心电图。

- 要检测任何故障，首先检测最可能的原因。大部分夺获故障是由输出脉冲不足引起的。因此，要经常进行起搏阈值的检测，仔细观察起搏器设置的输出参数(脉冲振幅和脉冲宽度)。

- 感知故障最可能的原因是敏感度的设置。通过检测感知阈值，适当程控感知范围。

- 感知和夺获异常的罕见原因包括电极故障或起搏器部件故障，后者更为罕见。这些原因都很少见，因此要先排除常见原因，然后再考虑这些罕见原因。

- 电极故障相当罕见，但是如果发生电极异常(同时影响感知和夺获)，大部分发生在起搏器置入后的急性期。对于已经长期应用(而且之前良好运作)的起搏器电极突然发生异常非常罕见。

- 如果起搏器感知和夺获功能同时出现故障，要检测起搏电极。

深度解析:起搏装置故障检修指南

阅读起搏心电图需同时注意检测起搏器装置故障,这常令临床医师畏惧。的确,一些故障检修会发现很有挑战性和罕见的病例,有时可能只是你从同事中听来的"英勇故事"。但是很多故障检修更像是"碰运气",也就是说发现最可能的问题和有效的解决方法。

目前,临床医师处理起搏器故障时遇到的两个最大难题是起搏器夺获和感知。这些不仅是最常见的问题,也是最严重的问题,因为装置不合适地感知和起搏无法提供可靠的起搏支持。

夺获

最严重的夺获问题是在心电图上连续发生失夺获。如果患者存在自身心律,则不会引起严重症状,但是对于一个起搏器依赖的患者来说,完全失夺获后果非常严重,甚至致命。更常见的是患者出现间歇性失夺获,即不持续夺获。无论你能否在心电图上看到失夺获,其毫无规律,简直就是在"碰运气"。因此,每次起搏器程控应包括夺获阈值测试和起搏器输出设定。置入起搏器的患者可能出现间歇性起搏失夺获,可能没有在心电图上被发现。起搏器患者常需要多次调整输出参数。

起搏阈值(也就是夺获阈值)不是恒定不变的,是波动的,有的患者起搏阈值甚至一天内出现波动。多种因素可以影响起搏阈值,如药物、疾病恶化、年龄、甚至患者是否进食及姿势。由于起搏阈值是变化的,因此起搏测试中获得的阈值不能被假定为平均值。相反,临床医师慎之又慎,把它看做是最低起搏阈值。据此设置 2:1 或 3:1 的输出安全范围以提供额外的电脉冲,确保夺获。

笔者是自动夺获算法的忠实粉丝,原因很简单,因为它耗电少,且逐搏检测起搏阈值。目前有许多心室夺获算法,也出现了新的心房夺获算法。这些算法可确保患者安全,延长装置寿命(减少超出实际需求的不必要输出脉冲)。由于许多"夺获问题"通过装置自行调整,使随访更加流畅便捷。

然而,有时失夺获问题不能由简单地调高输出参数解决。电极故障也是导致失夺获的原因。与置入时间较长的系统相比,新置入的装置(急性期)更可能出现电极移位或电极松弛或从脉冲发生器中脱离。这两种情况都可以引起失夺获。

置入时间较长的起搏系统很少出现上述电极故障。通常,电极被固定数周后,电极与心肌接触处心肌纤维化形成,可以永久固定电极。已稳定插入起搏器中的电极不会突然脱出。因此,在置入时间较长的起搏系统中不太可能出现上述故障。但是作为一个临床医师,无法说绝对没有。

然而,如果电极被损坏,新置入和置入时间较长的起搏系统均可出现故障。电极损坏包括电极划痕(绝缘层破坏)或导线损坏(传导中断)。置入时间较长的电极更可能遭受应力腐蚀裂纹或软化。这些问题虽然少见,但的确存在。

如果你怀疑电极问题,最好先行胸部X线检查。如果电极发生损坏,X线可能显示出电极损坏,但从X线片发现这种细节变化需要经验。另外,X线也可能不能发现电极损坏。这种情况下,需要进行故障检测排除其他原因后再考虑电极损坏。

如果怀疑电极故障引起失夺获,可检测电极阻抗。这些可通过从程控仪检测,并且记录在常规程控表中。电极阻抗通常在较大范围内波动,该范围内的阻抗均认为"正常"。例如,许多电极阻抗在300~1200Ω。对于该电极,500Ω的阻抗和1100Ω的阻抗都是"正常的"。

电极损坏欠缺规范说明

如果不知道某个患者正常的电极阻抗范围,可与电极制造商联系核实(使用手册、厂家代表、技术支持热线)阻抗范围。

然而,不要认为仅仅电极阻抗降到正常范围就可以了。阻抗大幅或突然改变也可能表明电极导线出现故障。虽然没有明确的科学证据支持这种观点,但经验提示阻抗突然变化(增加或减少)大于或等于200Ω需要调查原因。这里的"突然"表示最后一次随访后发生的改变。随访期间阻抗小幅变化(如50Ω)并不稀奇,也不意味着出现故障。实际上,每次程控你会发现阻抗波动。如果波动较小,提示电极良好。

感知

当发现感知问题时,最好的方法就是测试感知阈值并重新设定感知。目前大部分感知问题可以通过以下步骤解决。感知调节应谨慎,不要大幅调整感知。如果2mV太敏感,不要认为8mV最合适!的确,设置感知8mV可以解决你目前过度感知的问题,但它常会引起感知不良。

当感知问题持续存在时,应想到也可能是电极导线故障。影响起搏夺获的电极导线问题同样可以影响电极感知。实际上,如果电极导线确实是问题的根源,夺获和感知的问题将同时表现在心电图上。(然而,仅因为感知和夺获问题都出现在同一份心电图上,并不意味着一定是电极导线故障,也可能是感知设定问题和输出过低。)

感知问题也可能由于不恰当程控引起,例如不应期的不恰当程控。心脏可能在收缩,装置也感受到了这一事件,但不应期抑制了装置的反应。心室后心房不应期和心室不应期的不恰当程控也可引起感知故障;可能是由于自行程控时,忽略了一些感知问题。

在检测装置遇到困难时,可以联系起搏器制造商代表。大部分制造商投资大量资金训练专业人员帮助解决这些问题。

其他故障

其他可能遇到的故障包括频率变时和停搏。当遇到不正常的频率活动(即以程控的基础频率以外的其他频率起搏)时,应明确此装置是如何被程控的。这些特点能引起起搏器在程控的基础频率以外的频率起搏:

- 频率滞后(将导致低于基础频率起搏)
- 频率应答(通常将导致高于基础频率起搏)

- 静息频率(低于基础频率起搏)
- 心房跟踪 (仅限于 DDD 及 DDDR 起搏器,跟随快速心房激动,按照房室 1:1 下传比例起搏心室,直至达到设置的最大跟踪频率)

有时候在起搏心电图中突然出现停搏,原因包括:

- 失夺获(起搏器"自认为"起搏,但实际没有起搏)
- 过度感知(起搏器"自认为"心脏搏动,但实际没有心脏搏动)

当怀疑起搏器故障时,注意系统检测。评价起搏器夺获、感知及其频率。检查任何不寻常的情况。分析最可能的原因,努力解决问题,避免出现更多故障。大多数故障可通过上述基本步骤分析处理。

起搏装置故障检修指南深度解析要点

- 故障检测指发现故障,查找原因及找到解决办法。检测需要系统评价,循序渐进,有时也需要碰运气。首先寻找最有可能的原因。
- 起搏器最常见的故障包括失夺获和感知问题(过度感知和感知不良)。感知问题可以持续存在,但更常见为间歇出现。
- 不要因为起搏心电图上没有表现出问题就认为没有潜在故障。临床中在每次起搏器检测中,测试起搏和感知阈值,并检测以下参数如何设定:振幅、脉宽、感知和频率。
- 失夺获最常见的原因是起搏器输出脉冲参数(脉冲振幅和脉宽)设置较低,需要上调。增加脉冲振幅比增加脉宽更有效。
- 感知故障最常见的原因是感知设定不恰当。检测感知阈值,必要时重新设定感知。
- 设置感知时,较低的电压值会使装置更灵敏。相反,较高的电压值使装置灵敏度降低。
- 其他引起起搏和感知异常的原因是电极故障。如果怀疑电极故障,可以行胸部 X 线检查,观察近期电极阻抗值。损坏的电极可能需要更换 (外科手术)。
- 频率波动常令人困惑。如果发现起搏器以程控频率以外的其他频率起搏时,应检测频率应答、频率滞后、静息频率或心房跟踪 (DDD 或 DDDR 模式)等功能是否开启。
- 过感知或失夺获发生时,心电图上可表现为停搏。
- 当怀疑起搏器故障时,应及时与同事商讨或与起搏器制造商代表联系。

34 第三十四节
起搏器腔内电图

图 34.1 为一例近期(<1 年)置入双腔起搏器患者的心房电图。无论从事起搏器随访工作多长时间,你都会遇到腔内电图(IEGM)。从理论和形式上讲,腔内电图类似体表心电图。同体表心电图一样,腔内电图也反映了心脏电活动。体表心电图是通过皮肤获得心脏电活动信息,而腔内电图是通过心脏内部获得电活动信息。腔内电图数据是通过起搏器电极获取。

许多临床医师由于不熟悉腔内电图而感到困惑。腔内电图看似和体表心电图类似,但一旦深入学习便会发现"大不相同"。大部分腔内电图呈现出更加浓缩、微小、紧凑以及混合的电活动。因此,在学习腔内电图时需牢记,很少看到体表心电图记录到的高大电活动。

腔内电图仅能通过起搏器程控仪获得(可以实时获得,也可以从起搏器存储中下载),不会被直观观察记录。临床上接触到的所有腔内电图,均附以详细注释,并在上方标注起搏器信息。

因此,我们的工作有些"虚设"。当然临床工作并不都像起搏器程控。然而,重要的是,需要对心内起搏电图进行独立分析,而不仅仅依靠注释。

腔内电图记录中注释能提供起搏器"看到"的信息及其如何应答的信息。注释能准确反映起搏器如何"思考"和工作。然而,起搏器并不是总是正确的!这正是为什么需要医师独立分析记录图形的原因。大多数情况下,记录图形与注释一致。但有时二者并不一致,这就需要临床医师清楚地认识到:腔内电图记录反映的是心电工作情况,而注释更多时候反映的是起搏器"想什么"或"做什么"。

腔内电图记录多附有注释,在第一次训练中我们删除了注释。腔内电图相当于起搏器对特殊事件的快照记录。记录图正中最长的纵线作为一个"事件触发标志"。此纵线后发生的事件能以腔内图形式记录并储存下来。其中,纵线左侧的腔内图被称为"触发前活动",记录引起触发事件的心电活动;触发后事件为触发后发生的心电活动。多数情况下,触发前心电活动对临床医师更有价值。

分析腔内电图还需了解心腔特征。这份腔内电图是心房电腔内图(注释中说明,下一章节中将详述)。记录信息源于双腔起搏器心房电极。双腔起搏器也会记录心室电活动。许多起搏器能同时记录心房和心室的电活动(分别来自每个心腔两个电极导线同时进行记录),而部分起搏器能将来自两个心腔的心房和心室电活动信息融合,形成一个记录。需要提前对起搏器程控设置描记心电记录。例如,程控起搏器记录心房电活动,但在同一份腔内图,不能同时记录心室电活动。

此例患者,我们常规记录双腔起搏器的心房电活动。

使用触发信号系统分析此心电图。首先寻找恰当的夺获和感知。第一次看,你或许很难发现起搏信号。腔内电图即使是单

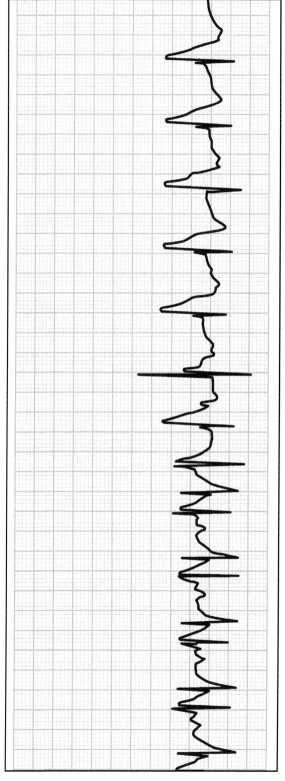

图 34.1

极信号，起搏钉样信号也常呈现一个较小的突起。

分析触发事件后的电图记录，这些波形均为真正心房起搏图形，并下传至心室。这是心房电活动腔内图，因此其记录到的心房电活动图形比体表心电图明显增大，心房电图如同心室电图高大(并非所有患者均如此；只是心房电描记波形较心室电图和体表心电图高大，能更好地反映心房电活动。)腔内图上高大纵线反映心房脉冲发放，直立向上的错折图形即为心房起搏，并向心室下传产生心跳。

这些心房腔内图形不平滑地回降到基线水平。在降支下 1/3 处可见凹陷或切迹，提示感知到心室事件。因此，在腔内电图记录中，可见心房起搏并下传心室(AP-VS)。

牢记这个典型的心房起搏/心室感知心电图，在触发标识前的图形也呈现心房起搏/心室感知。

触发标识后心电记录，可见 QRS 波中有突起。如果这是体表心电图记录，这些突起被认为是快速心房电活动或干扰。然而，在心房腔内电图中，它们提示为噪声干扰。心房电活动呈现较大波幅。这些突起图形可能是心室远场噪声干扰、肌电活动或人工干扰(占多数)或电波信号。

观察该图中的触发信号前记录，分析紧邻触发信号波形，呈现较宽波形，波峰有切迹。之前 2 个心电活动也呈现相似图形。再前 2 个心电活动也是如此。在这些有切迹的波群间，可见窄的、高大、无切迹的图形。因此，该腔内电图包含带切迹及不带切迹的两种心电波形。

图中还可见 4 个负向的"突起"，类似常见的 P 波。这些负向的图形实际上是心室起搏信号。紧随其后高大宽的波形是心室起搏电图。此后窄的波群是心房起搏电图。

因此，图中表现一系列图形为心室起搏

信号、心室除极波形、心房起搏信号和心房除极波形。这是典型的 AP-VP 顺序起搏。

再进一步分析，图中心房感知是否恰当？答案是不肯定。因为图中仅表现出心房起搏。图中是否有心房夺获？答案是肯定的，图中心房起搏信号后紧跟着心房去极化图形。

图中心室感知是否恰当？答案是肯定的，因为自身的心室电活动抑制了心室的输出脉冲。图中心室夺获是否恰当？心室起搏信号后紧跟着心室去极化图形。需要注意在触发前电活动部分，起搏信号和去极化信号间有延迟，但该间期(1s)与描记记录设置有关。

下面将介绍腔内电图记录原理。当起搏脉冲信号发放，起搏器会立即做出反应，在心电腔内图上显示出钉样信号作为起搏标志。在除极开始后，起搏器感知到事件并记录相应波形。由于信号从心室到心房电极传导距离长于心室到心室电极，因此在心房电图记录中，从心室输出脉冲到心室除极收缩之间存在一个很短的滞后。

如何分析起搏频率呢？在触发后心电记录中，连续心室起搏，可以方便和容易测量起搏间期。同样在触发前心电记录汇总，也有相同的起搏间期。起搏间期 640ms(94 次/分)，频率偏快。

测试

1. 心脏起搏频率增快的原因有哪些？是否存在恰当的理由对此进行解释？

2. 触发前心电活动如何引起触发事件？

3. 这样的触发合理吗？

这个更像临床常见心电图(注意图中圈出部分和注释)。在心电记录顶部有提示信息。腔内电图中左下方标有 Atip-Aring,代表心房远端电极到心房环状电极间的心电信息。在分析腔内电图前，首先需

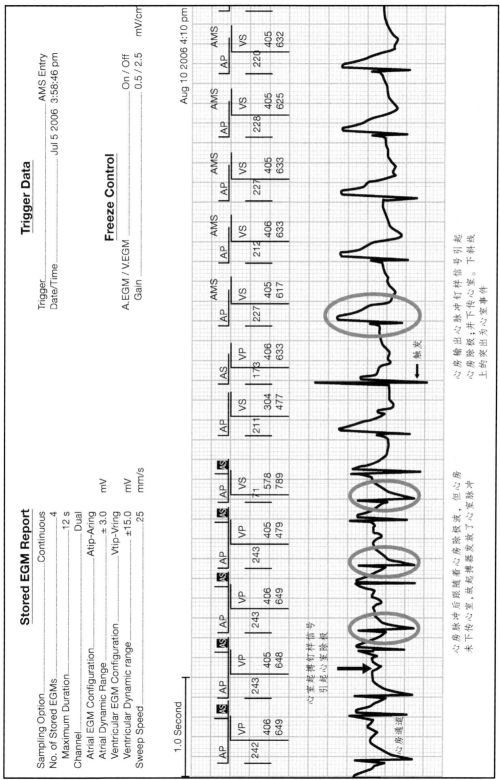

图 34.2

要明确记录类型,心房电图和心室电图图形完全不同!

此外,可供下载的腔内电图类型取决于起搏器程控设置。如果不设置特定的触发模式或特定的腔内电图类型,则不被记录保存。因此,需提前考虑患者所需的腔内图类型,并且认真程控设置。我们总试图程控所有设置,存储所有信息,但这需要占用起搏器内存。如果设置过多触发模式,就会超过起搏器存储能力。这种情况下,起搏器将"覆盖"旧的数据(称为"连续记录",即旧数据被新数据覆盖),或当存满数据后停止录入信息(称为"冻结")。圣犹大医疗公司引入了新的理念:对起搏器存储数据分级排序,以保证首先确保记录优先级别高的心电事件,而不重要的心电事件在起搏器存满数据后会被新数据"覆盖"。

更好的处理方式是,起搏器提示触发信息。由于我们不能从现有记录中明确未来发生什么,故暂不采用这项技术。以上技术信息仅用于确认验证,不用于系统分析。

首先,观察起搏频率(90 次/分)。该患者固有频率(窦速、房速或运动后心房频率)未达 90 次/分。该患者起搏频率为 90 次/分。

虽然未在图上方注明信息,但首先应考虑该起搏器为频率应答模式。该患者当时应该处于运动状态,传感器频率达 90 次/分。这并非一个特殊的高传感器频率,这个频率对许多患者日常活动是合适的,如做家务、上楼、散步等等。程控起搏器参数证实该起搏器为频率应答型。因此,该起搏频率是合理的。

下面介绍起搏器是如何决定起搏频率的。在触发事件前,所有心房起搏电活动被正确注释,标记为起搏事件。心室输出脉冲(钉样信号)被标记为 VP,也是合理的。但在心室输出脉冲之后,紧随的心

室除极在心房不应期内被标记为 AS。

这意味着起搏器将心室起搏活动"认作"心房自身电活动(非起搏)!

这种现象在双腔起搏器中常见。事实上,该现象被称之为感知远场 R 波。心室通道电活动(有时为起搏信号)会产生远场 R 波,被心房感知,并被错误地"认为"是心房自身事件。

如图所示,该患者为 1:1 房室同步(1 个心房事件,1 个心室事件),起搏器"认为"每 2 个心房事件和 1 个心室事件同步。换言之,起搏器识别到双倍的心房事件(起搏频率达 180 次/分)。这种情况下任何电活动将被错误识别,导致双倍计数。双倍计数将导致起搏器做出错误反应。

起搏器误认为存在的高频率心房自身活动,引起模式转换,并触发心电记录。但这是个错误的模式转换!仔细观察,你会发现自动模式转换后,起搏频率没有下降。

问题在于起搏器将心室电活动误认为心房电活动。处理故障首先检测心房感知,可能是心房电极过度敏感。有时调低心房感知可减少远场 R 波感知,但也不竟如此。(有时调低心房感知是不合理的!因为程控设置合适的心房感知阈值,仍可能感知远场信号。)

另一个解决策略是下调心室输出脉冲。测试心室夺获,避免设置过高的心室输出。在保证安全前提下,减少输出脉冲,则可能减少远场 R 波感知。因此,合理程控心室输出可能修复故障。

下一步该怎么办?某些情况下,远场 R 波发生是由于心房/心室电极靠近体表。尽管这是个艰难的选择,但电极重置可能是纠正难治性远场 R 波感知的有效方法。

这是一个新的心房双极电极,心房远端电极和环电极之间间距 1.1mm。由于心房电极感知信号的"天线瘦身",可显著减

少远场 R 波感知。如果重置电极,则要调整电极位置或替换这种新型心房电极。

最后,若仔细观察腔内图的事件触发前电活动，会发现注释显示 AS 后紧跟AP。心房感知信号后紧跟心房起搏信号是提示心房感知异常吗？

答案是不一定的。在任何心室电活动之后,起搏器会自动开启心室后心房不应期(PVARP)。典型 PVARP 设置为 250ms,但是可程控的。在 PVARP 期间,心房电极对心房活动不反应(处于不应期)。测量其间距 250ms，确定这些感知到的心房电活动均落在 PVARP 内。这意味着起搏器对这些心房电活动不会作出任何应答。

不要认为发生在 PVARP 内的心房感知事件不会被记录，它也是可以记录的！在 PVARP 期间,起搏器仍能"看到"心房感知事件,并将其记录为合理的心房电活动;只是不对其做出应答,也不能抑制下一个心房输出脉冲的发放。

事实上,PVARP 循环被分成两部分：起始部分为心室后心房空白期(PVAB)。在 PVAB 期间,起搏器无法识别任何心房电活动,任何 PVAB 内的心房电活动均不能被识别、记录和应答。一旦 PVAB 结束,起搏器就开始识别和记录心房电活动,尽管不对其作出应答。

这份腔内电图记录了自动模式转换。然而,经过认真分析,起搏器对远场信号过感知,发生不合理的模式转换是显然的。

该模式由 DDDR 转换为 DDIR，可以解释出现心房起搏。许多旧的起搏器模式转换为 VVIR，但目前起搏器更常见的是心房跟踪(而非心房起搏)关闭,因此,模式转换为 DDI 或 DDIR。

起搏器腔内电图要点

- 腔内电图(EGM)是心脏电活动的内在反应。它们与体表心电图类似，但通过起搏器电极导线获取，形态上表现为更紧凑、更小的图形。
- 根据程控参数不同,EGM 可以是心房的、心室的,或是两者都有,甚至是融合的。可以通过程控起搏器记录不同类型的电图。
- 可以实时记录 EGM 或存储在内存中供下载分析。需要特殊触发因素来激活事件记录。触发事件可以是自动的(器械默认设置)、可程控的或二者复合的。典型的触发事件有室性早搏(PVC)、快速心房事件、室性心动过速、模式转换开启或关闭。
- 在心房电图上，心房电图可以与心室电图等大，甚至超过心室电图。
- 与体表心电图上典型起搏脉冲形态不同,EGM 上的脉冲更多表现为小的突起。
- 在分析带有标记的 EGM 或任何带标记的心律条图时，永远不要单独依赖标记内容，一定要独立分析图形。如果标记与图形不符，应根据图形判断心脏电活动。
- 发生在 PVARP 里的心房事件可以被感知并计数，但是起搏器不对其作出反应。而发生在 PVARP 中 PVAB 部分的心房事件是不能被感知的。
- 这个特殊例子显示了一次患者无法察觉的不恰当模式转换。因此,对起搏心电图及腔内图的完全掌握可以帮助医师在出现症状前解决问题。

35

第三十五节
程控仪电图（腔内电图及体表心电图）

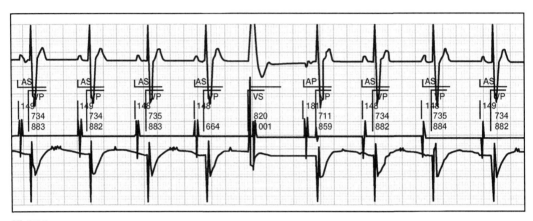

图 35.1

　　该图是双腔起搏器心电图。上图为心房电图，下图为心室电图。多数双腔起搏器可以程控为这种双通道记录模式，但是需要较大记录存储空间。然而，这种图形可以提供最全面心脏事件数据。这条图形存储在起搏器内存中，所以肯定是某种事件触发了记录。

　　在这份条图中，事件标记位于两个通道之间。虽然标记是有用的，但是依据记录的图形分析心脏的真实发生的事件很重要，标记仅仅报告起搏器做出的判断。

　　通常，心房通道上心房事件较高大（上图），心室通道上的心室波形较高大（下图）。事实上，在心室通道条图上很难看到心房电图，这并不是什么问题，因为我们有上面的心房电图作为补充。

　　该条图上心房感知是正确的。在心房电图上，我们可以看到明确的心房感知事件。向下看心室条图，在心室通道上你会发现同样的呈垂线样的心房感知事件。心房感知功能看似正常，因为感知事件抑制了心房脉冲的发出。

　　这份条图上只有一次心房起搏事件，在最上方的图上呈倒立 P 波。这里的起搏脉冲看不清楚（体表图上常常不易看到起搏脉冲），但是与心房起搏（AP）标记成固定关系的不同形态的 P 波提示是心房起搏引起了心房除极。这是心房起搏功能正常的证据。

　　心室通道上多数是心室起搏事件。下方条图上有明显高大的心室起搏脉冲，带有心室起搏（VP）标记。随后的心室除极是心室夺获的证据。

　　这里只有一次心室感知事件，发生在条图中部。心室感知是正常的，因为感知事件抑制了一次心室起搏的发放。

　　除了一个例外，相邻心室起搏脉冲间期为 880ms（约 68 次/分）。心室感知后的 880ms 处本应该有一次心室起搏事件。然而，这次心室感知事件到下一次心室起搏的间期为1000ms。这显然慢于程控的下限频率。

另外，在长间歇之后，虽然患者有稳定的自身心房律，起搏器还是起搏了心房。

正是条图上的这一"怪异心跳"触发了事件记录。

测试

1. 条图中部的心室事件(VS标记)有什么异常吗?

2. 什么情况会使起搏器产生长间歇?

3. 起搏器功能正常吗?

4. 你怎么诊断这种情况? 如何处理?

在EGM上圈出的事件是室性早搏事件(PVC)，而不是普通的心室感知事件。有的程控仪器甚至直接标记为PVC（或PVE,premature vemtricular event），而不是VS。起搏器对PVC的定义是任何两个相邻室性事件间没有心房事件。由于这条图的开始部分具有稳定的1:1房室同步，突然出现的室性事件前没有心房事件导致起搏器认为这是一个室性早搏。

PVC并不少见，可见于起搏的或非起搏的心电图，甚至健康人。如果室性早搏

特别多，可能导致问题，而偶发室性早搏不是治疗指征。然而，在起搏器患者，突发室性早搏可能导致起搏器介导的心动过速。因此，很多起搏器具有针对室性早搏管理的特别算法。

该起搏器对室性早搏的反应是延长PVARP。室性早搏发生的那个心动周期，PVARP自动延长到480ms。PVARP包括两个时相:心室后心房空白期(PVAB,该起搏器为150ms)及相对不应期(RRP)，该起搏器RRP为330ms。图35.3展示的是PVAB和RRP(浅色条图为PVAB,深色的是RRP)。

通常PVARP约为250ms，包括PVAB和RRP。如果PVC特殊算法程控为开启，那么PVC后就会发生PVARP自动延长。

PVAB期间起搏器既不能感知也不能对心房事件反应。在相对不应期内，尽管感知器可看到P波并对其进行计数，但并不对看到的P波作出反应。PVARP自动延长的原因是为了 "忽视"PVC经房室结逆传激动心房的逆传P波，进而避免起搏器介导性心动过速的发生。

如果在相对不应期感知到自身P波，

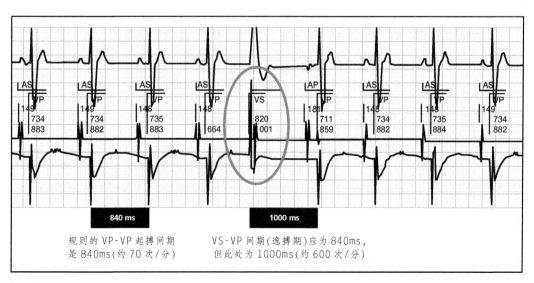

规则的VP-VP起搏间期
是840ms(约70次/分)

VS-VP间期(逸搏期)应为840ms,
但此处为1000ms(约600次/分)

图35.2

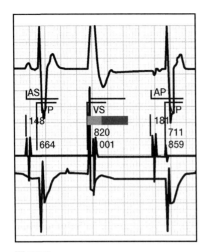

图 35.3

可设置为自动起搏心房模式,即起搏器不对相对不应期内出现的自身 P 波作出反应,但是该心房事件将启动一次自动心房起搏。在该特殊病例中,在 PVARP 的相对不应期内将感知不到任何心房事件。

当延长的 PVARP 结束时,感知器进入心房警觉期。如果警觉期内无自身心房事件出现,起搏器将起搏心房,并触发起搏 AV 间期。

虽然该模式可在 PVC 事件后 (仅在 PVARP 的相对不应期内感知到心房事件时) 自动起搏心房或自动延长 PVARP,但在该病例中并没有出现。心房起搏事件的发生是因为 PVARP 及其后心房警觉期的结束。

如果您在程控随访单或程控界面看到 PVC 选项被打开,那么该病例的 EGM 是起搏器的正常行为。即使不能确定是否为 PVC 选项,也可能是其他的特殊起搏功能。该病例并没有出现任何起搏故障。

需要指出的是,如果 PVC 不是频繁发生,并不需要过分担心。对于已明确的、容易发生起搏器介导性心动过速的患者,频发室性早搏相对比较严重,因为 PVC 可发生在起搏器介导性心动过速(PMT)患者。大多数起搏器均可提供 PVC 的诊断报告(自上次随访至今),报告内容包括 PVC 的绝对计数或相对百分比。

程控仪电图要点

- 起搏器定义的 PVC 是指连续的两次心室事件 (第 2 次事件为自身感知),并且两者之间无心房事件。
- 一些起搏器的 EGM 可将 PVC 标注出来,但有的起搏器虽然对 PVC 进行计数,但仅将其标注为 VS。
- PVC 只要发作不频繁,其本身的危害相对较小,但对于某些置入起搏器的患者来说,PVC 可触发起搏器介导性心动过速,引起患者的不适。
- 大多数起搏器可提供针对 PVC 的自动处理功能。当看到 PVC 后出现不符合常规的起搏事件或间期时,应怀疑是否开启了 PVC 选项。

- 目前不同品牌或同一品牌的不同型号的起搏器具有不同的 PVC 处理功能。当对程控患者的 PVC 处理功能存在疑问时,应访问制造商网站或咨询厂家的技术支持。
- 在本例中,PVC 后起搏器自动延长 PVARP,以此"过滤"紧随 PVC 后的逆传 P 波,避免起搏器介导性心动过速的发生。当 PVARP 结束后,开始启动心房的警觉期。
- 但是,当相对不应期或 PVARP 的后半部分出现心房事件时,起搏器将自动起搏心房。

36

第三十六节
储存的腔内电图

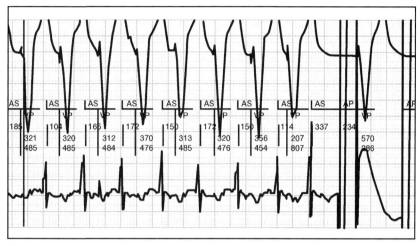

图 36.1

临床上,通常在事件发生之后才进行腔内电图的下载。在本例中,1 例 DDDR 起搏器自动记录了 PMT 的发作,PMT 即起搏器介导性心动过速。在上述电图中,可见 PMT 在电图记录的起始已经发生。

PMT 是一种起搏器参与的特殊类型的心动过速,是由起搏器、心室、心房共同构成一个折返环路而形成的心动过速。事实上,PMT 中的心房事件是由心室逆传所致,因此它被称为逆传 P 波。对起搏器来说,当出现 VP-AS 关系固定、周期为 666ms(90 次/分)的心动过速时,即诊断为 PMT。PMT 的频率应快于基础起搏频率,

一般 PMT 频率为 90 次/分,但可因具体程控参数不同而不同;VP-AS 的关系应非常稳定,VP-AS 间期的变化不应超过 16ms。

当起搏器监测到频率为 90 次/分、VP-AS 间期稳定的心动过速,且心动过速的数目达到 PMT 诊断设置的标准时,PMT 算法即开始工作。本例中,心动过速发作 8 跳时 PMT 诊断成立,随后启动了 PMT 算法,即最后一个心室起搏引起的逆传 P 波之后不再起搏心室,而在逆传 P 波之后 330ms 起搏心房,随后启动起搏 AV 间期并在其结束时起搏心室。PMT 很快被终止,就像该患者从来没发作过一样。

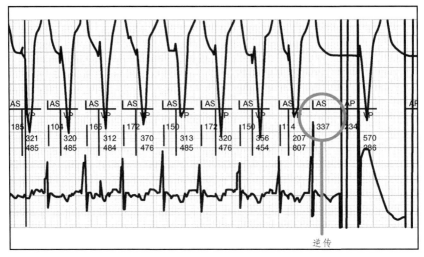

图 36.2

测试

1. EGM 分别显示了心房、心室通道。您能分辨出它们吗?

2. EGM 中的注解与间期发生的事件是否匹配?

3. 按照上述例子中描述的 PMT 算法,该起搏器工作正常吗?

4. 目前该患者的 PMT 算法设置合适吗? 为什么?

这是一张"昂贵的"心电图,因为心房和心室率是分开显示的。这种心电图需占用很多内存(尽管新一代的设备内存越来越多,但仍是有限的),但也给临床医师提供了许多信息。通常,心室通道在上行,心房通道在下行。

心房通道显示心房激动波较大(如本图所示),甚至比心室激动波还高大。下行条形图显示,心房自身激动波后跟随着相对矮小的心室激动波。上行条形图显示,心室激动波较大,掩盖了心房激动波。由此可见,如果医师仅凭心室激动图,很难

进行整体分析。

标记通道与心腔内电图同步。这是典型的起搏心电图表现;心房感知出现后,心室起搏脉冲后紧跟心室除极波,此时一切都是"正常的",起搏器"看到"心房和心室激动,正确分析并显示。但仍需要医师进行判读。

一般情况下, 需要 8 个心动周期,稳定、快速的 VP-VS 间期才能诊断 PMT。不建议利用少数事件诊断 PMT,需要观察反复出现的 QRS 波,才能发现变化,而确诊 PMT。如果是偶尔出现的事件,不能被认为是 PMT。另外,过长的 PMT 可能使患者出现不适症状。8 个连续的心室激动波(频率 125 次/分,RR 间期 480ms)的持续时间少于 4s(480×8=3840ms 或 3.84s),如此短时间的快速起搏不会引起患者的不适症状。

起搏器将心动过速判断为 PMT 时,逆传心房激动(图中圆圈内)将抑制心室起搏,缺少心室的参与,PMT 不能维持而终止。起搏器从逆传心房激动开始启动

330ms 的计时间期，随后发放心房起搏脉冲。330ms 足够心房组织脱离不应期(刚刚经历心房逆传激动)，而使起搏脉冲能激动心房。如图中的情况，心房起搏脉冲引起心房激动。

心房起搏脉冲启动 AV 间期。AV 间期期满时，发放心室起搏脉冲，激动心室，心室收缩，PMT 终止。

此图例中，起搏器如预期一样，成功终止 PMT，图中只显示了一部分过程。

仅有部分患者不能耐受 PMT，PMT 可能没有任何征兆而突然出现，甚至会发生在以前从未发生过类似情况的起搏器患者。医师可能怀疑患者发生了 PMT，因而建议启动抑制 PMT 的程序。对于绝大多数患者，除非有强制性的原因，建议医师将抑制 PMT 的程序设置为"开"。如果患者从未出现过 PMT，程序将不会被启动。而如果一旦患者发生 PMT，预先设置的程序将自动发放刺激脉冲，终止 PMT，这样将减少患者的不适。

储存的腔内电图要点

- 起搏器介导的心动过速(PMT)是起搏器参与的、折返环依赖的持续性心动过速。心室起搏激动心室，并逆传心房是 PMT 的特点。PMT 发作时的 VP-AS 间期短而稳定(周长波动小于 16ms)。
- 起搏器参与 PMT，相当于室性心动过速，持续时间长可以引起患者出现不适症状。
- 很多双腔起搏器有自动识别 PMT 功能，诊断和终止 PMT，不同的程序也略有不同。文中病例显示，当起搏器心腔内电图记录到稳定的周期(8 个，周期波动小于 16ms)，VP-AS 频率大于 90 次/分。起搏器认为发生了 PMT，从而抑制一次心室起搏，感知自身心房事件后启动 330ms 的计时间期，发放心房起搏脉冲，成功终止 PMT。
- PMT 功能有很多参数都是可以设置的，包括：频率、间期的稳定性以及诊断需要的心动周期数等。除非患者有强制性的原因，PMT 功能常规设置为"开"。
- 部分患者不能耐受 PMT，但无法预知哪些患者能或不能耐受 PMT，发生过 PMT 的患者，可以反复发生。
- 可以手动激活起搏器储存心电图，医师需要预先识别事件，判断何时记录心电图。即使知道事件相关的信息，仍需要分析心电图，以判断是否起搏器得出的诊断或结论是正确的。

37 第三十七节
深度解析:腔内电图

如果你从事起搏器或其他置入式心脏装置的相关工作,那么你通常需要掌握心电图或腔内电图。很多医师自然不喜欢起搏电图,尤其是以分析体表心电图为主的保健医师。

腔内电图与体表心电图的理论基础是相同的,只是接受心脏激动信号的电极位置在心腔内,而不是在体表。由于储存空间的限制和不同仪器工作原理的不同,腔内电图通常密集、曲折,仿佛拥挤在一起。起搏脉冲在腔内电图上有时表现为切迹,多数看不到。

腔内电图是起搏电极记录的。双腔起搏器能显示心房电图和(或)心室电图。一些起搏器将心房和心室电图显示在一条通道上,与体表心电图很相似。但分别分析心房或心室电图时,注意心房波或心室波可能很大。例如,心房通道上的自身心房波可能比该通道的心室激动波大很多。

记录哪个心腔的电图是可以由医师程控的。但下载资料时,不能转换记录腔内电图的格式。如果你设置记录心室腔内电图,你将无法获得心房电图。电极所在腔内电图才能被记录,例如 VVI 起搏器没有心房电极,因而不能记录心房电图。

起搏器储存心电图的空间是有限的。每年新一代起搏器产品的储存空间都在扩大。心电图储存空间较 5 年前已经扩大了很多。然而,无论怎样进行分割,起搏器的记忆空间都是有限的。

因而,从事起搏器相关工作的医师应在记录完整的信息(触发起搏器记录双通道心电图的因素)和储存空间之间找到平衡。起搏器需要设置触发记录心电图的因素(例如 PMT、室性早搏、模式转换和高频事件等)。设置触发因素后,所有事件将被储存。对于一些患者,由于记录太多,储存空间将很快被用尽。

当储存空间用尽将如何处理?多数仪器采用滚动记录的方法,新记录覆盖旧记录,因而提取储存的心电图时,医师仅能获得近期的记录。医师可以选择让起搏器冻结心电图(不是常规设置),这意味着当起搏器储存空间已满时,将停止记录心电信息。

一种新型仪器能选择储存心电图。这种功能让医师选择哪种因素触发的心电图记录更有价值(优先储存),新信息将首先覆盖相对意义较小的旧电图记录。

对于房性心动过速患者,模式转换和高频率心房事件比室性早搏或 PMT 触发的心电图记录更有意义。通过设置模式转换触发心电图记录和应用优先储存功能,医师能尽量减少有意义的心电图被覆盖的可能性。

另一个影响腔内电图储存的因素是触发因素相关的数据。绝大多数起搏器可以记录事件发生前一段时间内的腔内电图(缓冲数据),记录的是触发因素发挥作用之前的信息,甚至比事件发作本身更重要。事件发生后的数据显示起搏器是怎样处理该事件的(很重要);而触发之前的数据告诉医师患者发生的什么情况而触发心电图记录(对于诊断很重要)。很多起搏器允许设置记录事件发生前数秒的腔内电图,但这样会占用储存空间。因而,医师需要平衡有限的储存空间和需要记录的有价值腔内电图之间的关系。

腔内电图深度解析要点

- 心电图,腔内电图或事件图是相同的定义,都是通过放置在心腔内的电极记录的心脏电活动。
- 双腔起搏器能显示心房电图和(或)心室电图,或可以将心房和心室电图显示在一个通道上。然而,只能获得设置记录腔内电图,如果设置记录心室电图,那么随访时只能获得心室电图,而无法得到心房电图。
- 腔内电图将心脏信息储存在起搏器中,起搏器的记忆储存空间是有限的。可以是滚动式记录(新纪录覆盖旧记录),或冻结心电图(记忆空间满时,停止记录)。新仪器(St. Jude)有优先储存功能,仪器能对触发记录心电图的因素进行分层,优先储存的心电图将被保留,而价值低的心电图将被覆盖。
- 即使是熟悉体表心电图的医师,也很难掌握腔内电图。腔内电图较体表心电图更密集,切迹更多,起搏脉冲几乎看不到。起搏电图波形的振幅取决于记录心腔,心房电极记录的心房激动波要比心室激动波大。
- 触发因素是指启动起搏器记录腔内电图的因素。典型的触发因素包括:模式转换开始、模式转换终止、室性早搏、室性心动过速、高频率心房事件及PMT等。设置的触发因素越多,记录的腔内电图就可能越多(占满起搏器的记忆空间)。认真设置触发因素会使起搏器有限的记忆空间记录更有价值的心电图。
- 触发事件前的心电图记录或称"缓冲记录"。多数情况下,事件发生前较发生后腔内电图对于患者的诊断更有意义。触发事件前记录时间是可程控的。

38 第三十八节
总结

无论你是刚接触起搏器不久的新手，还是全科医师，都不可避免需要分析起搏心电图。随着全世界范围内置入起搏器的患者越来越多，保健医师也会经常需要分析起搏心电图。然而，绝大多数医师在刚开始分析起搏心电图时，会多少感到一些困难。

即使你已经在一定程度上熟悉起搏心电图，也会很快遇到更难的问题。这是由于起搏器的功能逐渐变得更先进，并有更多的特殊功能。即使是有经验的从事起搏器相关工作的医师都很难分析。

当你参加起搏器相关的专业团体或讨论会时，你会发现，演讲的题目经常是"起搏心电图解析"或"疑难心电图解析"等。即使是专家也会对某些心电图有不同意见。

我建议起搏心电图分析的原则包括：有条理性，遵照基础理论，在做出少见判断之前，需要尽可能按照常见规律进行分析。临床上的特殊病例是任何时候都可能遇到的，但其发生率比较低，还是要用基础理论来解释绝大多数起搏心电图。

分析起搏心电图最重要的是观察起搏器的起搏和感知功能是否正常。起搏器的主要功能有两个，即起搏和感知。在分析心电图时，要始终将其放在最重要的位置。

其次，分析起搏频率，将起搏间期单位(ms)变为"次/分"，结束后再转换为 ms。

起搏器程控频率用"次/分"做单位，而起搏心电图间期以"ms"为单位。作为从事起搏器相关工作的医师，你需要熟练地转换上述两种单位。

频率改变总是超出你的预料。起搏器的特殊功能是引起起搏器频率改变的最常见原因，例如，频率滞后功能、频率应答、模式转换、超速抑制及休息频率等。

心电图上的长间期常让人感到困惑，可能是失夺获或过感知造成的。长间期首先要想到过感知。

DDD 和 DDDR 模式比较复杂，美国是置入起搏器数量最多的国家，在全世界范围内 DDD(R)的置入数量也呈增长趋势。这些起搏器有时会引起看似异常的情况，如果患者有高频率心房事件，起搏器具有心房跟踪功能，将以 1:1 高限频率起搏心室。

如果你看到看似奇怪的起搏心电图，首先检查心房频率，看是否是起搏器的跟踪功能在发挥作用。

本书很少涉及起搏器程控或故障等问题，不过那些课题通常是在起搏器程控随访过程中与起搏心电图分析相关的。我推荐您阅读《起搏器基础教程》，《ICD 基础教程》和《CRT 基础教程》。这些书着重介绍了起搏器的功能和程控，但起搏心电图分析的相关内容较少。

切记：有的放矢才能发现问题，把握基础才能面对和解决实际。

第二部分

起搏程控检测分析手册

起搏程控检测分析手册简介

在接下来的一章，我会给大家提供100份起搏心电图来继续学习并考察已学习到的知识。首先，您会看到一张没有相关信息介绍的心电图，我的本意是让心电图自己说话。通过您在本书中学习到的知识并应用系统的分析方法，您应该能够读懂这些心电图。

我承认部分心电图是相当有挑战性的。很多特别挑选的心电图是为了介绍某个特定概念。当您使用这本工作手册时，我鼓励您坚持不懈，即使偶尔会因一些以前没有遇到过的东西而感到困惑。

我们根据心电图的难度分为初级、中级、复杂和混合起搏心电图，但是我们的分类是主观的。毫无疑问，会有人不同意我的这种分法。在最后一节混合起搏心电图部分，我们没有按照特别的顺序，而是全方位地提供了从最简单的到最具挑战性的心电图。就某些方面而言，我认为混合起搏心电图部分最能反映真实的临床实践。

为了帮助强化系统的分析方法，我们分6步编排工作手册的分析结果。您可能会发现稍显重复，但我的目的是使您在阅图时本能地使用系统的方法。您需要评价：
- 模式
- 频率
- 夺获
- 感知
- 潜在的节律
- 如何处理

这是我特别喜欢的顺序，但使用系统的分析方法比读图的顺序更重要。

"如何处理"涵盖了分析心电图之后的进一步的操作。我们评价心电图时要有一个目标，即给患者提供最优化的起搏治疗。当要决定如何处理时，您必须能够证实夺获和感知功能是正常的。很多程控仪都可以提供自动或半自动的功能测试，但我认为知道如何去手动测试或至少理解程控仪如何进行测试依然是重要的。

下面的表格总结了测试房室夺获与感知功能的步骤。有时，尽管医师尽了最大的努力，可能还是无法看到心房起搏或自身心室活动，也无法因测试而迫使其他一些条件临时发生。这些情况应记录在病历中，而且医师应尽力解决这种情况。起搏器患者可能有严重的心脏病变和心功能不全。不是所有患者均能执行所有的测试。

在临床测试起搏功能时，请记住您治疗的是患者而非起搏器。如果打算在VVI模式下降低起搏频率来看自身心室活动是否出现，应以10次/分步长逐级降低基础频率并观察患者是否能够耐受。绝大多数医师不会为测试而把起搏频率设置到30次/分或40次/分以下，也不会突然把频率从60次/分降至30次/分，因为即便是临时测试，这种转换也太过突然。

很显然，单腔起搏器只能在单腔状态

测试项目	步骤
心房夺获	要测试心房夺获,必须看到心房起搏。如果没有心房起搏,则以 10 次/分步长逐级增加基础频率,直到出现心房起搏
心室夺获	要测试心室夺获,必须看到心室起搏
	双腔起搏器:缩短 AV 间期到 120ms 或 130ms
	单腔起搏器:以 10 次/分步长逐级增加基础频率,直到出现心房起搏
心房感知	要测试心房感知,必须有自身心房活动。以 10 次/分步长逐级降低基础频率,直到自身心房活动出现。这可能或不可能发生。一些患者窦房结功能太差可能看不到自身心房活动。但不要把基础频率降至 30 次/分或 40 次/分以下
心室感知	要测试心室感知,必须有自身心室活动
	双腔起搏器:延长 AV 间期至 350ms
	单腔起搏器:以 10 次/分步长逐级降低基础频率,直到自身心室活动出现。起搏频率不要低于 30 次/分或 40 次/分以下

测试。但处理双腔起搏器时,尽量不要把它程控为 VVI 或 AAI 模式去进行心房和心室测试。双腔起搏器不是心房和心室两个单腔起搏器的简单拼凑。在双腔系统中,心房和心室通道的互相影响和协同工作是至关重要的。若将 DDD 起搏器程控为 VVI 模式并进行夺获和感知测试,将无法观察双腔起搏器的心室通道功能如何,而仅仅是在测试起搏器在 VVI 模式下的工作状态。

本章中我们提供的心电图都已经过重新描画,我们这样做的部分目的是为确保心电图本身不要有任何减损,使您可以清楚地看到所有细节。而在临床实践中,您可能不得不去应付那些粗糙模糊的心电图。此外,针对本书的写作意图我们仅提供给您非常简短的心电图片段。您可以

在大约 6s 左右做出自己的判断。这要比临床工作中的实际时间要求短很多,请接受我们在书中做如此编排。

最后,我要强调"心电图解析",因为医师要从心电图上寻找证据,并对其进行分析和解释。在本章工作手册中有很多心电图可能不只有一种解释方式,我将尽力陈述所有可能的解释,并给出支持这种解释的理由。总体上说,我列出的心电图解释是建立在可能性基础之上的。医师熟悉某种起搏器功能最可靠的方法来自于临床实践,所以您越密切地接触起搏心电图和起搏器患者,您解释起搏心电图的技术就会越好。本书主要是学习一些最常见的起搏器问题的"蛛丝马迹",所以在本章中我尽量把所有常见的"嫌疑"都介绍给您。

初级起搏心电图

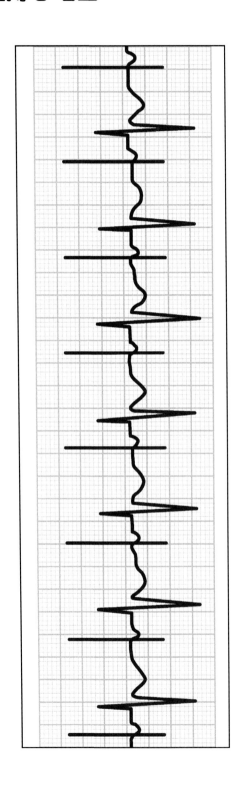

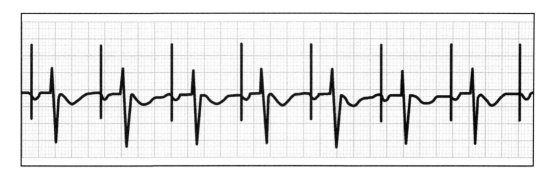

模式

图中可见心房波紧跟在起搏脉冲后出现，心房波与心室波间存在密切的关系，实际上心房起搏频率决定了心室的频率。这是 AAI 起搏模式，可能是一台单腔起搏器，或者是一台双腔起搏器，但此时心室不需要起搏。

频率

使用卡尺测量心房起搏间期(AP-AP)。

虽然不清楚这是一台单腔心房起搏器还是一台双腔起搏器，但起搏频率决定于两个连续心房起搏脉冲之间的间期。因为双腔起搏器更常见，所以双腔起搏器可能性大，但缺乏充分的证据。

使用卡尺测得心房起搏间期为840ms，转换成频率约为 71 次/分。因为卡尺测量值通常不够精确，实际起搏频率很

> **起搏心电图的基本要素注释：测量起搏频率**
> - DDD 或 AAI 起搏器的基础频率取决于心房起搏频率。这可以通过测量心房起搏间期(AP-AP)算出。
> - VVI 起搏器的基础频率由心室起搏频率决定，可通过测量心室起搏间期(VP-VP)得到。

> **起搏心电图的基本要素注释：正常的频率范围**
>
> 临床工作中，你经常会仅见到一份条图但不知道基础频率。如果你不知道起搏器是否正常工作，该如何评价起搏频率是否正常呢？
>
> 一般而言，最常见的基础频率是：
> - 双腔起搏器常程控为 60 次/分(1000ms)
> - 单腔起搏器常程控为 70 次/分(857ms)
>
> 如果起搏频率超出此范围，应引起注意，进一步检查起搏器功能是否正常。
>
> 起搏器有时也程控为其他频率，但不常见。儿童植入起搏器是例外，经常可见到基础频率为 100 次/分(600ms)或更高。

可能是 70 次/分。可以看到整个条图中起搏频率是固定的。

夺获

每一心房起搏脉冲后均紧随一个心房除极波，说明心房夺获正常。所有心房波形态一致，说明它们来源相同。图中还有心房夺获正常的其他证据。假设每个心房波均为起搏产生且经过房室结下传至

心室，其 PR 间期应该是恒定的, PR 间期应测量心房起搏脉冲至自身心室除极开始的时间(AP-VS 间期)。

卡尺测得 PR 间期(AP-VS 间期)固定在 240ms。间期相等比具体数值意义更大，因为这是心室频率由心房决定的证据，这间接证明了心房夺获正常。

本图中无法评价心室夺获功能，因为未见心室起搏脉冲。

感知

本图无法评价心房感知功能，因为全程均为心房起搏。

心室感知判断有些复杂。我们知道这是 AAI 起搏模式，可能是一台单腔 AAI 起搏器，但如果实际是一台双腔起搏器，该会怎样呢？如果是这种情况，起搏器则正常感知自身心室激动。

对于双腔起搏器，心房起搏脉冲发放将启动起搏 AV 间期，此间期内如未感知到自身心室波，起搏器将发放一个心室起搏脉冲。常见的起搏 AV 间期设置大约 200ms。我们从图中测得 PR 间期是 240ms(PR 间期即为感知 AV 间期)。

很可能这是一台双腔起搏器，起搏 AV 间期较长。如果患者有完整的房室传导，但 PR 间期较长，将起搏 AV 间期延长是明智的。原因如下：

- 长 AV 间期将鼓励尽可能多的自身心室活动，避免了不必要的右室起搏
- 只有患者存在可靠的房室传导功能时才能程控为长的 AV 间期，此例患者即是如此

如果这是一台长 AV 间期的双腔起搏器，心室感知一定是正常的，因为自身心室波抑制了心室起搏脉冲的发放。然而，仍无法知道这是单腔还是双腔起搏器。

潜在的节律

心房起搏频率决定了自身心室波的频率，且 PR 间期相对固定，说明患者存在房室传导，但传导减慢。如患者为 DDD 起搏器，将起搏 AV 间期设为 200ms，可能导致持续的 AP-VP 起搏模式。如果患者植入的是双腔起搏器，这样的程控使患者既获得了心率的增加又避免了不必要的右室起搏，所以是个体化程控的范例。

如何处理

使用程控仪可获得更多细节，我们可知道这是单腔还是双腔起搏器。

如果这是双腔起搏器，必须继续评价心室夺获功能。为达此目的，必须使心室起搏出现。最好的办法是缩短 AV 间期(从程控仪中可证实 AV 间期设置，可能为 240ms 或以上)。可将 AV 间期缩短至 120ms 或 130ms。心室感知应是正常的，但应测试心室感知阈值。

不管这是双腔还是单腔起搏器，都应进行心房感知阈值测试。欲测试心房感知阈值，必须使自身心房波出现。最好的办法是降低基础频率，可以 10 次/分步长逐渐降低基础频率，这样做的目的是为了防止频率变化过快。降低频率时应告知患者，因为他可能会有不适。下降的终点是出现下列情况之一：

1. 自身心房波(即使是间歇性的)出现；

2. 患者不能耐受低频率；

3. 频率已降到 30 次/分或 40 次/分。

我认为在测试心房感知时频率不应低于(即使是暂时性的)30 次/分或 40 次/分。有些患者是起搏器依赖的，甚至无法耐受 40 次/分的频率。应逐渐降低基础频率，同时密切观察患者症状！

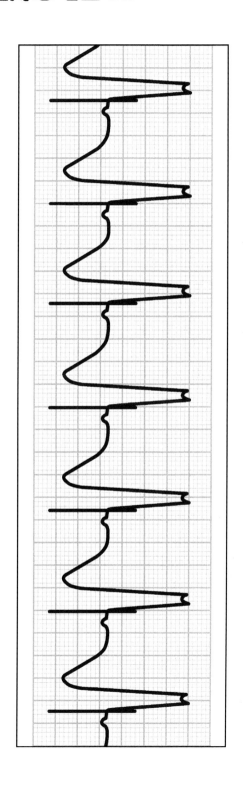

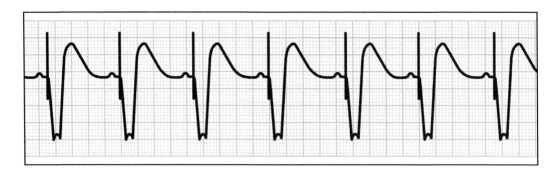

模式

图中可见清楚的起搏信号,所以心室起搏是明确的,同时心房活动是自身的,但心房活动与心室活动是否有关?如果是,这必然是一台双腔起搏器。为评价心房和心室之间的联系,我们需要测量感知AV间期(AS-VP)。如果它是固定的,可以确定自身心房波被感知并且控制了心室频率。我们用卡尺测得感知AV间期大约为120ms,且固定不变,所以这是一台双腔起搏器。

频率

测量一台双腔起搏器基础频率的最好方法是测量心房起搏间期(AP-AP),但这份心电图中,我们找不到心房起搏脉冲,只能测量心室起搏间期(VP-VP),但亦是有用的,卡尺测得心室起搏间期大约为920ms(4大格加3小格,即800+120=920ms),折合为频率大约为65次/分,这是常见的双腔起搏器频率。

夺获

因为这份条图中无心房起搏脉冲,故无法评价心房夺获功能。

每个心室起搏脉冲后立刻出现一个宽大畸形的心室除极波,说明心室夺获正常。每个心室除极波形态一致,说明来源相同。

感知

心房感知是正常的,因为每个心室起搏脉冲均与之前的心房波相关。起搏器感知到了自身心房激动,抑制了起搏脉冲的发放,启动了感知AV间期。感知AV间期大约为120ms,如此短的AV间期不常见,但其在正常范围内。

心室感知无法评价,因为图中不存在自身心室波。

潜在的节律

这位患者窦房结功能是正常的,但房室结传导受损。

如何处理

我们应确认心房夺获(以10次/分逐渐提高起搏频率)和心室感知正常与否。测试心室感知的最好方法是延长AV间期使自身心室波出现。目前的AV间期约为120ms,可把它延长至300ms或更长。

若此时自身心室波出现,说明患者房室传导存在,但传导速度比120ms慢。对于这类患者,可优化AV间期设置。假如220ms时房室传导可靠,我将把感知与起搏AV间期设为250ms。这将使自身心室波有更多的机会出现,减少不必要的心室起搏。

相反,如 AV 间期延长至 350ms 时自身心室波仍不出现,我们只能程控起搏器至 VVI 模式,降低基础频率使自身心室波出现。操作前应告知患者,降低基础频率时,应以 10 次/分的步长逐步下降,直至 30 次/分或 40 次/分,这一过程中,随时观察自身心室波有无出现。只有延长 AV 间期无效时才采用降低基础频率的方法。

如果采用上述两种方法后自身心室活动仍未出现,则应停止测试心室感知,并将此结果记录在随访表中。下一步任务是确认起搏输出能量(脉冲振幅和脉宽)是否足够。在临床实践中,很多患者不能完成所有测试。

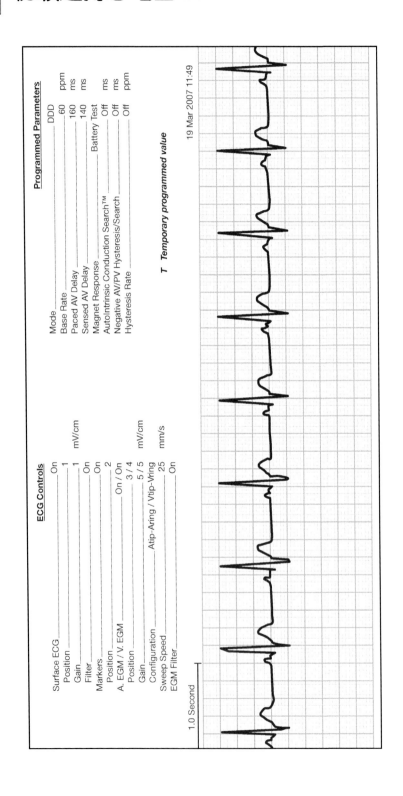

ECG Controls

Surface ECG	On	
Position	1	
Gain	1	mV/cm
Filter	On	
Markers		
Position	2	
A. EGM / V. EGM	On / On	
Position	3 / 4	
Gain	5 / 5	mV/cm
Configuration	Atip-Aring / Vtip-Vring	
Sweep Speed	25	mm/s
EGM Filter	On	

1.0 Second

Programmed Parameters

Mode	DDD	
Base Rate	60	ppm
Paced AV Delay	160	ms
Sensed AV Delay	140	ms
Magnet Response	Battery Test	
AutoIntrinsic Conduction Search™	Off	ms
Negative AV/PV Hysteresis/Search	Off	ms
Hysteresis Rate	Off	ppm

T Temporary programmed value

19 Mar 2007 11:49

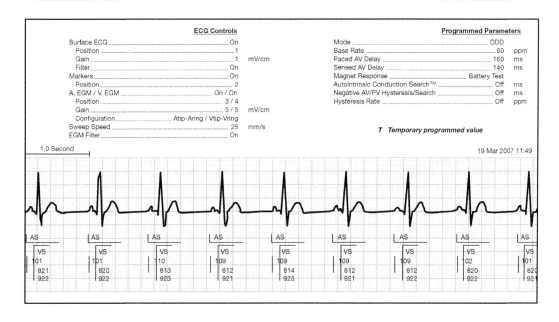

模式

如果你只看到这份心电图,可能不知道患者是否植入了起搏器,更不要说哪种类型的起搏器。从这份心电图中只能看到自身心搏。然而,从上方的打印信息看,患者植入了一台双腔起搏器,基础频率是60次/分。

这些标注能显示起搏器的工作参数,AS 和 VS 分别表示起搏器感受到心房和心室的活动。

频率

标注对临床医师而言是福也是祸。它能够快速方便地提供有用的信息,但如果不与心电图相结合,则可能导致误读。在我看来,标注仅告诉我们起搏器是如何工作的,而心电图告诉我们心脏是如何工作的。因此,我们应该重点关注心电图,然后用标注去解释它,而不应该反其道而行之。

这份图中没有起搏间期可以测量,但可测出自身心房间期(AS-AS)大约为920ms,下方的标注更精确地说明此间期波动于921~930ms,转换成频率为65次/分。

从打印报告中,我们知道基础频率程控为60次/分,这是双腔起搏器最常见的基础频率。因为自身心跳频率在65次/分左右,所以抑制了起搏脉冲的发放。

夺获

从此心电图中无法评价心房或心室夺获功能,因为全程都是自身心跳。

感知

心房感知可能是正常的,因为自身心房波抑制了心房起搏脉冲的发放,在标注中自身心房波记为 AS。

因为同样的原因,心室感知也是正常的。

潜在的节律

虽然这份心电图非常正常,但许多起搏器患者存在间歇性的心律失常,这份心电图可能描记于两次心律失常之间。从此图中看，患者的窦房结和房室结功能都是正常的。这份心电图无诊断心律失常的线索。

如何处理

评价心房或心室夺获功能是起搏器程控的基本内容。这首先需要起搏脉冲出现，为评价心房夺获功能，可把基础频率先提高到90次/分，如仍无起搏脉冲出现，应以10次/分为步长逐步提高基础频率直到起搏器开始起搏心房。

为评价心室夺获功能，首选的方法是缩短AV间期。目前的起搏AV间期为160ms，感知AV间期为140ms，可将两者缩短至110ms。

如以上措施心室起搏仍不出现，可临时将起搏器程控为VVI模式，把基础频率提高到90次/分，如仍无起搏脉冲出现，应以10次/分为步长逐步提高基础频率。应在缩短AV间期无效时，再考虑提高基础频率。

您可能会问，这位患者需要起搏治疗吗？仅凭这份心电图无法回答，因为并非每位患者的心律失常均为持续发作。调阅患者的病历或者既往程控资料有助于对心律失常类型的了解。对这份心电图最好解释是，无论患者为哪种类型的心律失常，其均为间歇性发作。

起搏心电图的基本要素注释：正常节律

通过一小段心电条图来了解起搏器工作状态是一种常用的方法，但在临床实践中，必要时应记录更长的心电图以全面了解心脏节律。很多植入起搏器的患者心律失常是间歇发作的，你可能会见到他们的正常心电图，此时应尽可能多的获得心电图以全面了解患者心律失常类型及起搏器的工作状态。患者的一些临床表现能为我们了解起搏器状态提供重要线索，我们不应把注意力仅放在心电图上。

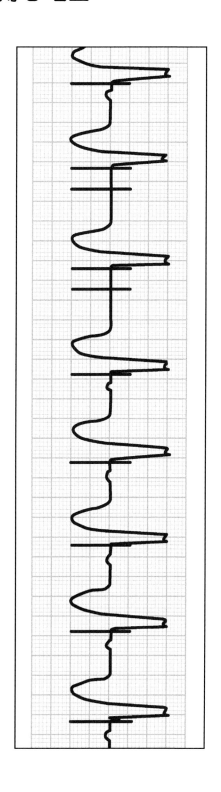

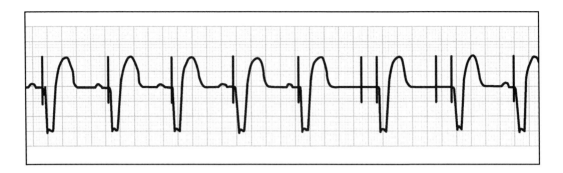

模式

这份心电图中出现了心房和心室起搏脉冲,说明它是一台双腔起搏器。在前几个波形中(AS-VP 事件),我们看到心室起搏频率受到自身心房频率的控制,因为感知的 AV 间期是固定的。

频率

双腔起搏器的起搏频率是通过测量心房起搏间期来确定的(AP-AP)。图中出现了一个心房起搏间期(AP-AP),测量值为 1000ms(或 60 次/分),这是双腔起搏器的常见频率。

夺获

虽然图中出现两个心房起搏脉冲,但都没有夺获心房。

另一方面,心室夺获是正常的。因为每个心室起搏脉冲后均紧跟一个心室除极波,且心室波宽大畸形,为心室起搏的典型形态。

感知

评价双腔起搏器心房感知功能的有效方法是观察感知 A-V 间期。这一间期是可程控的,这份图中有多次 AS-VP 事件,心房感知正常时,此间期应固定不变。尽管卡尺测量不十分精确,但感知 AV 间期固定在 200ms,感知到的自身心房波抑制了心房起搏脉冲的发放,强烈提示心房感知是正常的。

此图中无法确定心室感知是否正常,因为未看到自身心室波。

起搏心电图的基本要素注释:房室间期

双腔起搏器在心房和心室脉冲之间设置了一个强制性的时间间期,叫做 AV 间期。AV 间期包括两种,即感知 AV 间期和起搏 AV 间期,前者指自身心房激动与起搏器心室脉冲之间的间期,后者指起搏器心房脉冲与心室脉冲之间的间期。

起搏与感知 AV 间期可以相同,也可以不同,通常设置感知 AV 间期比起搏 AV 间期略短,二者常见相差 25ms。这是因为起搏器感知到一个心房自身活动约需 25ms,而后才能启动感知 AV 间期。而心房起搏脉冲则可直接启动起搏 AV 间期。

当心电图中出现 AS-VP 事件,心房感知正常时,自身心房波将启动感知 AV 间期,且间期应保持恒定。AV 间期较常见设定为 200ms,可在 150~350ms 之间变化。

潜在的节律

患者的心房活动并没有通过房室结下传到心室,说明其房室传导是减慢的。

如何处理

为保证心房可靠夺获,我们需要知道心房夺获阈值,并设定心房输出能量在合理数值(包括脉冲振幅和脉宽),通常应设置为阈值的 2~3 倍,很多程控仪均有推荐值。

如果目前的心房起搏输出电压过低,应提高输出电压以恢复心房夺获,这是首先要做的。

如果起搏器输出能量已足够大却仍无法夺获心房,则应寻找其他原因(见表框中说明)。

尽管导线故障相对少见,但亦应考虑到。这一患者心房感知正常,所以导线故障可能性小。因为导线故障时,通常既影响感知,也影响起搏。当你看到感知和起搏均不正常时,应考虑导线故障。

这一病例中,夺获失败很可能与输出电压设置过低有关。当然也有可能无关。因为夺获阈值不是固定不变的,时间、疾病进展、药物相互作用及药物治疗改变等因素均能影响夺获阈值,甚至同一天当中都有变化。

一般来说,起搏输出能量至少是阈值的 2 倍才能保证安全。假如夺获阈值为电压 1.3V,脉宽 0.4ms,输出参数应至少设在电压 2.6V,脉宽 0.4ms。安全的范围可放宽,对这例患者,我可能会将电压设为 3V,脉宽 0.4ms。原因是患者起搏阈值存在一定范围的波动。

如果一台起搏器具备自动夺获功能(如 A-Cap 功能),则应该打开。这是保证夺获最安全和可靠的方法。

也应评价心室感知。此时必须使自身心室波出现。对双腔起搏器,临时延长 AV 间期是较好的方法,通常将感知和起搏 AV 间期设置在 300ms 或更高。如果出现了自身心室波,我们就能启动感知测试程序了。

如这一方法不能使自身心室活动出现,可将起搏模式临时设为 VVI,但应提前告知患者,以 10 次/分为步长逐渐降低基础频率,直至 30 次/分或 40 次/分,同时观察自身心室波是否出现。

并非每个患者均可测试感知功能,但应尽量完成。

起搏心电图的基本要素注释:夺获问题的故障排除

夺获失败是严重的故障,应受到重视。要想寻找解决方法,应先分析夺获失败的原因,以下是常见的原因:

导线故障
- 急性期出现可能与导线脱位有关
- 导线断裂或绝缘层破裂任何时期都有可能发生

输出障碍
- 起搏能量设置不足或夺获阈值升高
- 起搏器硬件故障也可导致输出不足

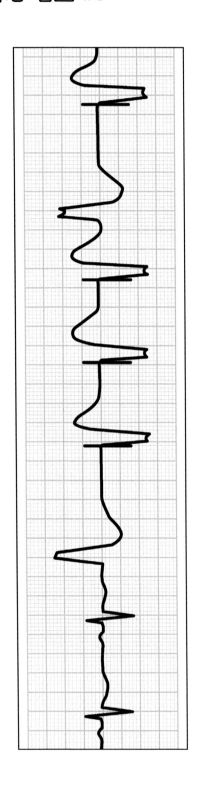

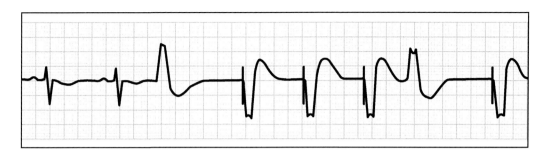

模式

这是 VVI 模式。

频率

卡尺测得的心室起搏间期(VP-VP)为 880ms(频率约 70 次/分),这一频率是正常的。图中还可见到 2 个宽大且少见的心室自身波(室性早搏)。这些心室波后的起搏间期长于其他起搏间期,卡尺测量早搏起始至起搏脉冲之间的距离为 1200ms(频率为 50 次/分),这可能是滞后现象,因为从频率来看很像。

夺获

心室夺获是正常的。

感知

自身心室波 (无论正常活动或早搏)抑制了心室起搏脉冲的发放,重新启动了计时周期,所以心室感知是正常的。

潜在的节律

这位患者存在窦房结功能不全,室性早搏,可能存在房室阻滞。

如何处理

起搏器工作正常,个体化的程控是其特点,心室感知和夺获均正常。

起搏心电图的基本要素注释：利用好心电条图

应用系统方法评价起搏心电图时,需留心许多细节。对这份条图研究得越认真越好。尽可能从一份心电图中获取尽量多的信息。本例中一份心电图同时评价了感知和夺获功能。

初级起搏心电图 #6

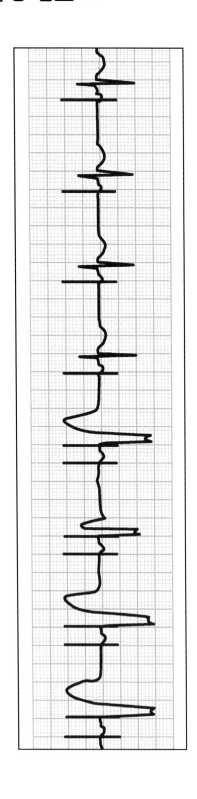

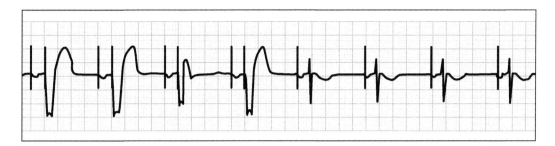

模式

同时见心房和心室起搏脉冲说明这是一台双腔起搏器。

频率

双腔起搏器频率根据心房起搏间期计算(AP-AP),卡尺测得相邻的两个心房起搏信号间期为1000ms(频率为60次/分),此间期固定不变,这是正常的基础频率。

夺获

心房起搏脉冲后均紧随心房除极波,所有心房除极波形态一致,说明心房夺获正常。每个心房起搏信号与之后的自身心室波之间间期固定(表示心房脉冲传导至心室的时间)也能证明心房夺获的正常。最后4个心跳AP-VS间期固定在160ms,所以心房夺获正常。

心室活动有点特殊。请注意图中有3种不同形态的心室波,最前面2个心室波宽大,有切迹,紧随心室起搏脉冲出现。最后4个心室波窄小,前无起搏脉冲,应该是自身除极波。那么第3个和第4个心室波是如何形成的呢?

观察QRS波形态时,应同时注意T波。从T波形态看,第4个心室波更像第1、2个心室波,所以我断定第3个心室波

为融合波(形态介于真正的起搏波和自身心室波之间),第4个心室波是一个起搏心室波。

心脏自身开始除极时起搏脉冲同时到达,就形成了融合,此时起搏脉冲和自身除极均激动了部分心肌。融合波在临床中并不少见。

融合波并非只有一种形态,依融合程度不同可出现一系列形态,所以图中第3和第4个波实际都是融合波,只不过前者自身成分多,而后者起搏成分多。

图中心室夺获是正常的,起搏事件和融合波都能证实。

起搏心电图的基本要素注释:融合

融合波形成与时间间期有关,当起搏脉冲与自身激动同时激动心室时就会出现融合波。两种成分均参与心室波的形成,所以融合波形态介于纯粹起搏和纯粹自身心室波之间。

融合波对患者心脏并无不利影响,不会损害心脏的收缩功能,至多浪费了起搏器电量。

融合波是夺获正常的证据,因为起搏脉冲改变了自身激动的形态。

感知

因为所有心房激动均为起搏,故无法评价心房感知功能。

心室感知是正常的,因为后面几个自身心室激动抑制了心室起搏脉冲的发放。通过 AV 间期也可评价心室感知功能。使用卡尺测量前几个心跳的 AV 间期为 200ms,如果最后 3 个心室激动被起搏器感知到,他们一定在 200ms 前出现,测量后发现它们均在 200ms 前出现,故心室感知正常。

潜在的节律

这一患者存在窦房结功能障碍且房室传导减慢。

如何处理

首先,应测试心房感知功能。这需要自身心房激动出现。临时降低基础起搏频率可使部分患者显现出自身心房激动。但有些患者自身心房律很慢或干脆无自身心房活动,无法评价心房感知功能。

这位患者至少出现一个融合波,融合波对患者并无大的影响。

融合波是一个时间间期问题,因为这一患者存在间歇性的房室阻滞,自身激动和起搏器脉冲同时到达心室时融合波就会出现。换句话说,起搏器与患者自身房室传导构成了竞争。

对于这位患者,减少融合的最好方法是延长 AV 间期。使用卡尺测得 AV 间期约 200ms,将 AV 间期延长到 240ms 或以上可能会出现更多的心室自身活动,避免过多起搏。

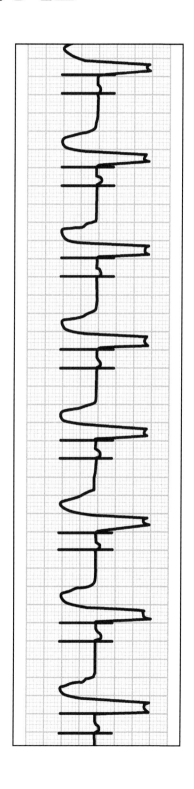

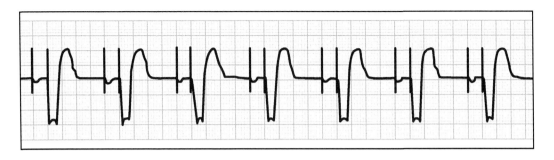

模式

心房和心室起搏脉冲同时出现说明这是一台双腔起搏器。

频率

由心房起搏间期计算 AP-AP 间期为 1000ms（60 次/分），为正常值。这份图中所

> **起搏心电图的基本要素注释：起搏器依赖**
>
> 起搏器依赖是一个复杂且有争议的概念。有一些患者完全依赖起搏器生活，争论在于患者对起搏器依赖程度的大小。我认为对于那些频繁起搏的患者，即使不是 100%依靠起搏器，仍然应被视作起搏器依赖。目前这位患者很可能是起搏器依赖的。
>
> 我的个人观点是所有逸搏心率低于 40 次/分的患者均应视为起搏器依赖。对这些患者应进行更严密的监测，起搏器电量耗竭前应及时更换以保证可靠的起搏功能，这些患者在程控时应避免暂停起搏或突然减慢起搏频率。
>
> 在一些医院，起搏器依赖患者的资料被特别标注以避免程控时暂停起搏功能。

有波形相同。

夺获

每个心房波形态相同且之前均有一个起搏脉冲，说明心房夺获正常。同样，每个心室波形态相同，其前均有起搏脉冲，说明心室夺获正常。这些 QRS 波宽大畸形，有切迹，是典型的起搏波形。

感知

心房或心室感知均无法评价，因为所有激动均为起搏。

潜在的节律

这位患者存在窦房结功能障碍（因为他需要持续心房起搏）且房室传导缓慢。

如何处理

应评价心房和心室的感知功能。我总是先评价心房感知，这样做只为了形成固定流程，以提高效率，减少疏漏。

为测试心房感知功能，必须使自身心房激动出现。最好的方法是以 10 次/分为步长逐渐降低基础频率，直至自身心房波出现。应向患者告知你的操作，有些患者在起搏频率轻微下降时即感觉不适。即使仍没有自身心房激动出现，也不应将基础频率降至 30 次/分或 40 次/分以下。

对起搏器依赖的患者,过度降低基础起搏频率是不合适的,因此某些患者的心房感知功能可能无法测试。

假设你已测出了心房感知阈值,应看一下心房感知灵敏度设置是否合适。灵敏度调整应小幅进行,调整过度可能解决一个问题的同时带来更多新问题。

接下来应评价心室感知功能,仍需使自身心室激动出现。最好的方法为延长 AV 间期。使心房在正常频率下起搏,将 AV 间期临时延长至 300ms 或以上(此时没必要逐渐调整,可一步调至 300ms 或 350ms),同时观察有无自身心室激动。若自身心室激动未出现,可将起搏模式变为 VVI,以 10 次/分步幅逐渐降低基础频率直至 30 次/分或 40 次/分(如果患者可耐受)。

在我看来,延长 AV 间期的方法应优先使用,尽量使用双腔起搏模式去评价双腔起搏器。这一方法还有一个好处,如延长 AV 间期后自身心室激动出现,可将 AV 间期长期程控至更长以鼓励更多的自身激动下传心室,这既对患者心功能有利,也有利于节约电量。

如果已测出心室感知阈值,应据此观察感知灵敏度设置是否合适,必要时进行调整。

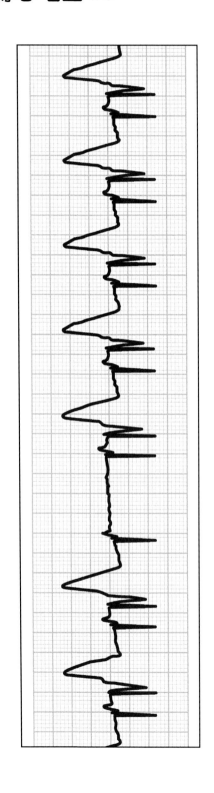

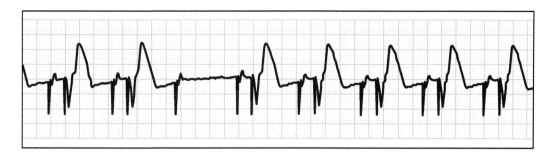

模式

心房和心室起搏脉冲同时出现表明这是一台双腔起搏器。

频率

测量心房起搏间期可以确定基础频率(AP-AP)。此患者心房起搏频率约68 次/分(880ms),在正常范围内。

夺获

每一心房起搏脉冲后均有一心房除极波,且形态一致,说明心房成功被夺获。每一心室起搏脉冲后均出现一心室除极波且形态一致,说明心室夺获正常。

但第 3 个心房起搏脉冲后出现了心跳暂停,接着是 AP-VP 事件,这不是夺获失败,因为应该出现的心室起搏脉冲并未出现。我们按程序进行下面的分析。

感知

每个心房激动均为起搏,故无法判断心房感知功能。

这些起搏的心室激动使我们无法判断心室的感知功能,但第 3 个心房脉冲后心室起搏脉冲未发放,需要寻找其原因。

原因有多种,最常见的是心室过感知。

可能引起心跳停顿的原因还包括:间歇性的导线断裂,远场感知(心室电极把心房活动当做心室活动来感知),以及噪声干扰。

噪声干扰泛指各种影响起搏器功能的干扰,既可来自心电图机,也可是来自起搏器所处的环境。

我认为这台起搏器存在过感知。证据是出现了心跳停顿,基线波动证明了噪声的存在。

潜在的节律

这一患者同时存在窦房结和房室结功能障碍。

如何处理

应评价心房感知功能,方法仍为逐步降低基础频率直至自身心房激动出现,降低频率应逐渐进行以使患者能够耐受, 即使仍无心房自身激动出现且患者

起搏器心电图详解:过感知和失感知

起搏器感知到了并不存在的心跳就叫做过感知,起搏器未能感知到本来存在的心跳就叫做失感知。

这两个概念很容易理解,但心电图中表现为:

过感知导致过少起搏。

失感知导致过多起搏。

起搏器心电图详解：噪声

噪声或干扰是指起搏器感知到了无规律的信号。人体自身也能够产生电子干扰，因此所有起搏器都装有标准滤波器以对抗干扰。但有些患者可产生肌电干扰，起搏器可能把它当做心脏活动。

干扰也可来自体外，一些电子设备或环境能产生干扰起搏器的噪声，常见的有高压电线、弧焊、大的磁铁和商店防盗系统。

噪声在心电图上有很多表现，最常见的是心脏停顿或漏搏，如果能看到标注，心电图上不存在心脏活动时也能可被标记为感知事件，噪声也可表现为基线的隆起或不常见的波动，通常幅度很低。

如果一台起搏器长时间处于噪声环境中，则有可能自动转换为安全起搏模式。不同的厂家对此功能命名不同，但都是将起搏模式转变为非同步起搏，其目的是使起搏器感知噪声后并不抑制起搏脉冲的发放，且之前的参数可以通过简单的程控恢复。

耐受良好，基础频率也不要低于 30 次/分或 40 次/分。

下一步测试心室感知功能，方法仍为延长 AV 间期至 300ms 或更长，使自身心室激动出现。

一定要明确心脏停顿的原因，尽量调取标注信息，以明确心室起搏停顿时是否存在感知事件，如果存在，则证明发生心室过感知。基线波动提示存在干扰，临床中干扰的来源很可能是肌电噪声。

确定肌电噪声最好的方法是让患者做上半身规律运动时，获得心电图。上肢环形运动有可能产生肌电噪声。如果此时心脏停顿增多，就证实了肌肉噪声是过感知的原因。

如果上肢运动无法复制出心脏停顿，应考虑导线有无故障，应行 X 线透视评价导线的完整性。

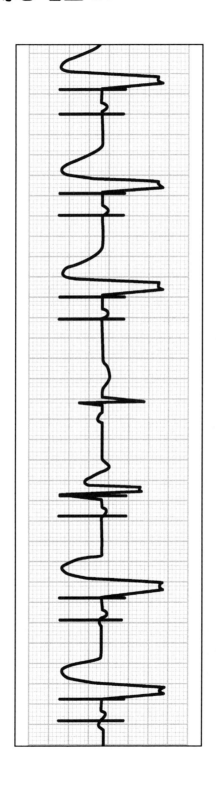

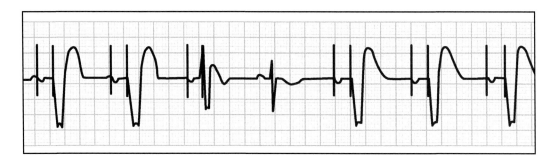

模式

心房和心室前均有起搏脉冲说明这是一台双腔起搏器。

频率

心房起搏频率决定双腔起搏器的频率，心房起搏间期测值为 1000ms（60 次/分），在正常范围内。

夺获

心房起搏脉冲后跟随负向的 P 波，其形态与心电图中部的自身心房 P 波不同，说明心房夺获正常。

心室夺获的判断有些复杂，这份图中可见 3 种明显不同的 QRS 波！中间的为自身心室波，形态窄而尖。

前 2 个和最后 3 个 QRS 波紧随于起搏脉冲后，宽大、畸形、有切迹，是起搏波形。它们的 QRS 波与 T 波形态均相同，说明心室夺获正常。

第 3 个心室激动是心室融合波（起搏脉冲和心室自身活动共同激动心室），但其他学者也可能认为这是假性融合波（起搏脉冲落在了心室自身活动中，但并未引起除极）。一般来说，假性融合波是指心室自身激动中落有起搏脉冲。而真性融合波

为自身激动与起搏激动互相影响的中间状态。

如果自身 QRS 波形态发生变化，则应该认为是融合波。融合波存在一系列的形态。此图中第 3 个 QRS 波形态与第 4 个 QRS 波形态不完全相同，这应是一个融合波而并非假性融合。

当需要鉴别融合波与假性融合波时，T 波往往能提供帮助。假性融合波的 T 波应与自身 T 波相同。融合波的 T 波形态却像自身 T 波与起搏 T 波的杂交体。从这点亦说明第 3 个心室波是融合波。

如前所述，存在心室融合波证明心室夺获正常。

感知

心房自身活动抑制了心房起搏脉冲的发放并重新启动了计时周期，这说明心房感知正常。虽然第 4 个心跳是唯一的自身激动，但证据已足够充分。

心室感知正常的依据来自于同一次心跳，因为自身心室激动抑制了心室起搏脉冲的发放并重新启动了计时周期。

潜在的节律

这一患者存在窦房结功能障碍与房室传导延迟。

如何处理

除了模式和频率,评价双腔起搏器还需要确定4件事情(即两个心腔的感知和起搏)。这份心电图提供了这4个方面的信息。但应该想到,感知障碍可能是间歇性的,并不一定表现在每次心跳中。

也应该考察融合波的存在。严格来说,融合波并不是故障,它不会损害患者的心脏,至多浪费了电池能量。融合波的发生是由于患者潜在的节律与起搏节律的竞争。换句话说,融合波是时间间期设置不完全合理所致。如果一位起搏器患者经常出现融合波,设置滞后或轻微降低基础频率是有益的。如果融合波仅偶尔出现,则无需干预。

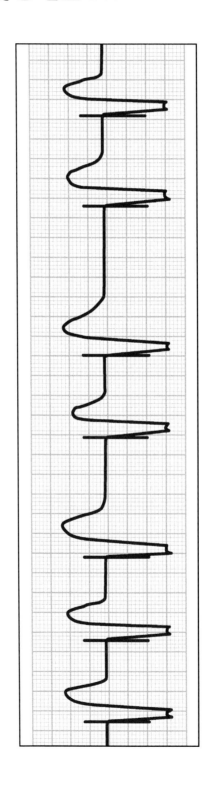

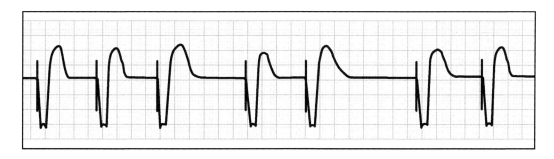

模式

这是一台 VVI 起搏器，因为图中既无自身心房波，亦无心房起搏波。

频率

心室起搏频率决定了起搏器频率（VP-VP 间期），自图左侧测得的 VP-VP 间期为 840ms（约 70 次/分），这是正常的。但这一频率并不固定。第 3 个与第 4 个 QRS 波间，以及第 5 个与第 6 个 QRS 波之间的间期更长。

夺获

这是 VVI 起搏器，我们只能评价心室夺获功能。每个 QRS 波前均有起搏脉冲，QRS 波宽大畸形，说明心室夺获正常。

感知

因为无心室自身激动存在，故无法评价心室感知功能。然而，较长的 2 个间期提示心室感知存在问题。为了评价这份心电图，必须对这个长间期进行解释。

将卡尺两脚间距设为心室起搏间期（840ms），将一只脚放在第 4 个心室起搏脉冲上，用卡尺向前一心室波方向测量，另一只脚所在处就是起搏器"认为"心室除极波所在的位置。但心电图上此处并没有 QRS 波存在。

这一长间歇为起搏器过感知所致，即起搏器感知到了并不存在的心跳。

使用相同的方法测量第 2 个长间歇，同样发现起搏器发生过感知。

起搏心电图的基本要素注释：心跳停顿的原因

心跳停顿可发生在自身心脏节律中，亦可发生在起搏节律中，但都表明问题的存在。当在起搏节律下出现长间歇时，临床医师应设法解释并纠正问题。

心跳停顿的主要原因包括过感知（感知到并不存在的心脏活动并重新开始计时周期）、滞后或硬件（起搏器或导线）故障导致起搏脉冲不能发放。

导线或起搏器故障能引起心跳停顿，但并不常见。若发生此类故障，常可见更多的表现。本图中多数起搏功能良好，导线或硬件故障应可排除。

滞后亦可导致心跳停顿，但滞后在自身心跳后起作用，而不是起搏心跳，故此例应为心室过感知。

潜在的节律

这位患者的心房是静止的，可能为起搏器依赖。我个人对搏器依赖的定义是自身逸搏频率达不到 40 次/分。因此，我会按照起搏器依赖来治疗这位患者。

如何处理

应评价心室感知功能以排除过感知。因为这份图中最长的 RR 间期为 1520ms（频率为 40 次/分），很可能无法使患者自身心跳出现。我们可试着以10 次/分的步长降低起搏频率，但注意不能低于 30~40 次/分，我认为这位患者的心室感知测试可能无法完成。

应尽可能获得腔内心电图，这将有利于明确心室在何时感知到了什么。

在这类患者中，我们可以换个角度看待心室感知问题。尽管我们可能无法使自身心室波出现，但仍能够调整心室感知参数。将感知灵敏度调低（提高 mV 数）后观

> **起搏心电图的基本要素注释：感知灵敏度**
>
> 感知灵敏度定义为起搏器能检测到的心脏自身最小信号。如果一台起搏器灵敏度设置为 2mV，意味着要想被起搏器感知到，信号幅值不能小于 2mV。
>
> mV 数越大，起搏器就越不敏感，例如将感知灵敏度设置为 5mV，则起搏器只能感知到 5mV 或更强的信号。
>
> 这一点容易产生迷惑，升高感知灵敏度需要降低 mV 数。而降低感知灵敏度则应升高 mV 数。

察患者的心跳停顿是否减少。如无效，继续微调感知灵敏度，心脏停顿也许会消失。

调整灵敏度时应小幅度进行，幅度过大可能解决停顿问题的同时带来另一问题。

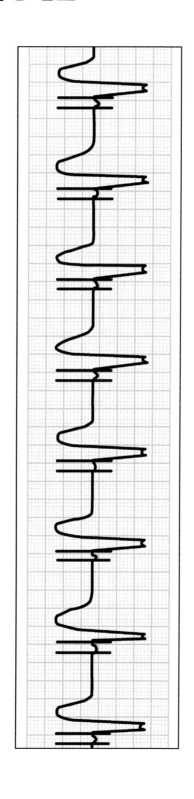

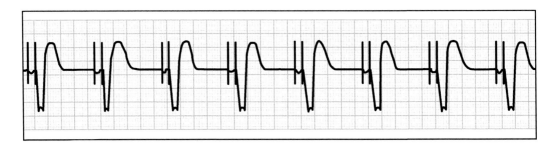

模式

这是一台双腔起搏器。

频率

在双腔起搏器中，心房通道"决定心率"。心房起搏间期决定起搏频率，这份图中的 AP-AP 间期是 1000ms（频率为 60 次/分），这一数值是恰当的双腔起搏频率。

在评价频率时，检查 AV 间期的设置是很重要的，尤其当存在很多 AP-VP 事件时，因为对 AV 间期的一点改变就可能使更多的自身心室活动(AP-VS)出现，这对患者有益。AV 间期常设定为 150~250ms，使用卡尺测得此患者的 AV 间期约 110~120ms。这个间期很短，尚有很大的延长空间。

夺获

每个心房起搏脉冲后均有 1 个心房除极波，它们形态一致，均为负向波，说明心房夺获是正常的。

心室夺获也是正常的，因为每个心室起搏脉冲后均有一个心室除极波，且具有同样的形态，宽大伴切迹。

感知

心房与心室活动均为起搏产生，故无法评价感知功能。

潜在的节律

这位患者窦房结功能障碍，房室传导功能正常与否未知，因为 AV 间期设置过短，即使房室传导功能正常，心室也会被抢先起搏。

如何处理

应评价心房和心室的感知功能。为评价心房感知，应逐步（以 10 次/分为步长）降低基础频率直至自身心房波出现。降低频率时注意观察患者反应，避免降至 30 次/分或 40 次/分以下。

欲检测心室感知功能，应临时延长 AV 间期至 300ms 或更长以使自身心室波出现。

如果 AV 间期延长至 200ms 时，心房起搏下传的心室波出现，应该将起搏 AV 间期永久固定在 240ms 或 250ms，以鼓励出现更多的自身心室波，减少不必要的右室起搏。

为何 AV 间期设置如此短？这有可能是起搏器的长期程控参数（有可能但不常见），但也可能是安全起搏在发挥作用。后者是为防止噪声或干扰影响，保证心室起搏而设置的。应证实起搏器是否处于安全起搏模式。如果起搏器处于安全模式，应恢复起搏器正常参数，包括原来的 AV 间期，以鼓励自身心跳出现。

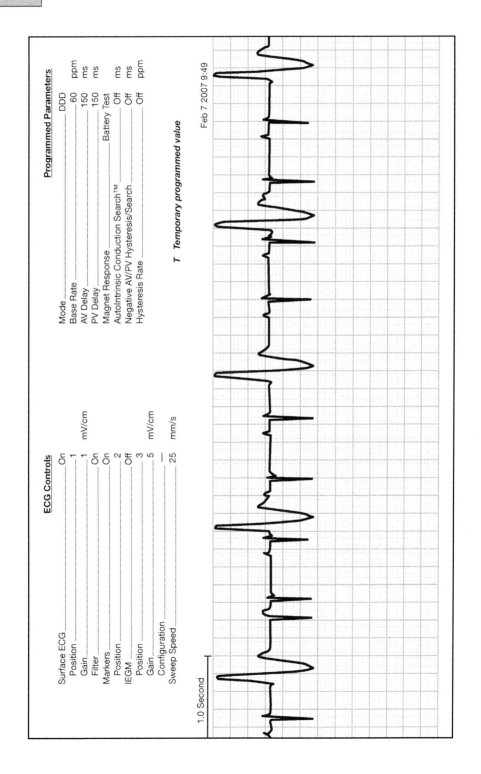

ECG Controls

Surface ECG	On	
Position	1	
Gain	1	mV/cm
Filter	On	
Markers	On	
Position	2	
IEGM	Off	
Position	3	
Gain	5	mV/cm
Configuration	—	
Sweep Speed	25	mm/s

Programmed Parameters

Mode	DDD	
Base Rate	60	ppm
AV Delay	150	ms
PV Delay	150	ms
Magnet Response	Battery Test	
AutoIntrinsic Conduction Search™	Off	ms
Negative AV/PV Hysteresis/Search	Off	ms
Hysteresis Rate	Off	ppm

T   Temporary programmed value

Feb 7 2007 9:49

1.0 Second

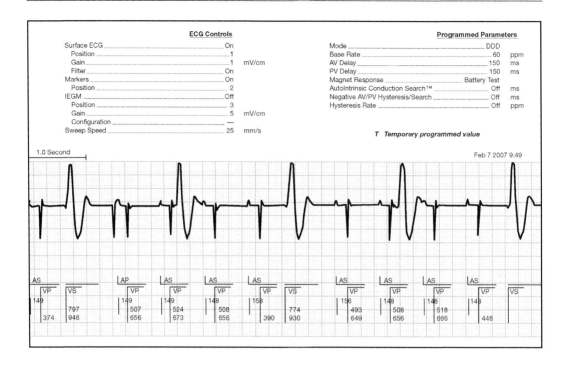

模式

打印报告表明这是一台双腔起搏器，这从心房或心室起搏脉冲亦可证实。有时自身心搏会干扰您的判断，这时应结合心电图及标准进行分析。这份心电图中可见1个心房起搏波，数个自身心房波(AS)，数个心室起搏脉冲(VP)，以及5个自身心室波，其中只有3个被正常感知(VS)。

频率

双腔起搏器频率由心房通道决定。然而，这份心电图没有出现心房起搏间期(AP-AP)。我们能够测量心室起搏间期(VP-VP)，但它们受到感知的自身心房波控制。(记住：双腔起搏器基础频率是由心房频率决定的)

夺获

图中只可见一个心房起搏脉冲，且成功夺获心房。但仅仅根据一个心跳下结论应谨慎。

心室的问题更多。图中增宽、高大的QRS波是自身心室波。但与心室起搏波同时出现的尖而窄的波形并非心室波，那只是起搏脉冲，这份心电图中无心室夺获。(这是不能仅依赖标注来解释起搏心电图的典型例子，应将标注与心电图互相对照。当两者不符时，应以心电图为准。)

我们如何确定这些宽大的心室波并非起搏波？第3个心室起搏脉冲后紧随一个QRS波，假设起搏脉冲已夺获了心室，那么心室将处于生理不应期而无法被激动，但此QRS波形态与自身心室波相同，所以第3个心室起搏脉冲夺获失败。实际上，整张心电图中心室夺获均未成功。

感知

自身心房波抑制了心房脉冲发放并重新启动了计时周期，说明心房感知是正常的。当自身心房波出现后,经过感知的AV 间期,一个心室脉冲发出,亦说明心房感知正常。

心室感知更加复杂。请看第一个自身心室波,标注为 VS,说明心室活动被感知到,之后的 VP 发生在 950ms 后(与基础频率 60 次/分相对应),因此心室感知是正常的。

第 2 个心室波也存在问题。它出现于心室起搏脉冲后,但标注未显示 VS,表明起搏器未感知到。之后出现自身心房波,被正常感知并启动了 AV 间期,所以第 2 个心室波未被感知到。

当自身心跳未被感知到时,你必须首先考虑"它是否应该被感知?"有时起搏器工作正常,未感知到某自身心跳也是正常的,比如在不应期内。起搏器在起搏脉冲发出后将立即启动一段不应期,心跳如发生在起搏脉冲后 200ms 内,将不被感知,这叫做功能性失感知,是正常现象。

这样的例子在本图中有很多,图中有 5 个心室激动,第 1 个被感知,第 2 个未被感知(属于功能性失感知),第 3 个被感知,第 4 个未被感知(功能性失感知),第 5 个被感知。功能性失感知不是感知故障,所以本图中心室感知正常。

起搏器心电图详解:功能性失感知

当起搏器失感知时,首先应判断某心跳是否应被感知。如该心跳落在不应期内,就不应该被感知到。这一现象就叫做"功能性失感知"。

功能性失感知不是故障。(根据不同情况,它可能是时间间期设置所致。)

潜在的节律

这位患者的自身心房节律异常,频率较快。房室传导减慢或阻滞。

如何处理

尽管图中有一次心房成功夺获,但仍应规范评价心房夺获功能。逐步提高基础频率(以 10 次/分为步长,自 90 次/分开始)使心房起搏波出现,以确认心房夺获是否正常。

心室夺获更为重要,必须恢复。通过测试心室夺获阈值来评价心室夺获功能,程控心室输出参数(脉冲振幅或脉宽),可能使心室夺获恢复。夺获恢复后,功能性失感知将消失。

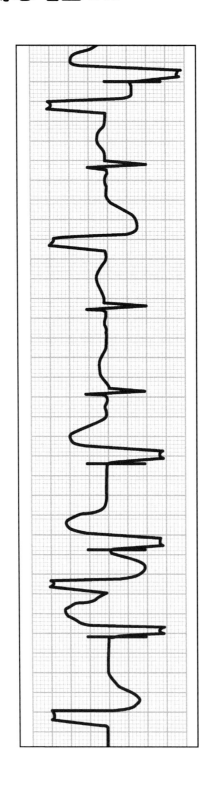

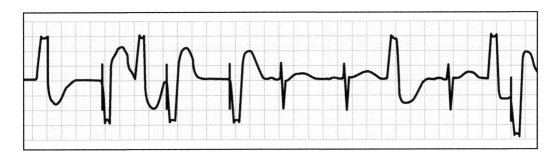

模式

这是一份 VVI 起搏心电图。

频率

在 VVI 起搏心电图中，起搏频率是由心室起搏间期决定的(VP-VP)，本图中卡尺测得起搏间期大约为 880ms，频率约 68 次/分。这是正常的频率。

夺获

心室夺获是正常的，因为每个心室起搏脉冲后都伴有特征性的宽大畸形 QRS

> **起搏心电图的基本要素注释：自身心室事件类型**
>
> 这份心电图有 2 类自身心室波：一类是窄且尖锐的心室波；另一类是主波向上且宽大的心室波，即室性早搏。
>
> 室性早搏因为起源于心室而形态不同于窦性激动，后者是从心房下传的。
>
> 许多起搏器患者发生过室性早搏，室性早搏有可能触发起搏器介导的心动过速(PMT)，重者有可能导致致命性室性心动过速。

波，请注意起搏脉冲后的 QRS 波形态与自身心室波完全不同。

感知

就起搏器而言，室性早搏是心室的自身激动。图中第一个 QRS 波是室性早搏，它被起搏器恰当感知，重置了计时周期。然而，第 2 个室性早搏未被感知，因为第 2 个早搏前后两个起搏脉冲之间的间期为 880ms，第 2 个早搏未重置计时周期。

有人可能会认为这个早搏因为落入了前一心跳的不应期而不被感知。虽然我们不知道不应期多长，但卡尺测得前一心室起搏脉冲到室性早搏开始的距离为 440ms，不应期不应如此长，这个早搏是应该被感知的，所以起搏器心室感知异常。

其他室性早搏均被正常感知，除了最后一个。自身心室波被感知后出现该室性早搏，接着发放了一个心室起搏脉冲。发放此起搏脉冲的计时是从被感知的自身心室波开始的，而该早搏显然在其不应期之外，故应该被感知，但事实刚好相反，所以这个室性早搏感知失败。

诊断：间歇性的心室失感知。

潜在的节律

这位患者存在窦房结功能障碍，房室传导减慢，室性早搏。室性早搏可发生于起搏器或非起搏器患者。对于植入起搏器的患者，它的缺点在于可能触发起搏器介导的心动过速，导致致命性的室性心动过速。

如何处理

有必要测试心室感知阈值，重新程控感知灵敏度。这些室性早搏波形非常高大，起搏器既然能感知到那些较小的自身心室活动，就应该能感知到这些早搏，但为什么未能感知呢？

双极导线依靠起搏导线两个电极间的电位差来感知心脏电活动。如果某一心室活动在两个电极之间能形成足够大的电位差，就能被感知到，室性早搏和心房下传的电活动传导路径不同。如果室性早搏同时到达导线的两个电极，电极间将形成很小的电位差，尽管在体表心电图上波形高大，仍可能不被感知。

事实上，双极导线未感知到室性早搏的现象并不少见。除了测试感知灵敏度和重新程控参数外，还有一个方法可供选择，即转换起搏导线极性，如将单极程控为双极，或将双极程控为单极。极性设置的改变可能会改善感知灵敏度。

起搏心电图的基本要素注释：极性配置与感知

起搏导线的极性与头端电极的数量有关，单极导线只有一个尖端电极，与起搏器组成环路，而双极导线有尖端电极和环电极，两者均位于导线末端。

导线通过检测环路两端的电位差来感知心脏电活动。虽然多数情况下感知良好，但受电活动的传导路径和导线的相对位置影响，有时可能丢失某些信号。这有点像电子"盲点"，当电活动同时到达两点时，因两点间无法形成足够大的电位差，就不能被捕捉到。这时改变导线极性（即改变电极在导线上的分布）可能恢复正常感知功能。这只适用于双极电极（因为单极导线仅在导线头端有一个电极，无法被程控为双极导线）。

虽然改变导线极性能提高对室性早搏的感知灵敏度，但同时也提高了对肌电噪声或干扰的感知灵敏度，应注意确认导线未受到噪声干扰。

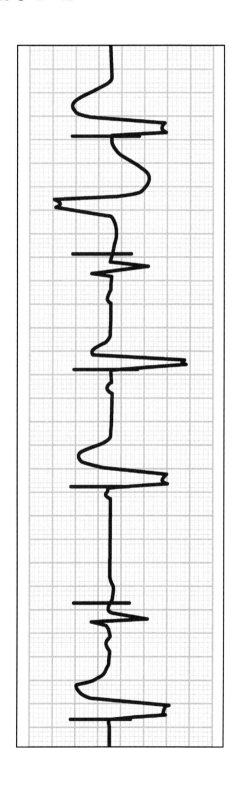

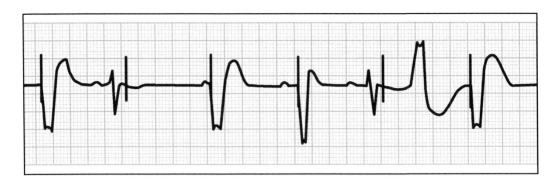

模式

这是一份 VVI 起搏心电图。

频率

通过测量心室起搏间期(VP-VP)可得到基础频率。第 3 个和第 4 个起搏脉冲是测量的最佳位置,间期为 1000ms(60 次/分),在正常范围内。

夺获

自左向右看,第 1 个起搏脉冲成功夺获心室,产生的是宽大、畸形的 QRS 波。第 2 个起搏脉冲不大正常,没有夺获心室。然而,不夺获是可以解释的,因为它落入了前一自身心室波的生理不应期,不应期内任何能量的电刺激均不能使心室除极,这是功能性失夺获的例子,了解感知功能就能理解这种现象。(功能性失夺获通常是感知故障的结果。)

第 3 个起搏脉冲是正常的,但第 4 个起搏脉冲有点令人迷惑。起搏脉冲后紧跟心室波,但此波形态与前 2 个起搏波不同。

第 4 个起搏波是融合波,是心房波下传的电活动与心室起搏脉冲共同作用于心室的结果。波的形态介于起搏波与自身波之间。融合证明了夺获成功,因为起搏脉冲改变了自身波形态。然而,融合是时间间期问题,起搏脉冲与患者自身除极波几乎同时发生。

第 5 个起搏脉冲为功能性失夺获,最后一个起搏脉冲夺获成功。总之,这份图提示存在间歇性的功能性失夺获,说明感知存在障碍。

感知

图中从左边开始,先是一个起搏心室波,接着是一个自身心室波和一个心室起搏脉冲。这一脉冲属功能性失夺获,但问题在于起搏器为什么会发放这一起搏脉冲呢?将卡尺两脚设定在 1000ms 进行测量能够得知自身波未被感知,因此它没有

起搏心电图的基本要素注释:综合考虑

程序化分析是解读起搏心电图的一种有效的方法,但经验性的结论亦很有用。以下是一些例子:

- 心跳停顿提示存在过感知
- 过多的起搏提示存在失感知
- 功能性失夺获存在失感知
- 起搏器介导的心动过速与心房夺获失败和室性早搏有关
- 融合和假融合是时间间期问题(基础频率与自身频率相互竞争)

起搏心电图的基本要素注释:滞后

　　基础频率是起搏器在自身心跳消失时起搏心脏的频率。滞后设置了第 2 种频率,允许低于基础频率的自身心跳出现。通常基础频率与滞后频率接近,两者不超过 10~15 次/分。如果一位患者基础频率和滞后频率分别为 60 次/分和 50 次/分,一旦自身心跳频率大于或等于 50 次/分时,起搏器脉冲发放将会被抑制,当自身心跳频率低于 50 次/分时,起搏器将开始以 60 次/分起搏。

　　滞后功能的优点在于保持足够快的起搏频率的同时,仍鼓励自身心跳。如果直接将基础频率设在 50 次/分,则不能满足该患者日常生活的需要。

　　因此,滞后是一种两全其美的方法,因为它使患者保持一个恰当的起搏心率,同时也鼓励患者自身心跳。一般而言,自身心跳好过起搏心跳,所以必须鼓励尽量多的自身心跳。(但这一理念不适用于再同步治疗的患者,他们应该获得尽可能多的起搏支持。)

　　开启滞后功能的条件是患者自身心跳足够快。

重新启动计时周期。这是失感知导致起搏脉冲的发放。同样的情况发生于第 5 个起搏脉冲。

潜在的节律

　　该患者房室传导减慢且有室性早搏。

如何处理

　　功能性失夺获不属于夺获功能故障,实际上对于大多数病例,它是感知故障,必须测试心室感知功能并重新设置感知参数,以保证自身心室波能被正确感知。当感知功能恢复正常后,功能性失夺获应该消失。

　　这位患者存在一部分自身心跳,所以滞后功能对他应该是有益的。因为基础频率是 60 次/分,将滞后频率设为 50 次/分能鼓励更多的自身心室波出现。这位患者自身心室率并不慢。打开滞后功能可减少起搏心跳数。

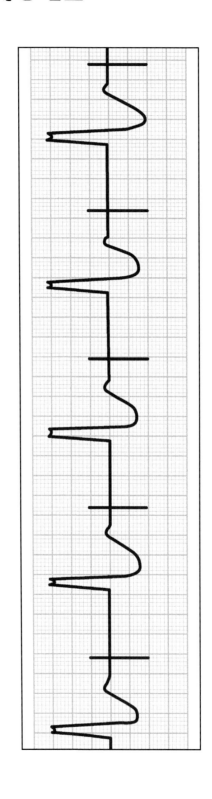

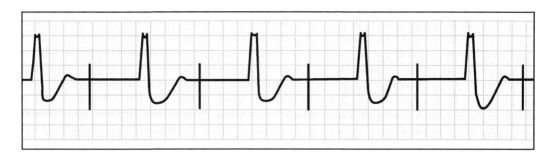

模式

这是 VVI 起搏心电图。

频率

VVI 起搏根据心室起搏间期测量基础频率。然而,这份心电图中未看到心室起搏间期(VP-VP),只看到心室逸搏间期(VS-VS),这些波形如此规律,你可能会去测量起搏脉冲之间的距离,结果是1520ms,或起搏频率为 40 次/分。这一频率显然是不正常的!我们测量自身心跳起始至下一起搏脉冲间的间期,结果是 840ms或 70 次/分,这是较正常的频率。

夺获

图中每次起搏脉冲均未能夺获心室。问题是这些起搏脉冲应该夺获心室吗?它们是否位于前一心跳的生理不应期内?仔细阅图后可断定它们应该夺获心室。因此,这位患者存在心室持续性失夺获。

感知

自身心室波被正常感知后重新启动了计时周期,所以心室感知正常。

潜在的节律

这例患者依赖于约 40 次/分的心室逸搏生活。心房完全没有活动。

如何处理

持续性的心室失夺获是严重的故障,因此必须测试心室的夺获阈值。失夺获常见的原因是起搏输出能量不足(输出参数设置过低)和导线故障。前者易于解决,只需提高输出能量(脉冲振幅和脉宽)即可。导线故障较少发生但后果更加严重。然而,本例患者起搏输出能量过低。因为患者起搏器感知正常,不符合导线故障的特点,后者发生时常表现为感知和起搏同时障碍。

起搏心电图的基本要素注释:导线

　　起搏导线存在故障时将表现出一系列异常。受到挤压、断裂或其他原因损坏导线将导致起搏失败和感知异常。这种情况可能是暂时的，尤其是导线损坏较局限时。虽然导线故障相对少见，但的确有可能发生；因为导线故障最先表现在心电图上，当心电图提示感知和起搏故障时应想到导线完整性是否受损。

　　导线故障通常同时影响夺获和感知。夺获障碍伴感知正常和感知障碍伴夺获正常都是不常见的。导线故障的其他表现包括起搏和感知功能突然改变及导线阻抗的突然或大幅变化。

　　如果感知或起搏故障能够通过调整起搏器参数解决，导线故障应可排除。

　　如果参数调整无法解决问题，应进一步了解导线是否受损，应行胸部 X 线检查。

　　导线故障常见于导线植入的急性期而非慢性期，但总体上可见于任何时期。

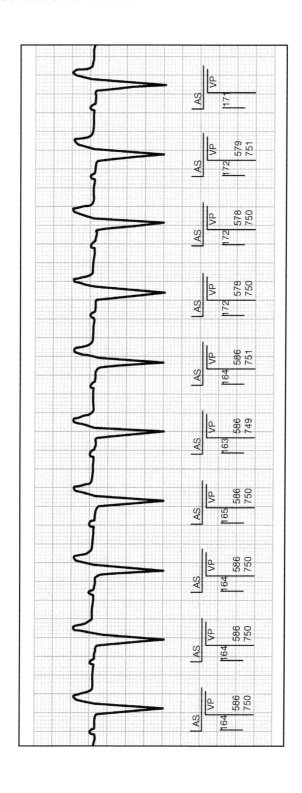

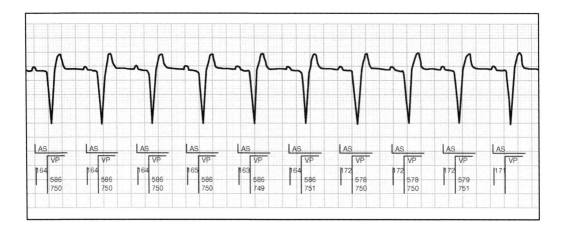

模式

即使没有标注且未见明显的起搏脉冲，仍可看出这是一台双腔起搏器。自身心房波后为 AV 间期，之后为增宽的心室波。这是心房波被感知后起搏器发放了心室起搏脉冲。

频率

双腔起搏器根据心房频率进行起搏，本图中所有心房活动均是自身的。起搏器跟踪自身心房频率并发放心室脉冲。双腔起搏器跟踪自身心房频率不会超过程控的最大跟踪频率（MTR），这一频率通常设为 120 次/分。因此，从图中无法获得基础频率。自身心房活动频率大约为 760ms（78 次/分），在常见基础频率之上。但作为跟踪频率，是正常的。

夺获

因为所有心房波均为自身的，故无法评价心房夺获功能。

图中看不到显著的心室起搏脉冲，评价心室夺获似乎是困难的。然而，标注中

> **起搏心电图的基本要素注释：起搏脉冲**
> 单极起搏脉冲高大，双极起搏脉冲很小，甚至无法辨认。过去我们需要起搏程控仪中才能确认起搏脉冲的发放，如今许多监护仪和其他设备带有起搏脉冲强化功能，它放大脉冲信号，双极起搏脉冲也容易辨认。

的 VP 证明了心室起搏脉冲的发放。

心室夺获还可通过 QRS 波的形态来确认。图中所有 QRS 波均畸形且形态一致，每个 QRS 波前均有 VP 提示。因此，虽看不到起搏脉冲，仍可判断起搏器夺获正常。

感知

心房感知正常。因为自身心房波抑制了心房起搏脉冲的发放，启动了一段大约 170ms 的 AV 间期。因为起搏器抑制了心房起搏脉冲的发放，并控制了心室起搏脉冲频率，所以心房感知功能正常。

因为心室波均为起搏波，故无法评价心室感知功能。

潜在的节律

这是心房跟踪模式的典型例子。这位患者窦房结功能正常,但经房室结不能下传到心室, 双腔起搏器为患者提供了 1:1 的房室同步。

如何处理

必须评价心房夺获功能。评价时应保证心房起搏事件出现,这可通过提高基础频率 (以 10 次/分为步长, 自 90 次/分开始)来实现。

亦应评价心室的感知功能。可通过延长 AV 间期 (临时将 AV 间期程控为 300ms 或更长)使自身心室波出现。

如果患者自身房率不太快,可能无明显感觉,但出现高频心房波时持续跟踪发放心室起搏脉冲可能引起患者不适,这时应调整最大跟踪频率(MTR)。MTR 常设为 120 次/分,但这一数值是可变的,如果 120 次/分的心室起搏频率使患者感到不适,可调为 120 次/分以下。

初级起搏心电图 #17

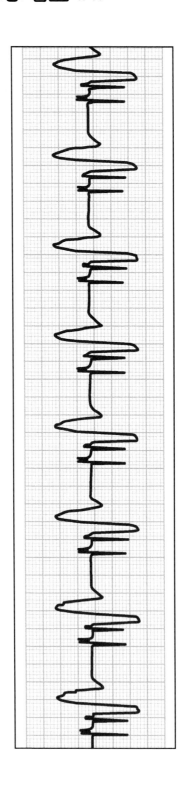

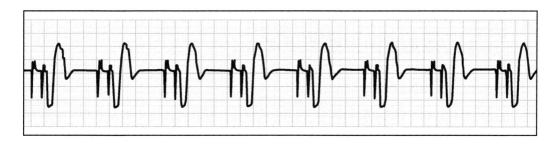

模式

图中同时见到心房和心室起搏脉冲提示这是一台双腔起搏器。

频率

以心房起搏间期（AP-AP）计算双腔起搏器基础频率。测得间期为 1000ms 或 60 次/分，为正常频率。

夺获

心房起搏脉冲后可见心房除极波，波形固定，故心房夺获正常。

心室起搏脉冲后可见心室除极波，波形固定，故心室夺获正常。

感知

因为本图中所有除极波均为起搏波，故无法评价感知功能。

潜在的节律

该患者存在窦房结功能障碍，且房室传导减慢。

如何处理

本图为经典双腔起搏心电图，但我们仍需完成其他功能的评价。

首先应评价心房感知功能，最好的方法是以 10 次/分为步长降低基础频率，直至自身心房事件出现。降低频率应缓慢进行，随时观察患者有无不适，即使自身心房时间未出现，也不应将频率降至 30~40 次/分以下。

评价心室感知可延长 AV 间期至 300ms 或更长，观察有无出现自身心室波。有些医师临时将起搏器程控为 VVI 模式并逐渐降低频率使自身心室波出现，我个人认为应尽量避免这样做。延长 AV 间期不但更加容易，而且能测试自身房室传导功能，为 AV 间期程控提供依据。应尽量使用双腔起搏模式测试双腔起搏器。

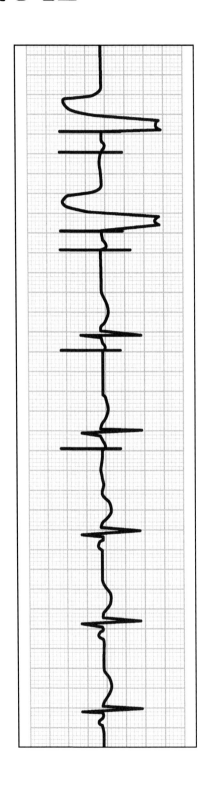

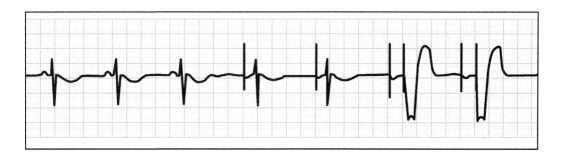

模式

本图中同时出现心房与心室起搏脉冲,显然这是双腔起搏器。

频率

心房起搏间期(AP-AP)为 1000ms,即 60 次/分,为正常频率。

夺获

图中可见 4 个心房起搏脉冲,均产生了心房除极波,除极波形态一致。前两个通过自身房室结下传,为 AP-VS 模式。AP-VS 间期固定,大约为 160ms。此间期固定说明心房夺获正常。

后两个心房起搏波未能通过自身房室结下传心室,但心房夺获是成功的(AP-VP 模式)。

本图中仅见到两个心室起搏脉冲,产生的均为宽大、有切迹的除极波,形态与自身除极波明显不同,故心室夺获正常。

感知

前 3 个自身心房波抑制了心房起搏脉冲发放,重新启动了计时周期,说明心房感知正常。

心室自身活动抑制了心室起搏脉冲的发放,重新启动了计时周期,说明心室感知正常。

潜在的节律

这位患者窦房结功能异常,但房室传导减慢。

如何处理

这份心电图显示起搏器所有功能均正常。这是一份心电图同时显示两心腔夺获和感知功能的例子。尽管如此,仍应对两个心腔的夺获和感知阈值进行正规评价。

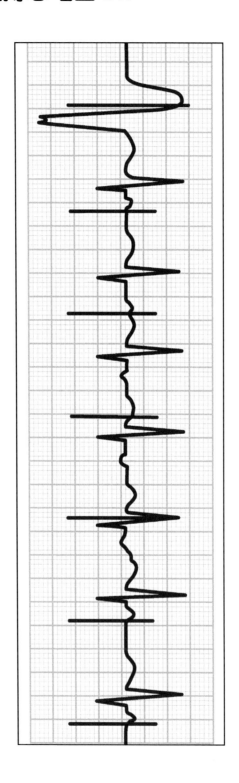

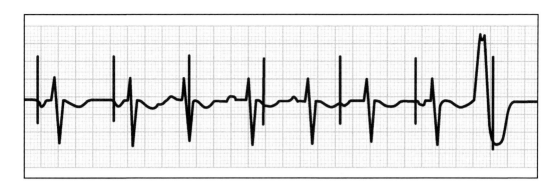

模式

根据心电图确定起搏模式有时非常困难！这份心电图即是如此。

假设这是一台双腔起搏器，我们应该看到持续的双腔起搏器活动，即如果出现一个心房起搏脉冲，之后应紧跟一个感知或起搏的心室波。如果出现一个心室起搏脉冲，前方应看到一个起搏或感知的心房波。但本图中起搏脉冲均为单个出现，所以这是一台单腔起搏器。

如何确定这是心房还是心室起搏器呢？心室单腔起搏器更加常见，但 AAI 起搏器亦有可能。确定起搏器类型最好的方法就是逐个分析起搏事件。

图中前 2 个起搏脉冲后出现了心房除极波，之后紧跟着自身心室波。第 3 个起搏脉冲与心室波距离更近。我们如何确定这是心房起搏？心房起搏的证据是起搏心房波形态与自身心房波不同，心房波紧跟在心房脉冲后，AP-VS 模式时 AP-VS 间期应固定不变。这 3 个特征同时出现在前 2 个起搏脉冲，说明它一定是心房起搏脉冲。

后 4 个起搏脉冲分别位于心室波中、后及两个心室波之间，第 6 个起搏脉冲再

次夺获心房，最后 1 个起搏脉冲并非 R-on-T 现象，而是心房起搏脉冲与 T 波重叠。

这必然是一台单腔心房起搏器。

频率

使用卡尺测得 AP-AP 间期为 880ms，频率为 68 次/分。

夺获

前 2 个心房起搏脉冲夺获了心房，产生的心房波为负向，与自身心房波的正向不同。这是 2 个典型的心房起搏波（证据为独特的心房除极波形态，起搏脉冲后立即出现，固定的 AP-VS 间期）。

第 3 个 QRS 波的形态与其他略有不同，我的解释是起搏脉冲起搏心房的同时刚好心室自身开始除极，产生了一种变形的 QRS 波，我把这种现象叫做假–假融合（看上去像假融合波，但实际上不是）。

继续向下看，第 4 个心房起搏脉冲未能夺获心房，但心房并不处于生理性不应期。这一脉冲本该夺获心房，所以夺获是失败的。

第 5 个起搏脉冲似乎夺获了心房，但

起搏心电图的基本要素注释：为何叫做起搏心电图解读

起搏心电图是一门科学，背后有很多的科学知识，且读懂它还需要读者具备一定的分析能力。对一份起搏心电图可能有很多种解释，我们只是尽力得出最可能的结论。

许多学术会议中会讨论起搏心电图。有时这方面的专家也很难达成一致，我不希望所有同事在本书中或课堂上的观点与我保持一致，只是尽力采用系统的方法分析心电图，为我的结论寻找充分的依据，但有时只是我的个人看法。

不要被它欺骗。假设这次夺获成功，起搏波应该通过房室结下传到心室，产生的 AP-VS 间期应与之前的 AP-VS 间期相同。但事实上，这是不等的，这也是一次夺获失败。

第 6 个心房起搏脉冲正常夺获，其 P 波形态和 AP-VS 间期符合夺获成功的特点。

第 7 个起搏脉冲似乎落在了 T 波上。但那是一种假象，只是心房起搏脉冲与室性早搏的 T 波同时出现罢了。因为室性早搏波形很宽大，即使起搏脉冲产生了心房除极波，也很难辨认。所以我们难以确定第 7 个起搏脉冲夺获是否成功。

这位患者存在的问题是间歇性的心房失夺获。

感知

图中部有 2 个明显的自身心房波未被感知到。如果你测量此处的心房起搏间期，就会发现起搏器在以基础频率持续起搏，并未因自身心房的出现重新启动计时周期，所以是心房失感知。起搏器实际上是以 AOO 方式工作的。

潜在的节律

该患者存在窦房结功能障碍，房室传导正常，患有室性早搏。

如何处理

必须恢复患者的心房夺获和感知。

图中可见到自身心房事件，心房感知测试及调整感知参数应容易做到。

也应评价心房夺获功能，保证心房被可靠夺获。

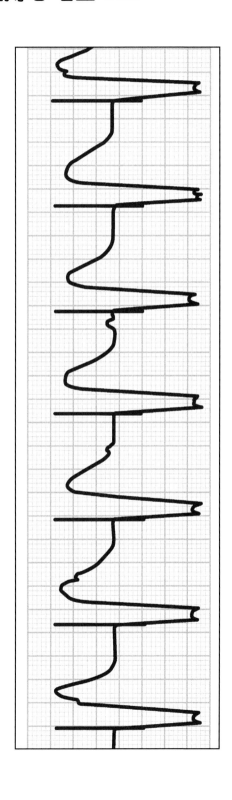

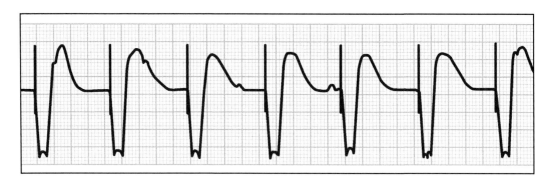

模式

这是一台 VVI 起搏器,因为心房自身事件与心室起搏脉冲无关。

频率

心室起搏间期固定在 920ms 左右(65 次/分),这是单腔起搏器常见设置。

夺获

心室夺获正常,因为所有心室波形态一致。

感知

因为此心电图全程中未见自身心室事件,故感知功能无法评价。

> **起搏器心电图详解:形态学**
>
> 激动在心脏内起源位置不同,产生的除极波形态有很大不同。心室起搏波起源于导线与心室壁接触的部分,而自身心室激动起源于房室结下传,故两者波形不同。
>
> 除极波形态亦因患者而异。有的患者起搏与自身激动显著不同,而有的患者可能仅有微小的差异。当无法鉴别是起搏还是自身激动时,波形上的差异或许能有所帮助。

潜在的节律

这位患者窦房结功能障碍且房室传导减慢。

如何处理

通过降低起搏频率使自身心室波出现,即可测试心室感知功能。降低频率时应循序渐进,注意观察患者有无不适,即使自身心室波未出现,也不要把频率降至 30 次/分或 40 次/分以下。

> **起搏器心电图详解:自身心跳不出现怎么办?**
>
> 你也许会遇到通过降低起搏频率或延长 AV 间期自身心室波均不出现的病例。
>
> 有的患者潜在的节律很慢且不稳定,有的患者逸搏心律稳定但难以耐受短暂的心率过慢,故总有些起搏器患者无法评价其感知功能。应查看这些患者的感知灵敏度及其他参数,在随访表中标注出感知功能无法测量及其原因。

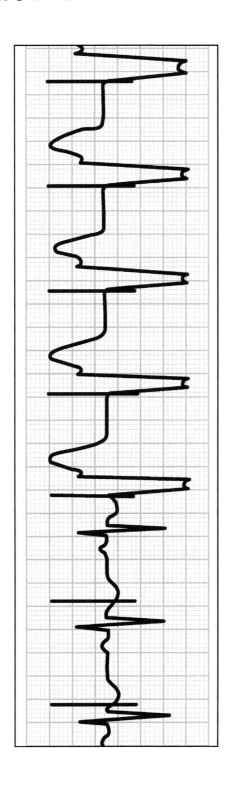

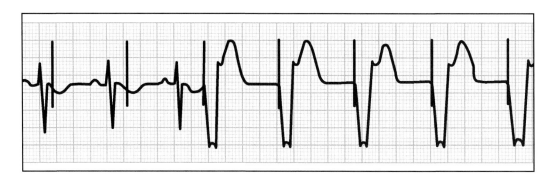

模式

这是一台 VVI 起搏器的心电图。

频率

心室起搏间期约 880ms 或 68 次/分（卡尺测值是近似值）。这是正常的 VVI 起搏器频率。

夺获

前 2 个心室起搏脉冲未夺获心室。当起搏器工作不正常时，我们必须思考起搏器本应该如何工作。这些脉冲应该夺获心室吗？因为这 2 个脉冲信号在自身心室波后短时间内发放（心室肌此时尚在生理不应期内），所以未夺获是正常的，这叫做功能性失夺获。功能性失夺获不是夺获故障，而提示感知不正常。了解了起搏器感知状态后就能够理解它。

2 次功能性失夺获后出现了一系列心室起搏脉冲，脉冲后紧跟形态独特的除极波，说明心室夺获正常，无功能性失夺获。

感知

2 次自身心室波后很快发放心室起搏脉冲，除非感知失常，否则不会出现这种情况。第 3 个自身心室波仍未能重新启动计时周期或抑制起搏脉冲发放（第 3 个起搏脉冲发放时间根据第 2 个起搏脉冲而定，而非自身心室事件）。显然，这是心室感知不正常。

潜在的节律

这位患者存在一些自身心房活动，房室传导减慢。

如何处理

目前最重要的任务是恢复心室感知。进行心室感知阈值测试，调整心室感知参数。调整后心电图应使失感知和功能性失夺获同时消失，因为它们均是感知不良的结果。

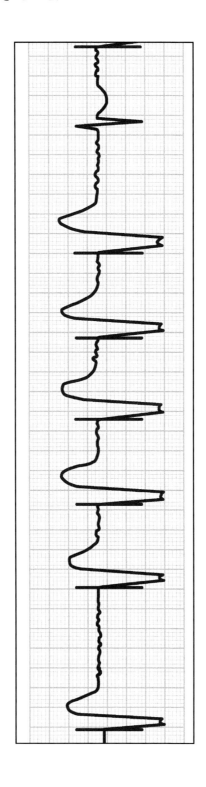

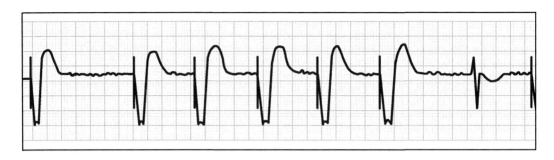

模式

这是 VVI 起搏模式。

频率

图中可见心室起搏间期（VP-VP）为880ms 或 68 次/分，为正常设置。但出现了一些心脏停顿。注意第 1 个与第 2 个起搏脉冲间，倒数第 2 个起搏脉冲与之后的自身心室波之间。我们应寻找心脏停顿的原因。

夺获

每个心室起搏脉冲后紧随形态一致的心室除极波。其形态与自身心室波不同。夺获应该是正常的。

感知

这些心脏停顿暗示感知可能有问题。将卡尺两脚间距设为 880ms（即心室起搏间期），将一只脚放在第 2 个起搏脉冲上逆行测量，卡尺将告诉我们起搏器把什么当作自身心脏事件来感知。条图末尾的情况与此相同。起搏器抑制了一次心室起搏脉冲的发放，重新启动了计时周期，但依据是一个其实并不存在的信号。这是典型的过感知。

过感知是如何产生的？心电图虽然有时并不能提示被过感知到的信号，但我们仔细检查起伏的基线可能找到有价值的信息。基线上可见许多高频心房波，这是房性心律失常，很可能是房颤(Af)。起搏器患者同时患有房颤非常常见，应确保房颤不被心室通道感知，即不应被误认为是心室事件。

潜在的节律

这位患者存在房性心律失常，同时房室传导减慢。

如何处理

应该测试心室感知功能并调整心室感知灵敏度。我们应解决过感知问题，消除心脏停顿。

尽管患者并发房性心律失常，但起搏器无法治疗，只能使用药物治疗。这些内容不在本书讨论范围内。本书的内容是如何保证起搏器正常工作，为患者提供可靠的起搏支持。

起搏心电图的基本要素注释：合并房颤的起搏器患者

房颤是常见的心律失常，经常会遇到。

房颤是一种复杂的逐渐发展的心律失常，起初多为阵发性（突然发作又自行终止），随时间延长可转化为持续性发作。房颤治疗首选药物，持续发作时可能需药物或电转复，亦可使用外科或射频消融方法治疗，但有创性治疗仅用于药物方法无效时。

有一些起搏器提供一些特殊算法来预防房性快速心律失常。

但大多数房颤患者的症状并非心房率过快引起，而与心室率有关，当房颤下传到心室较多时，可引起快速心室反应，心电图上表现为不规则的快速心室率。

但 VVI 起搏器不考虑心房节律，仅感知心室事件。

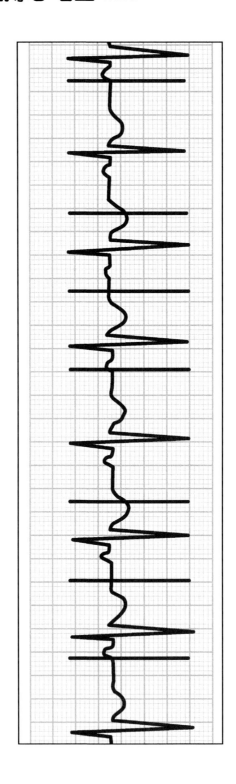

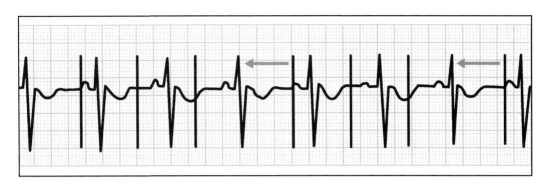

模式

这是一台单腔起搏器,但不清楚起搏脉冲来自哪个心腔(AAI 或 VVI 起搏器)。

图中两个箭头显示自身心室波重新启动了计时周期。卡尺测量后确认起搏脉冲是依据自身心室波而非心房波发放的。虽然起搏脉冲似乎"夺获"了心房,但其实只是巧合。这应是一台心室单腔起搏器。另一个非心房夺获的证据是自身 P 波形态与"夺获"的 P 波形态相同。

频率

心室起搏间期(VP-VP)很短,大约为 680ms 或 88 次/分。对于儿童或频率应答型起搏器(VVIR),这一频率可视为正常。但如果这是处于休息状态的成年人,频率就显的过高了。

夺获

整个心电图中心室起搏脉冲从未夺获心室,故心室夺获异常。

感知

箭头所指处的自身心室波成功感知,抑制了起搏脉冲的发放,重新启动了计时周期。然而,其他心室波未被感知到。这是间歇性的心室失感知。

潜在的节律

这位患者自身节律正常,心房活动持续通过房室结下传至心室, 引起心室除极,自身频率大约 800ms(75 次/分)。

如何处理

必须设法使心室感知和夺获恢复正常。需要重新程控心室感知灵敏度(使起搏器更敏感或降低 mV 值) 和起搏输出能量(起搏脉冲振幅和脉宽)。

此患者的基础频率是过高的。除非特殊情况,频率应被降至 60~70 次/分。因为患者自身心跳频率约 75 次/分,70 次/分的基础频率将抑制起搏脉冲发放,这是一件好事,因为可出现更多的自身心跳。

起搏心电图的基本要素注释：起搏阈值的波动

起搏阈值被定义为起搏心脏所需的最小能量，可通过起搏阈值测试得到（有时叫做夺获阈值测试），通常由两个参数描述（脉宽和振幅）。

起搏阈值并非固定不变。

即使同一患者的起搏阈值一天当中都在波动，而且许多因素（包括药物和疾病进展）均可影响它。

因此，起搏器随访时应常规检查起搏阈值。为保证可靠夺获，起搏输出能量设置应留有余地（设置值通常为阈值的2~3倍）。

起搏阈值的波动是间歇性失夺获的原因，可能使起搏器突然发生夺获失败。

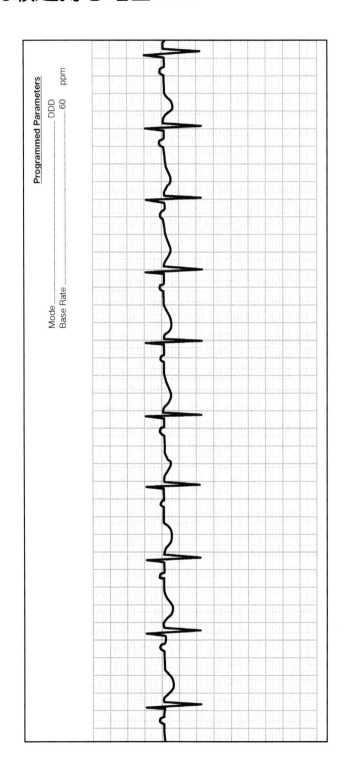

Programmed Parameters

Mode —————— DDD

Base Rate —————— 60 ppm

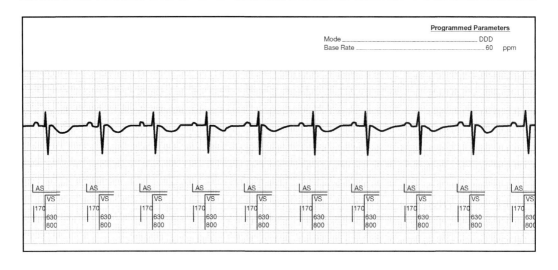

模式

你可能认为患者没有植入起搏器,但打印报告显示这是一台 DDD 起搏器。标注显示 2 个通道均处于感知状态。

频率

打印报告显示起搏频率为 60 次/分,这是正常的。自身心房频率大约是800ms(75 次/分),故能够抑制心房起搏脉冲的发放。

夺获

从图中无法评价夺获功能。

感知

每个自身心房波均抑制了心房起搏脉冲发放,说明心房感知正常,所以评价感知功能时应把心电图与标注结合起来。

心室感知也是正常的。

潜在的节律

此患者自身节律正常且稳定,约70次/分。

如何处理

应该评价每个心腔的夺获功能。应使起搏器起搏心腔,通过提高起搏频率可使心房起搏出现,自 90 次/分开始以 10 次/分步幅逐渐增加,直至起搏出现,同时观察患者有无不适。

起搏心电图的基本要素注释:这位患者需要置入起搏器吗?

有时就诊的患者心电图看不到起搏脉冲,心电图均为自身心跳,看似起搏器是多余的。这时应想到许多心律失常是间歇性的,起搏器起搏可能也是间歇出现的。如果你下载起搏器诊断,你通常会发现患者的起搏时间仅占很少一部分。实际上相当多的起搏器患者起搏心跳比例在 30%~40%,这意味着多数时间患者不需要起搏支持。事实上,100%起搏依赖的患者较少见。

欲使心室起搏出现,可缩短 AV 间期,直接缩短至 110ms 或 120ms 即可。如果仍未见心室起搏脉冲,应将起搏器临时程控为 VVI 模式,自 90 次/分开始,以 10 次/分为步长逐渐升高基础频率,直至心室起搏事件出现。应优先选择第一种方法,因为它是在 DDD 模式下评价双腔起搏器,它无效时再采用第 2 种方法。我认为,如果缩短 AV 间期不能引起心室起搏,那么只能在 VVI 模式下临时程控较快的频率来测试心室夺获。

初级起搏心电图 #25

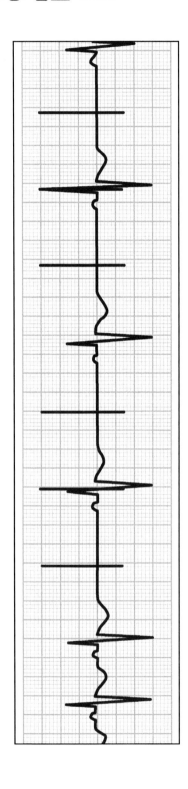

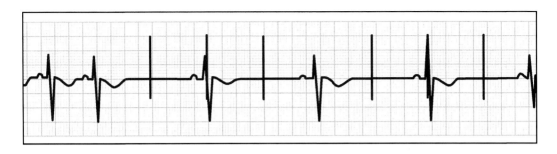

模式

这是一台单腔起搏器,因为起搏脉冲只影响心室,所以是 VVI 起搏器。

频率

心室起搏间期为 800ms(75 次/分),这一频率较快,但亦算正常。

夺获

图中有 4 个起搏脉冲未夺获心室,且与生理性不应期无关,所以夺获功能故障。

图中有 2 个起搏脉冲落在自身除极波上,这是夺获失败吗?事实上,这是假性融合波。

这些脉冲刚好在自身除极波开始后出现。这些脉冲并未影响自身节律,但确是一种浪费,因为心室脉冲并没有对除极波起作用。假性融合是一个时间间期问题(此时自身心率与起搏心率相同)。因为这时起搏脉冲无法除极,它既不能证实也不能否定夺获正常。

假性融合波,类似于融合,不是夺获故障,而是时间间期问题。此时起搏心律与潜在的节律相互竞争。

感知

因为自身心室波重新启动了计时间

> **起搏心电图的基本要素注释:融合和假性融合**
>
> 当起搏脉冲和自身心电活动同时引起心脏除极时将产生融合,这时心电图形态为自身与起搏波的中间状态。融合是时间间期设置不当的结果,但它证实了夺获成功。
>
> 假性融合波与之不同,当起搏脉冲到达时自身电活动刚完成除极,心肌处于不应期,起搏脉冲无法产生除极,所以能量是浪费的。
>
> 在心电图中,假性融合看似带有起搏脉冲,实则是自身心跳,假性融合也是时间间期设置不当所致,假性融合既不能肯定也不能否定夺获正常。

期并抑制了心室起搏脉冲发放,心室感知应是正常的。

潜在的节律

这一患者存在窦性心动过缓,房室传导功能正常。

如何处理

应检查心室夺获阈值,重新调整输出参数(脉冲振幅和脉宽)。

恢复心室夺获有可能消除假性融合

起搏心电图的基本要素注释：怎样调整起搏器输出？

传送至心肌的起搏能量大小由两个参数决定：脉冲振幅（以 V 为单位）和脉宽（以 ms 为单位）。提高任一参数均可使输出能量增加，但调整脉冲振幅更加有效。

许多起搏器程控仪均有推荐输出能量，但程控者应明白原理。首先，要确定起搏阈值。这是可靠起搏心脏所需的最小能量（以脉冲振幅和脉宽表示）。

起搏输出能量为阈值加上安全范围，通常为阈值的 2~3 倍。例如，一位患者的起搏阈值为 0.8V，脉宽为 0.4ms，推荐输出设置将是 2.0V，脉宽 0.4ms（0.8V 的 2 倍为 1.6V），近似值为 2.0V。

为什么不把能量输出设置为最大呢？输出能量大小直接影响电池寿命，能量越大，电池耗竭得越快。因此，临床医师应在保证患者安全与节省电池能量之间做出平衡。

现象。很多患者都出现过融合和假性融合。假如这些现象持续出现，说明患者的自身节律与起搏心律在不断竞争。设置滞后频率或小幅降低起搏频率是常用的解决手段。但对此患者，这些方法是不必要的，因为其自身频率明显低于基础频率。

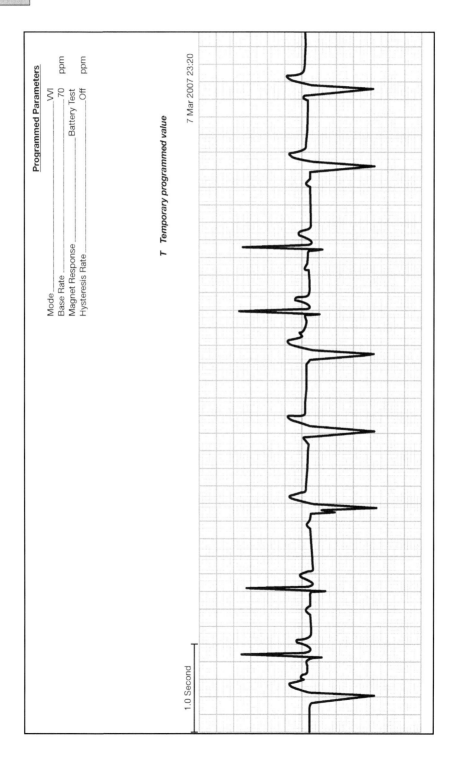

Programmed Parameters

Mode VVI
Base Rate .... 70 ppm
Magnet Response .... Battery Test
Hysteresis Rate .... Off ppm

T Temporary programmed value

7 Mar 2007 23:20

1.0 Second

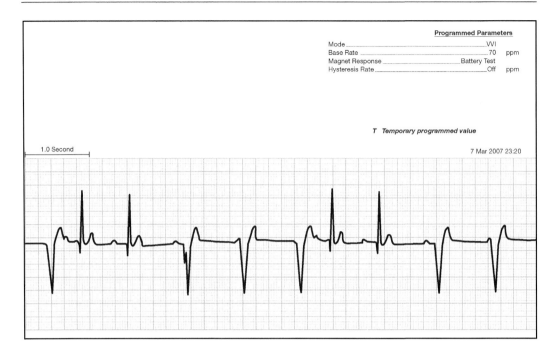

Programmed Parameters

Mode VVI
Base Rate .... 70　ppm
Magnet Response .... Battery Test
Hysteresis Rate .... Off　ppm

T　*Temporary programmed value*

7 Mar 2007 23:20

1.0 Second

模式

虽然起搏脉冲并不明显,但第 2 个负向的心室波前仍可看到。这些增宽负向的心室波是起搏波。图中可见明显的自身心房波但无心房起搏脉冲。如果起搏器感知了自身的心房波,那么感知 AV 间期(AS-VP)就应是固定的,但事实并非如此。假设这是双腔起搏器,第 3 个与第 4 个起搏脉冲之间应出现心房起搏脉冲,但并未看到,所以这不是双腔起搏器。因为既无心房感知亦无心房起搏,这应该是 VVI 起搏器。

频率

用卡尺测量第 2 个起搏波起始至第 3 个起搏波起始间期可获得心室起搏间期(VP-VP),亦可从第 3 个起搏波量至第 4 个起搏波,或测量最后 2 个起搏波间期。打印报告显示起搏频率为 70 次/分,与分

起搏心电图的基本要素注释:卡尺的近似现象

卡尺在分析起搏心电图中很重要,它易于携带,熟练者能快速测量。卡尺的主要缺点是不够准确,例如,70 次/分的起搏频率对应的起搏间期应为 857ms,但卡尺仅能精确到 40ms,所以卡尺测量结果不是 840ms,就是 880ms,不能测出 857ms。在这一例子中,卡尺测值为 880ms,起搏器起搏频率应为 68 次/分,然而打印报告顶端提示基础频率实际为 70 次/分,故起搏间期应为 857ms。是我们测量错误吗?不,这是近似值的原因。所以当我们使用卡尺时,应考虑到“近似”误差。

顺便说一下,68 次/分的基础频率可以设置但不常用。大多数基础频率设为 60,65,70,75 之类的整数。

规测得的 VP-VP 间期(68 次/分)相符,因为卡尺测值为近似值。

夺获

图中显示 6 个心室起搏波,形态一致(增宽、负向),说明心室夺获正常。

感知

图中有 4 个自身心室波（窄的正相波）。每次自身心室波的出现均抑制了心室脉冲的发放,并重新启动了计时周期。通过测量 VS-VP 间期(逸搏间期),发现与起搏间期一致,故心室感知正常。

潜在的节律

患者存在窦房结功能障碍,房室传导减慢,并伴有间歇性的自身心室波出现。

如何处理

虽然起搏器感知和起搏正常,但如果我们适当降低起搏频率, 将使更多的自身心室波出现,这对患者是有好处的。首先想到的方法应是降低基础起搏频率, 缺点是如果患者有时需要 70 次/分的起搏心率怎么办?60 次/分的频率鼓励了自身心室波的出现,但某些时候不能满足患者的需要。

最好的解决方法是打开滞后功能。打印报告提示此功能是关闭的。滞后频率设为 60 次/分,可保证患者自身心率在

> **起搏心电图的基本要素注释:模式**
>
> 心律失常疾病并非一成不变,受疾病进展、药物相互作用及其他因素影响可能发生改变。起搏器患者出现新的或不同的心律失常是很常见的。日常工作中可见到患者起搏器工作模式或起搏器并非理想状态, 因为他们目前的心律失常疾病可能与 5 年前置入起搏器时完全不同。因此多数患者的起搏器需要经常调整。
>
> 许多医师喜欢置入具有特殊功能的双腔起搏器, 因为必要时能够打开更多更先进的功能和模式。即使目前患者不需要这些功能, 也可为将来可能发生的意外情况做准备。(毕竟,起搏器最长能持续工作超过 10 年！)
>
> 所有起搏器均在某时刻需要更换,对于一些患者,这是起搏器升级的好机会。这位患者更换为双腔起搏器将有更多的好处。

60 次/分以上时起搏器仍不发放起搏脉冲,但如果连续起博时, 起搏器将以 70 次/分连续起搏。这样患者的潜在的节律将看得更清楚,将出现更多的自身心脏事件。

这位患者存在间歇性的自身心房波。升级为双腔起搏器会给患者提供 1:1 的房室同步起搏,对心功能有好处。

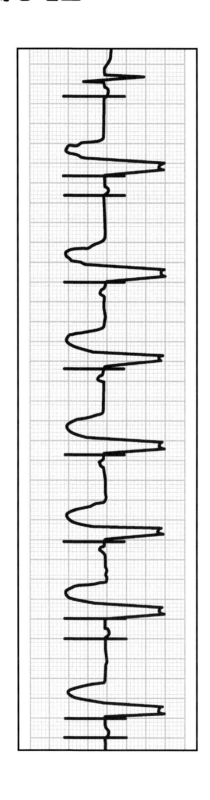

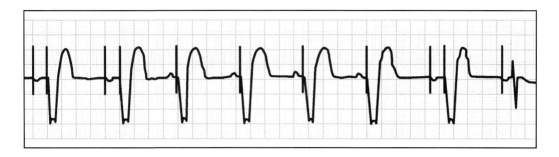

模式

心房及心室起搏脉冲的存在（例如，第1组波形）表明这是双腔起搏器。

频率

我们可以用卡尺测量心房起搏间期（AP-AP），测出双腔起搏频率。图中存在两组心房起搏间期的范例。经测量，它们都是1000ms（60次/分）。这是适当且预期的频率。

夺获

图中有4个心房起搏脉冲，其后都跟有起搏的心房除极波，它们的形态与心房自身心律（窦性P波）不同，提示心房夺获正常。

图中多数是心室起搏。每个心室起搏搏动前都有心室起搏脉冲，心室起搏波特有的形态是宽大的、畸形的且带有切迹。最后的心室波形完全不同，是典型的心室自身心律。总之，该图表明心室夺获功能是正常的。

感知

图中可见4个自身心房搏动（窦性P波）。它们的出现抑制了心房起搏脉冲的输出，并且重置了计时间期。此外，感知的

AV间期（指自身心房搏动开始至其后心室起搏脉冲之间的间期）均等，提示心房感知功能良好。尽管用卡尺很难准确测量，但是由此图中可得出：任何心率下感知的AV间期都是均等的，大约是160ms；甚至在心室跟踪心房的最后一组波形中也是如此。据此，我们可得出：心房感知功能良好。

图中仅见1个心室自身除极搏动（最后一组波形），它抑制了心室起搏信号输出，重置计时周期，由此可见心室感知功能良好。

潜在的节律

图中起始部分是双腔起搏（AP-VP），然后转变为心房感知心室起搏（AS-VP），最后一个变成心房起搏下传心室（AP-VS）。在这么短的图中同时见到3种不同的起搏状态相当少见。该患者有一些自身心房活动（窦律）而房室传导缓慢（间歇性）。

如何处理

图中表明心房心室感知和起搏功能均良好，但仍应谨慎地检测这些功能。尤其图中仅有1次心室自身搏动，心室感知功能需被进一步检测。

在绝大多数优良的心脏起搏临床规

范中,鼓励心脏自身活动,尽量减少不必要的起搏。针对本例患者的房室传导情况,160ms 的 AV 间期就显得太短了。基于图中仅有一次完整的房室传导的实际情况,通常认为 160ms 的 AV 间期"偏短"。若将 AV 间期延长至 200ms 甚至 250ms,心房搏动(无论是感知的,还是起搏的)将有更多机会通过房室结传导至心室,引起自身的心室除极。最好的评估方法是延长 AV 间期,同时密切观察心电图。就我个人观点,本例患者将会出现更多的自身传导,无论是 AS-VS 或 AP-VS 任一形式。

如果这例患者置入一台具有特殊功能、更加先进的起搏器,例如心室自身优先(Ventricular Intrinsic Preference,VIP)技术,他将能从中获益。这个程序是专为适应患者自身节律,鼓励自身心室活动而设计的。

起搏心电图的基本要素注释:特殊的程序

心室自身优先(VIP)技术是最新一代心脏起搏器的许多可用的特殊程序之一。即使先前的起搏器也可以提供治疗起搏器介导性心动过速(PMT)、房性心动过速和室性早搏的心房超速抑制功能。上述功能(取决于不同的制造商和起搏器型号)都很有学习的价值,但在此书中我们就不做深入讲解了。绝大多数可根据患者的需求自动调节。它们都具有容易安装和程控的设计特点。尽管在此我们不做深入探究,我仍然鼓励你们尽可能多的去学习这些知识。

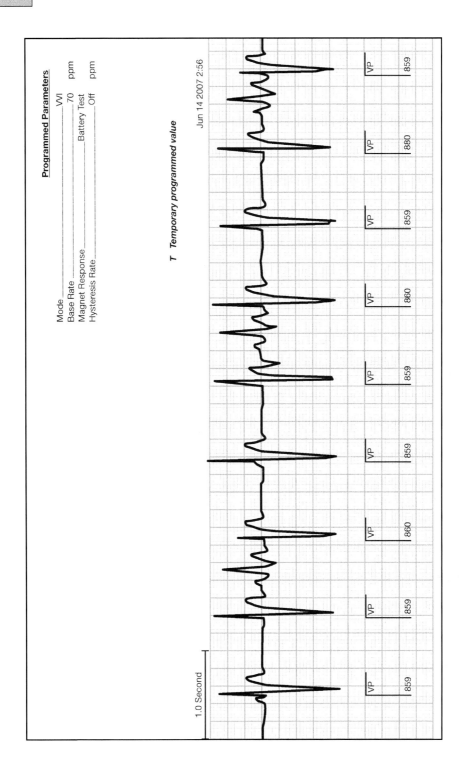

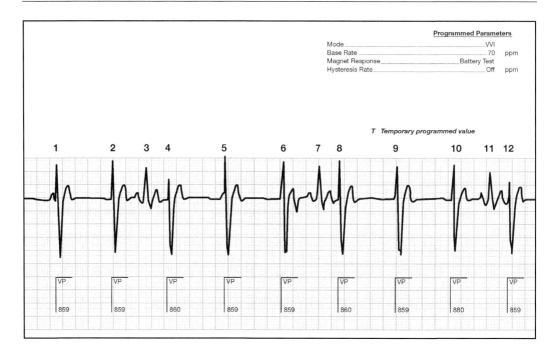

Programmed Parameters
Mode VVI
Base Rate .... 70 ppm
Magnet Response .... Battery Test
Hysteresis Rate .... Off ppm

T Temporary programmed value

模式

图中显示心室起搏同时有自身心房搏动,但是它们的出现并不规则。图中似乎没有心房起搏,因为在一些地方应该出现起搏信号或起搏搏动。(双腔起搏器应实现 1:1 房室同步传导,而图中我们未见此证据。)

这是一台 VVI 起搏器。打印单和标注可以证实。即使没有标注、打印单和可见的起搏脉冲,你仍能通过分析判断出这是 VVI。

频率

心室起搏频率可以用心室起搏间期(VP-VP)测量。上图用卡尺测量起搏间期为 880ms,而图中注释为 859ms,其与设定的 70 次/分的起搏频率相匹配(请记住,卡尺测量总是近似的)。这是适当的单腔起搏器频率。

起搏心电图的基本要素注释:适当的起搏频率

当我们谈及适当的起搏频率,我们需要区分"适当"是特指对患者而言的。假如一名患者前来就诊,其起搏频率为 90 次/分,以如此快的频率起搏仅是起搏器的设定行为……但对患者而言就可能太快了,即所谓的"不适当"。尽管起搏器被程控于过高或过低的起搏频率,这种状况相当少见,但仍有这种可能,无论何时出现不常见的频率或者频率发生变化,尤其当你核对了起搏频率而找不出其他解释时。你应该尽量去探索如何解释它们,并识别出有些不适当的起搏频率并非起搏器本身出了问题,而是由于起搏器被程控于不适当的频率而已。

起搏心电图的基本要素注释：融合波确定心室夺获

　　融合波发生于自身除极和起搏脉冲同时使心脏除极。因为融合波提示起搏脉冲促成心脏除极，因此，融合波事实上证明有心室夺获。

　　在心脏自身除极的最后阶段，起搏脉冲的发放正好位于自身除极波的顶部，产生假性融合波。假性融合波看起来像是伴有脉冲的自身心搏。假性融合波既不能确定也不能否定心室夺获。

夺获

　　尽管图中未见明确的起搏脉冲，但是VP注释表达了相同的意思，它表明起搏器在何时发放了心室起搏脉冲，每一个VP注释对应一次心室起搏事件。然而，这些起搏波形在形态上有些细微的差别（其中有些比较"高大"），它们都是心室融合波。融合连续发生，换言之，这些融合波比另一些发生更多融合。

　　既然融合波可以确定心室夺获，图中显示心室夺获功能正常。每一个心室输出均与心室夺获事件相关。

感知

　　图中第 3、7、11 个搏动均是自身的，但是它们并未抑制其后的心室起搏脉冲，均提示心室感知功能不良。

潜在的节律

　　患者存在窦房结功能障碍和房室传导缓慢。图中出现如此多的融合波，提示设定的基础起搏频率与患者自身心率相竞争。患者的自身心室率肯定非常接近 70 次/分的起搏频率。

如何处理

　　心室感知功能不良必须通过评估心室感知阈值，然后调整心室感知灵敏度后方可下结论。评估心室感知功能可以通过以 10 次/分递减起搏心率直至自身心室搏动出现。既然图中有偶见的自身心室搏动，完成心室感知功能检测并非难事。

　　尽管夺获功能看似正常，但是这么多融合波的出现，也使我想要检测心室夺获功能。这种状况下，需增加起搏频率（起点大约 90 次/分）以获得统一的心室起搏。不一定要调整心室起搏的输出参数（心室脉冲宽度和心室脉冲振幅）。

　　图中一系列心室融合波提示患者的自身心室率接近 70 次/分。开启滞后功能是最有效及简单的证明方法。程控条图上方文字显示设备有滞后功能但未开启。患者的起搏频率可以继续设置在 70 次/分，同时打开滞后功能并设置在 60 次/分；也可以程控降低基础频率。但是依我个人观点，最好先增加滞后功能，同时观察患者反应，也许并不需要降低基础频率。

初级起搏心电图 #29

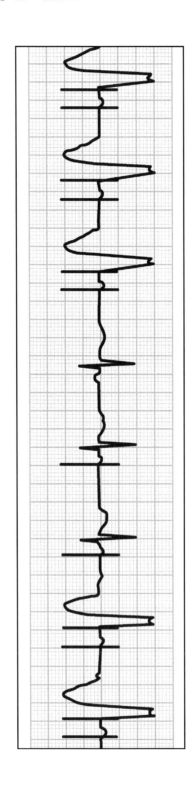

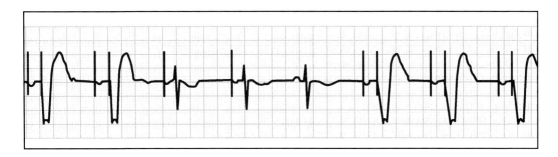

模式

图中可见心房和心室起搏脉冲,表明这是个双腔起搏心电图。

频率

在此双腔起搏器中,由心房起搏通路主控频率。心房起搏的间期 (AP-AP)为1000ms(60 次/分),是适当的频率。

夺获

所有心房起搏信号后都可见相似的心房除极波形(而这些波形不同于图中唯一的自身心房搏动)。心房夺获功能正常。

心室自搏和起搏事件都可见到。其中前 2 个与最后 3 个心室起搏波宽大、畸形,是典型的"起搏"波形。但是仔细看,前2 个搏动比最后 3 个窄小。因此,前 2 个搏动可能是室性融合波,即自身搏动与起搏信号重叠。融合波形通常介于自身与起搏搏动之间,这就使我怀疑图中前两个搏动是融合波而最后 3 个为"真正的"起搏的心室搏动。

然而,融合波证实夺获(因为起搏脉冲有助于促进除极)。图中可见 5 个心室起搏脉冲和 5 个起搏搏动 (5 个真正的起搏搏动或者 3 个真正的起搏搏动及 2 个

> **起搏心电图的基本要素注释:当同事意见不统一时**
>
> 在你和同事尚未取得此节律图的"令人信服"的解析之前,在诊室别花费太多时间。本图是个很好的心电图范例,可能实力相当的两个同事会有不同的解释。图中前两个心室搏动可能是真正的起搏搏动或者是融合波。
>
> 在诊所中,我可能因为 2 个原因把它们认定为心室融合波。首先,它们与最后 3 个心室起搏搏动看似不同。这些差别对一些人而言也许微乎其微,但就我看来却非常明显。其次,紧跟于这 2 个有疑问的融合波后,患者有自身的心室活动,表明他或者她的自身心室率够快,足以出现融合波。因此,对于一个可能出现融合波的患者,我认为这两个搏动可能是融合波。
>
> 尽管如此,我并不完全肯定我是正确的!依据心电图解析,你可基于证据去尝试创建一个病案。我认为此图有很好的融合波证据……但是像这样一张图,在诊室中可引起一些争论!

融合波)。就夺获功能分析而言,上述区分并不重要。心室夺获功能正常。

感知

图中仅有一次自身心房搏动,并且被适当感知,它抑制心房脉冲的发放并且重置了起搏器计时间期。

图中可见 3 次自身心室搏动,它们抑制了心室脉冲的发放并且重置了起搏器计时间期。因此,心室感知功能正常。

潜在的节律

该患者存在窦房结功能障碍及房室传导缓慢,提示患者自身心率与起搏频率相竞争,至少此图所记录的是这样。

如何处理

图中仅依据一次心房搏动就确定心房感知功能正常,可能欠妥;进一步评估心房感知是明智的。为了检测,应以10 次/分逐步递减基础起搏频率,直至自身心房活动出现。图中可见一次自身心房搏动,故而稍微减慢起搏心律即可轻松获得自身心房活动。一旦心房感知被测定,若有必要,心房感知灵敏度应随之调整。

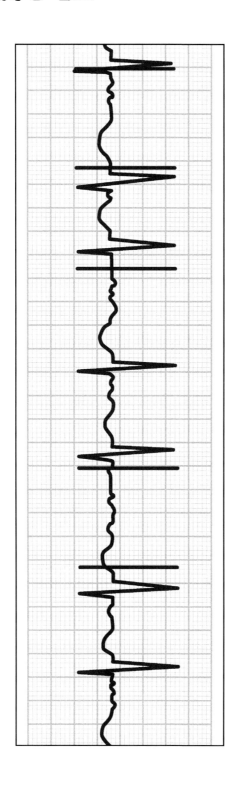

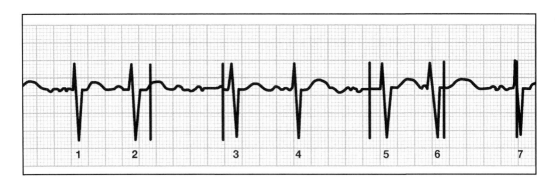

模式

这是单腔 VVI 起搏器,因起搏脉冲与某些心室活动有关。

频率

心室起搏间期为 840ms,大约 68 次/分,是适当的频率。

夺获

图中可见 7 个心室搏动,为了便于定位,我们给它们依次标号。

图中可见 5 个心室起搏脉冲(位于综合波 2、3、5、6、7 之前、中、后),其中没有任何一个脉冲夺获心室。接下来要思考的问题是:它们是否应该夺获了心室?起搏脉冲 2 和 6,正好发生于生理性心室不应期内,它们是功能性失夺获。这些起搏脉冲未能夺获,是因为无法夺获。(功能性失夺获并非真正的夺获故障,可能与感知有关,参阅下文感知一节。)

然而,第 3、5 的起搏脉冲发放后,心室肌应能除极。但它们确实是真正的失夺获,即心室夺获功能丧失。

第 7 个波与起搏脉冲几乎同时出现,形成假性融合波。

感知

功能性失夺获的存在往往提示感知功能障碍。图中有 7 次自身心室搏动。将卡尺置于心室起搏间期(测量图中 VP-VP 或 840ms),然后将卡尺的一脚置于第 1 个起搏脉冲,向前测量图中第 1 个自身心室搏动,卡尺的另一只脚正好落于第 1 个自身心室搏动的起始处。这表明第 1 个自身心室搏动被恰当地感知,同时重置了起搏器的计时间期。

问题是起搏器明显没有感知到第 2 个自身心室搏动。第 4 个自身心室搏动被正确地感知,并且重置了起搏器的计时间期,而第 6 个心室搏动未被感知。这表明间歇性心室感知功能不良。

潜在的节律

锯齿状的基线表明有许多快速的心房活动。不规则的自身心室频率进一步提示患者可能有房颤(AF)。

如何处理

心室夺获及感知功能必须恢复。就心室夺获而言,可作夺获阈值测试,并且适当调高起搏器输出参数(心室脉冲宽度及脉冲幅度)。

心室感知功能可通过感知阈值来检测,并重新程控起搏器的感知灵敏度。既然起搏器感知功能不良,应该把它设置得更加敏感(降低 mV 数值)。

调整了起搏器输出及感知灵敏度参数设置,依然不能解决以上故障时,应考虑到可能存在电极导线问题。本例起搏器同时存在起搏及感知故障的事实,也提示电极导线可能有问题。图中所存在问题的原因, 更应先考虑可能是参数设置问题,很容易调整,首先改变参数,若仍无法达到预期效果,应拍胸部 X 线照片,细致查看心室电极在心腔的位置是否移位和导线的完整性。

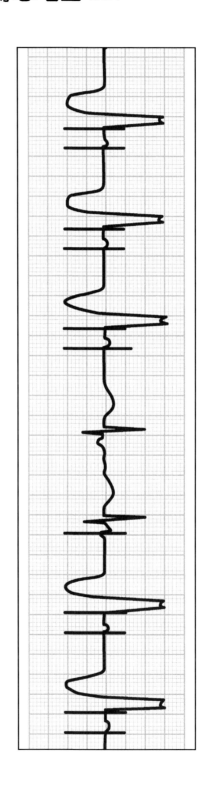

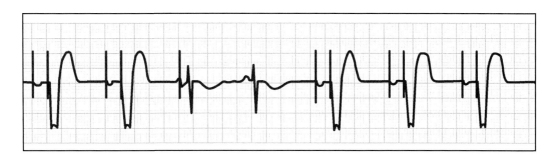

模式

出现心房和心室起搏脉冲,表明这是个双腔起搏器。

频率

图中心房起搏间期(AP-AP)提供了最好的测量点,经测量双腔起搏的频率为1000ms或60次/分。这是适当的起搏频率。

夺获

心房夺获:可见 3 种形态的心房波。心房起搏脉冲发生于向下倒置的心房除极波之前;位于图正中的正向的自身心房搏动;第 3 个心房起搏脉冲与自身心房搏动重合,看似融合波(介于感知和起搏的形态之间)。心房夺获功能正常(记住:融合波并不是夺获故障,只是计时间期的问题,实际上,融合波证实夺获)。

心室夺获:可见 2 种形态的心室波。心室起搏信号后出现的宽大、畸形的 QRS波群 (起搏波形的特征),它们不同于较小、较密、较窄的自身心室除极波群。心室夺获功能正常。

感知

心房感知:图中仅有 1 次自身心房搏动,但是它的发生抑制了心房起搏脉冲的发放,并且重置了心房计时间期。如果将卡尺固定为起搏间期(1000ms),自身心房搏动至其后心房起搏搏动正好是上述间期。所以心房感知功能正常。

心室感知:图中仅有 2 个自身心室搏动,它们都抑制了心室起搏脉冲,并且重置了起搏器计时间期。心室感知功能正常。

潜在的节律

此图非常有趣,在这么短的时间内,患者心律从房室顺序起搏(AP-VP)转变为下传(AP-VS 然后 AS-VS),最后回复至房室顺序起搏。这提示患者同时存在窦房结功能障碍和房室传导缓慢,但是这些问题都是间歇性的。

如何处理

乍一看,图中每项功能都正常。但是,这只是很短的片段,并且感知功能正常的结论仅依据图中唯一一次自身搏动。如果有可能的话,即使每项功能看似正常,仍应该谨慎地进行起搏和感知功能测试。

位于图中间的 2 个下传的心室除极波有力地提示:应鼓励更多的自身心室活动。起搏的 AV 间期约200ms。如果被延长至 250ms,将使心房搏动有更多机会经房室结下传心室。如果有鼓励自身心室搏动的程序(如 VIP 或心室自搏优先技术),应该程控到这一程序。

起搏心电图的基本要素注释:右室起搏功效如何?

在过去几年中,右室(RV)起搏受到密切关注。一次里程碑式的临床试验DAVID研究发现,在一些没有心动过缓起搏指征的明确心力衰竭患者中,不必要的右室起搏使心脏收缩功能恶化。

基于DAVID研究,许多临床医师开始寻求尽可能减少右室起搏的方法。这成为仅提供适当的起搏支持和避免不必要的右室起搏之间的一个平衡点。

关键在于:不是要避免所有的右室起搏,而是尽可能减少不必要的右室起搏。因此,程控延长AV间期,适当降低起搏频率,以及利用鼓励自身心室活动的程序,对于仍有一定程度的、潜在的自身心室活动的患者,上述方法都是应该被考虑到的极好的策略。

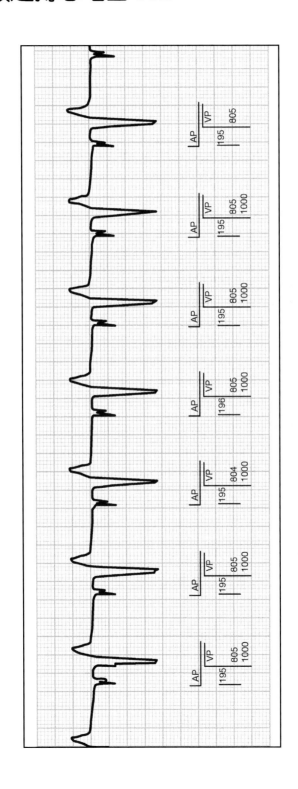

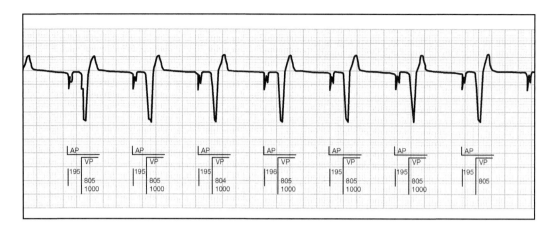

模式

心房起搏信号很明显,而心室起搏信号却较难看见(查看第 1 个心室搏动)。注释提供了起搏"钉样"标注,并指出起搏器在何处发放了输出脉冲。这是个双腔起搏器。

频率

在双腔起搏图中, 心房起搏间期(AP-AP)用来确定心率。本例为 1000ms 或 60 次/分。可用卡尺测量,也可从注释下方的数字读出。

夺获

心房夺获:图中每一个搏动均为房室顺序起搏(AP-VP)。心房起搏信号导致心房除极,故而心房夺获功能正常。

心室夺获:同样地,心室输出(注释中可看到)可致心室除极并且重置起搏器计时间期。心室夺获功能也正常。

感知

由于每次搏动均为起搏,所以依据此图无法评估心房和心室感知功能。

起搏心电图的基本要素注释:图中的间期标注

尽管卡尺可能永远不会被淘汰,但在诊室中, 节律条状图上的间期标记可以很快地提供准确的测量值。此图中,起搏间期 1000ms(AP-AP)记录在最下一行。其上方的两列数字分别表示 AV 延迟为 195ms(AP-VP)与室房间期 805ms(VP-AP)。注释中这些参数呈线型排列, 有助于由心室至心房的计时周期的识别。

潜在的节律

患者表现有窦房结功能障碍和缓慢的房室传导。由于图中是 100%起搏,所以该患者是否有自身心搏尚不得而知。

如何处理

应该评估感知功能,这意味着要使自身活动在心电图上出现。可将起搏频率以 10 次/分阶梯递减, 直至自身心房活动出现,以测试心房感知功能。事先向患者解释即将发生的情况,并且逐步降低起搏频率,以避免患者的不适。即使自身心房搏动未在描记图中出现,也不可将频率降低至 30 次/分或 40 次/分。如果自身心房搏动在心电图上不能被诱导出现,就有必要放弃心房感知功能测试。

测试心室感知功能,应先延长起搏的 AV 间期, 这不需要逐步阶梯式增加,将起搏 AV 间期暂时调至 300ms 或者更长,同时观察有无自身心室活动出现。如果仍无自身活动出现, 可采用测试心室感知功能的替代方法(不太满意),将起搏器临时程控为 VVI 模式, 并将起搏频率以小于 10 次/分递减。依我看来,延长 AV 间期的方法更好,应该首选,以便能在双腔起搏模式下进行起搏器功能测试。

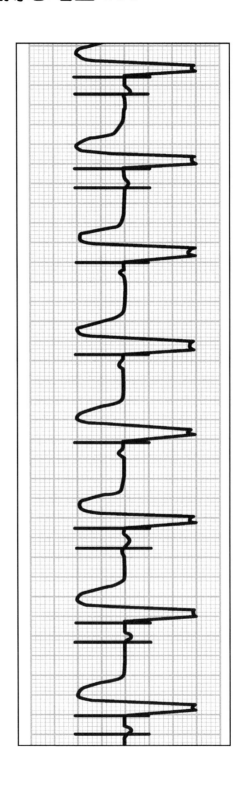

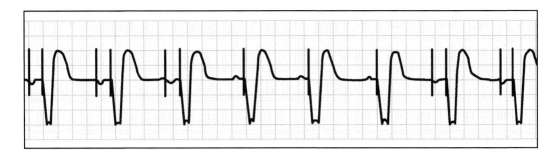

模式

清晰的心房和心室起搏信号表明这是个双腔起搏器。

频率

双腔起搏器的心房起搏间期（AP-AP）决定起搏频率，经测量为 960ms 或大约62 次/分，是适当的起搏频率。

夺获

心房夺获：有一些心房脉冲出现在心房搏动之前，这些心房搏动都同样有着与其它心房搏动不同的形态。表明心房夺获功能良好。

心室夺获：心室起搏信号后可见典型的宽大、畸形、有切迹的心室起搏搏动。表明心室夺获功能良好。

感知

心房感知：图中有 3 个心房自身搏动，每个均抑制了心房脉冲输出，同时重置了计时周期。用卡尺测量：感知的 AV 间期接近 160ms（AP-VS 间期）。这进一步证明心房感知功能良好。

如果将起搏的 AV 间期（AP-VP）与感知的 AV 间期（AS-VP）比较，可清楚地发现：本例患者起搏的 AV 间期更长一

起搏心电图的基本要素注释：感知与起搏的 AV 间期

AV 间期是指在双腔起搏器中感知的或起搏的心房搏动与其后起搏的心室搏动之间的计时间期。

感知的 AV 间期指跟在心房感知事件（AS-VP 间期）后的 AV 间期，起搏的 AV 间期是指跟在心房起搏事件（AP-VP 间期）后的 AV 间期。

这些参数设置是可独立程控的，并且在临床实践中，对于大多数双腔起搏器患者来说，起搏的 AV 间期略长于感知的 AV 间期是确实有益的。典型的差值为 25ms 左右。

起搏的 AV 间期略长于感知的 AV 间期的理由是：起搏的 AV 间期计时始于心房起搏脉冲发放的刹那；而感知的 AV 间期计时始于自身心房搏动被有效地感知时，这意味着计时周期前约需用 25ms 来触发起搏器。这份特殊的图提供了很好的范例，解释了起搏的 AV 间期与感知的 AV 间期比较为何使用不同值。

些（约 200ms）。起搏器患者拥有不同的起搏 AV 间期与感知 AV 间期，这并不罕

见，起搏的 AV 间期总是稍长于感知的 AV 间期。

心室感知：由于图中未见自身心室搏动，心室的感知功能无法评估。

潜在的节律

该患者有间歇性的窦房结功能障碍，以及持续缓慢的房室传导。

如何处理

评估心室感知功能，这意味着自身心室搏动必须在图中出现。临时延长 AV 间期至大约 300ms 或者更长，以便让自身心室搏动出现。值得注意的是：对于 100% 起搏的患者，进行心室感知功能测试并不总是可行的。

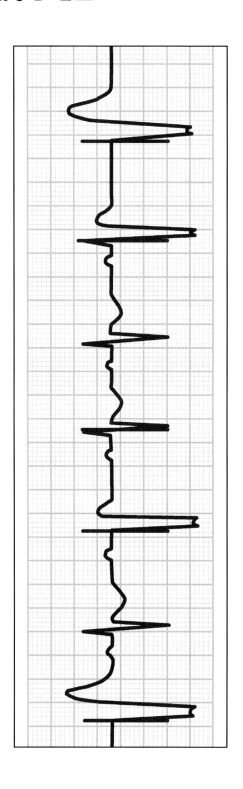

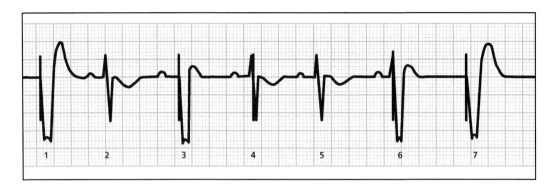

模式

图中仅有心室起搏信号。尽管有一些心房活动,但没有一个心房活动像是在双腔起搏器中存在的、与每个心室搏动相关联的(起搏或感知的)。这肯定是个VVI起搏系统。

频率

在VVI起搏器中,测量心室起搏间期(VP-VP)可确定起搏频率。经卡尺测量,为840ms,可算出起搏频率为70次/分左右。对于VVI起搏患者,这是个预期并且适当的频率。

夺获

虽然单腔心室起搏心电图看似简单,但是这份特殊的记录图显示了4种不同的心室波形。

图中可见自身心室搏动(第2和第5个心搏)。注意到它们是窄小、尖锐的心搏。

图中也有标准的起搏的心室搏动。它们是第1个和最后1个波形。

图中有心室融合波:它们看起来像是起搏与自身搏动的过渡,即第3和第6个心搏。

图中也有一个假性融合波的范例:第4个心搏。顶峰有起搏信号,否则看起来像一个自身心室搏动。

心室夺获功能正常是明确的,但是我们必须注意到:图中存在部分心室融合波和一个假性融合波。

感知

图中自身心室搏动抑制了心室脉冲输出,并重置起搏间期,提示心室感知功能良好。

潜在的节律

该患者存在窦房结功能障碍和房室传导缓慢。

如何处理

心室夺获及感知功能看似正常,但是两个融合波和一个假性融合波的存在让人有些担心。融合波是计时问题,它发生于当起搏基础频率与自身频率相竞争甚至重叠时。图中融合波和自身搏动提供了很好的证据:患者的自身频率与程控的基础频率相近(为70次/分)。

要想使患者的自身频率有更多下传机会,应该程控打开滞后功能(比如,保持基础频率70次/分而滞后频率设置为60次/分)。虽然也可将起搏器程控至较低的基础频率,但是滞后功能对大多数患者而言是更好的选择,因为它提供了两种最佳的工作方式:适当的起搏器被抑制和足够快的基础频率。将滞后频率程控为 60 次/分，而保持基础频率为 70 次/分，同时在诊室观察患者改变后心电图的变化。如果融合波消失了，同时自身活动出现，就不须做更多的变动。

起搏心电图的基本要素注释：细致的步骤

直觉也许会告诉你：如果小的改变是有帮助的，那么较大的变化会更有益处。但就起搏器而言并非如此，即使起搏器参数设置很微小的变化也能获得显著效果。因此，应在参数设定中进行细微、递增的改变，并在诊室观察其对心电图的影响。既然参数间相互关联，而且看似微小的变化可产生巨大的差别，所以，参数值中巨大变化可能解决了一个问题，但却引发了一些新的问题。

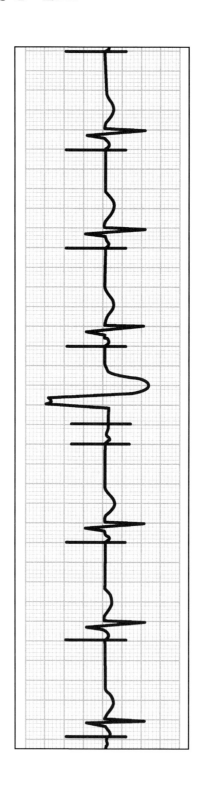

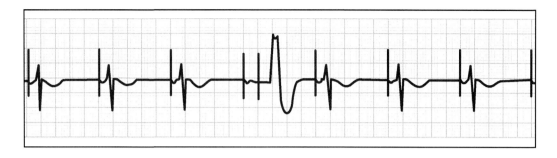

模式

同时存在心房和心室起搏脉冲(即使只在一个综合波中)提示这是个双腔起搏器。

频率

心房起搏间期(AP-AP)决定了起搏频率。用卡尺测量,为1000ms(60次/分),是适当和预期的频率。

夺获

图中可见连续的心房起搏,并且导致的所有心房除极均表现为相似的波形。这表明心房夺获功能良好。在图中几个心房起搏下传(AP-VS)的心搏有一致的AP-VS间期,也支持心房夺获功能良好。

图中仅有一个心室起搏信号,而且它失夺获,尽管其后跟有(间隔200ms)一个自身心室搏动。心室夺获功能不良。

感知

心房感知:因为图中均为心房起搏,故心房感知功能无法评估。

心室感知:前3个和最后3个自身心室波形态一致,均抑制了心室输出脉冲,并且重置了计时间期。它们表明心室感知功能良好。但第4个心室搏动该作何解

释?这个心室搏动是自身的但波形不同,表明这是个室性逸搏,也就是起源于心室中某一点的异位心搏。

尽管如此,起搏器仍应感知到这个心室搏动并且利用它去重置计时间期。但并未感知,心房起搏间期依然同前。如果起搏器计时间期被重置说明第4个心室搏动已经被感知。每当此类的搏动突然没被适当地感知时,显然的问题是:这个搏动应当被感知吗?如果一个自身搏动发生于不应期内,起搏器将不能感知或对其做出反应。

心室起搏脉冲开始一个心室不应期。这个室性逸搏是否"落入"不应期而被忽略了吗?经卡尺测量,表明该自身室性逸搏发生于心室起搏脉冲后大约160ms。因为典型的心室不应期设置为大约250ms,这个室性逸搏发生于不应期内,所以正好被忽略。这可表明心室感知功能良好。

潜在的节律

该患者存在窦房结功能障碍,但房室传导功能相对较好。

如何处理

应评估心房感知,按10次/分阶梯递减程控基础频率,以促使自身心房活动出现。逐步进行,观察心电图,并且检查患者

是否可很好耐受较低的频率。即使能很好地耐受,也无自身心房搏动出现,也不应将频率降至 40 次/分或 30 次/分以下。本例可能无法进行心房感知功能测试。

心室夺获功能应该设法恢复。要想测试心室夺获,必须使心室起搏出现。暂时将程控的 AV 间期缩短以"促成"心室起搏。看上去心室输出参数(输出脉冲宽度及脉冲振幅)必须程控为稍高数值。

起搏心电图的基本要素注释:逸搏心律和室性早搏

就起搏器而言,室性早搏(PVC)被定义为两个心室搏动间没有心房搏动。这往往不同于临床定义,但其有助于你理解起搏注释。

逸搏在心电图中并未被标注出,但被定义为与典型自身搏动波形不同的意外除极波形。较之"典型"的自身除极,逸搏有不同的波形源于它起源于不同心肌异位点。逸搏起源于心室自身,而典型的自身心室搏动起源于心房激动经房室结下传至心室。

在起搏或者非起搏患者的心电图中逸搏和室性早搏并不少见。取决于发生有多频繁,它们可能会引起些许担忧或者难于处理。就起搏患者而言,上述搏动的最主要问题并不是室性逸(早)搏本身,而是有时候它们可导致起搏器介导的快速心律失常(PMT),甚至引起潜在的致死性的快速性室性心律失常。

中级起搏心电图

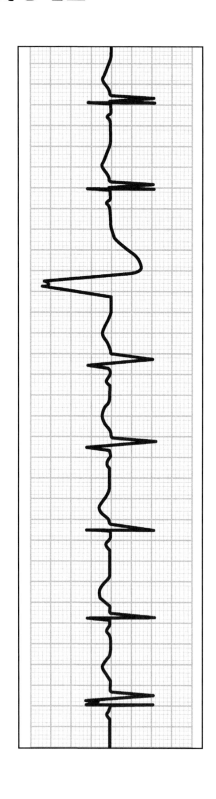

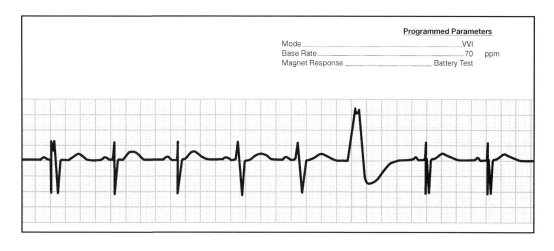

Programmed Parameters

Mode	VVI
Base Rate	70 ppm
Magnet Response	Battery Test

模式

这段心电图中有 3 个心室脉冲,但不能明确起搏器的类型,可能是 VVI,也可能是双腔起搏器;如果是后者,那么最后两组波形可以解释为心房感知、心室起搏, 两者之间的间隔称之为感知的 AV 间期(SAV)间期。但是仅从这两组波形不能充分证明这一结论。如果有可能从程控仪获得其标注的信息(如上图右上角),就可以明确该起搏器类型。由此我们可以确认这是 VVI 起搏器。

频率

测量最后两个心室脉冲间期约为 840ms,即起搏频率 70 次/分,对于单腔起搏器是恰当的频率。

夺获

这是单腔起搏器,因此无须从这份心电图评估心房夺获功能。

图中共有三个心室脉冲,但其后 QRS 波形同其自身心室事件去极化波形非常相似。这是假性融合波,即心室除极由自身激动引起,而起搏脉冲发生在自身除极起始稍后,并未参与其中。单纯从假性融合波辨认,有时既不能肯定也不能否定夺获存在。因此较难从这份心电图评估心室夺获功能。

假性融合波往往是有争议的。我们如何能确定一个 QRS 波是自身事件合并起搏脉冲,而不是融合事件?或者说起搏脉冲是否引起除极?一个很好的经验就是,我们分析心室波形时不仅要观察 QRS 波形态,而且要观察随后的 T 波形态。假性融合波后的 T 波形态同自身心律的 QRS 波后的 T 波形态是一致的。此例即是如此,无从确认心室夺获功能是否正常。

感知

图中前 4 个自身心室事件表明心室感知正常,因为自身心室事件抑制了心室脉冲输出,并重整了计时间期。但问题是图中宽大的室性早搏是否确定被感知?

使用卡尺测量即可明确感知问题。感知的室性早搏抑制心室脉冲发放。如果你使用卡尺以 840ms(即 VP-VP 间期)对比该室性早搏与其后的室性脉冲间期,就会发现问题。逸搏间期（VS-VP）远远大于840ms。

使用卡尺测量显示：起搏器感知的是室性早搏的某一边缘部分。这并不表明起搏器感知失误，而是直到波形向下回落时才被感知。大多数情况下，起搏器感知心室活动的起始部分，但有时会错过一部分波形，而感知后半部分。

事实上，这种感知特性对于这种室性早搏是普遍的。起搏器双极感知时，是感知电极导管末端的两个电极之间的电位变化。大多数时间，起搏器是为感知"正常"的自身事件而设置的，而不是室性早搏。正常自身事件以通常的传导方向经过电极，而起源部位不同的早搏以不同的传导途径扩散至整个心脏，这就导致了双极电极记录的电活动看起来很小。

这看起来违反常理，因为体表心电图上室性早搏往往表现为宽大的图形，而在起搏器感知回路中可能很难被感知（与R斜率有关——译者注）。因此，对于室性早搏来说，这种情况并非少见。该图中并不是失感知，而是较通常感知去极化时间延迟。这可以解释长的逸搏间期。由此可知，心室感知功能正常。

潜在的节律

患者窦房结功能障碍（原文如此，但从此图无从判断窦房结功能异常——译者注），但房室传导功能正常。其自身窦性节律与起搏频率均为70次/分左右，因此产生假性融合波。

如何处理

心室夺获功能须评估，可能需要调整起搏器的心室输出参数（脉冲幅度、脉冲宽度），以提高输出脉冲的电能夺获心室。

患者自身窦性频率与起搏频率接近。如果患者需要70次/分起搏频率，选择频率滞后（例如60次/分）要比降低基础频率好。

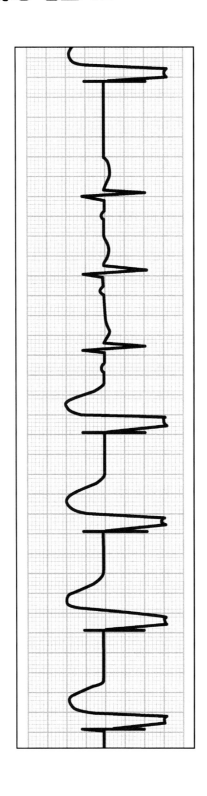

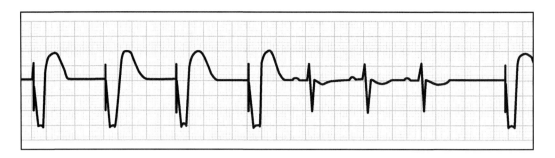

模式

这是 VVI 起搏器。尽管图中有数个明显的自身心房事件，但起始的数个心室起搏波没有心房起搏脉冲，表明这是心室单腔起搏器。

频率

起搏间期(VP-VP)为 1000ms(60 次/分)，对于单腔起搏器是恰当的频率。

夺获

这是 VVI 起搏器心电图，因此没有心房夺获。心室夺获似乎正常，因为每一个心室脉冲后跟随一个宽大畸形的 QRS 波。每一个起搏事件形态相同。没有融合波或假性融合波。

感知

3 个自身心室事件表明心室感知功能正常，每一个均抑制心室脉冲发放。但在最后一个自身事件与最后一个起搏事件中有一长间歇(VS-VP)。VS-VP 称为逸搏间期(即感知的自身激动至发放下一次脉冲之间的时间)，起搏器的逸搏间期长于起搏间期我们称之为滞后功能，逸搏间期为 1200ms(亦称为滞后间期)，其对应的逸搏频率也称之为滞后频率（50 次/分），这

起搏心电图的基本要素注释：为什么要打开程控滞后？

滞后频率是心脏起搏器以及其他心脏节律管理系统的一大特色。但是我认为，此项功能并未得到充分而恰当的使用。频率滞后功能的目的是鼓励更多的自身节律，但常常被简单地设定为一个较低的频率，如后备起搏频率设置在 30~40 次/分。

然而，对于许多患者来说，如果一天中需要较快的起搏频率以满足日常生活所需，此时较低的基础起搏频率就不能提供足够的心率支持。

滞后功能可以满足两种状态时的需要，当自身节律缺失时可以提供预设的基础频率。同时当患者自身节律太慢不能满足需要时，起搏器以适当的频率 60~70 次/分开始工作。当自身节律能够超过设定的滞后频率时，即以自身节律传导。通常滞后频率设定为低于基础频率 10 次/分。

对于有足够快的自身节律患者，即使是间歇性的自身节律，开启滞后功能没有害处。尽管患者可能仅有很少的自身节律，也应该开启滞后频率以鼓励自身节律出现。

是常见的。

潜在的节律

该患者窦房结功能障碍,但有正常的房室结传导。

如何处理

心室夺获及感知正常,频率滞后打开且按预期设定正常工作。患者有间歇性自身房性心律,同时房室结传导正常,该患者应在下次更换起搏器时,升级使用双腔起搏系统。

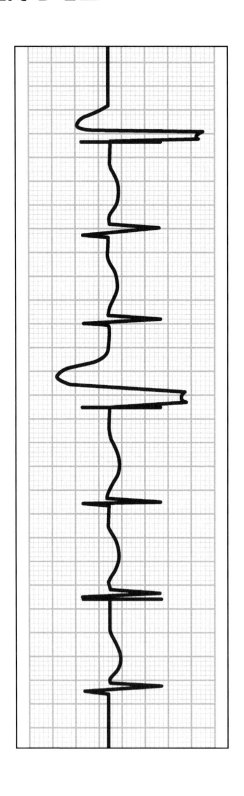

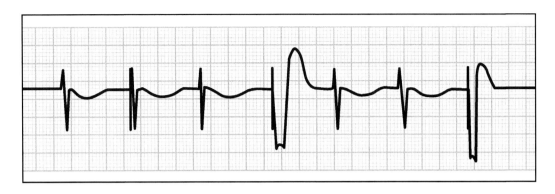

模式

这是心室单腔 VVI 起搏器。

频率

通常可以测量起搏间期(VP-VP)来计算频率,但该图中并没有这样的间期。第二个方法是测量逸搏间期 (VS-VP) 来计算,如第 3、4 和第 6、7 个波形。逸搏间期为 800ms(75 次/分),是比较恰当的频率。

夺获

图中有几种形态不一的心室事件,第 1、3、5、6 个复合波是正常的自身心室除极波;第 2 个波形同正常形态一样,但多了一个起搏脉冲,这是典型的假性融合波,假性融合波由正常波形加起搏脉冲组成。第 4 个波形是一个典型的宽大畸形的起搏波形。最后一个波形看起来像是由自身波形和起搏波形融合而成。这是一个典型的融合波。自身心室除极与脉冲刺激同时发生,共同引起心室除极过程。

心室起搏事件与融合波都表明心室夺获功能正常。

感知

自身心室事件抑制了脉冲发放,并重整计时间期表明心室感知正常。

起搏心电图的基本要素注释：何时频率竞争?

融合波和假性融合波是与时间有关的事件。因为起搏器发放的脉冲落在自身激动事件上,患者自身节律频率与程控的基础起搏频率产生"竞争"时即会发生。

当患者自身心律频率接近或超过基础频率时,偶发的融合波的或假性融合波几乎不可避免。但出现较多的融合波和假性融合波,表明存在频率竞争。最好的处理方法是打开滞后功能和(或)降低基础起搏频率。

理论上融合波和假性融合波对患者并没有坏处,心脏依然去极化,患者并没有症状,最多可因为不必要的发放脉冲而浪费电池能量。尽管如此,它们的存在表明自身心率同基础起搏频率接近,应开启滞后功能。

潜在的节律

患者为窦房结功能异常,在这一段心电图上未见有自身心房事件。

如何处理

该患者频发融合事件和假性融合事

件,这意味着起搏频率应该调整。融合波和假性融合波表明患者自身节律频率同起搏基础频率产生竞争或冲突。通常,我推荐在发生自身心律竞争时使用滞后功能,但该患者基础起搏频率设定为 75 次/分,大多数情况下基础起搏频率设定为 60~70 次/分。

虽然 75 次/分的频率并不是非常高,但比通常频率稍高。因此,首先将基础频率降至 70 次/分,然后再进行其他程控。我将会观察起搏心电图,然后决定是否打开滞后功能,并设定为 60 次/分。

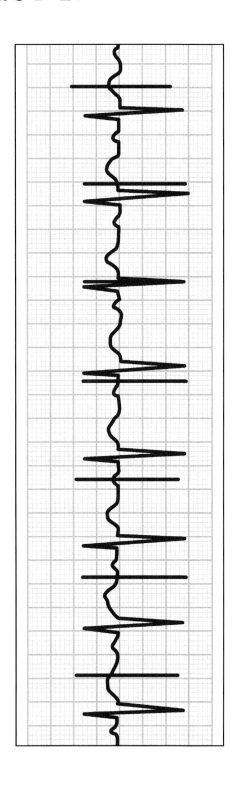

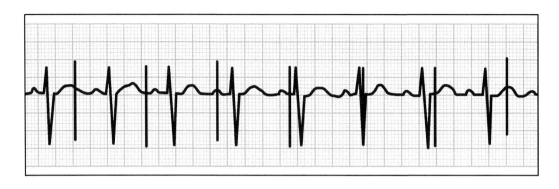

模式

通常起搏模式很容易判断,但这份心电图有一定难度。图中起搏脉冲以固定的频率出现,这显然是一个非同步单腔起搏系统。但是心房还是心室起搏?初看之下,确实很难明确起搏电极是连接在心房还是心室!

频率

起搏脉冲间期为840ms(70次/分),对于单腔起搏系统是恰当的。

夺获

从头至尾起搏脉冲与自身心律无关。我们评估夺获功能之前需要明确以下问题:是否有夺获发生?第1个脉冲出现在T波后半部分,如果这是VVI起搏,应该能夺获;第2、3、4个脉冲也应能夺获。若这是一个单腔心室起搏器,但却没有证据表明它们夺获心室。

如果这是一个心房起搏器,第1、2个脉冲也应能夺获心房。因此不论是何种类型起搏器(心房或心室)均未产生夺获。

临床中VVI起搏器比心房起搏更多见。我先作一个假设:这是一个心室单腔起搏器。如果假设成立,那么第5个脉冲是一个假性融合波(脉冲落在自身除极的R波上);而第6个脉冲未能产生夺获,是因为紧接在自身除极之后,落在心室肌的不应期。总之,这是一个典型的夺获功能障碍的病例,但是更有可能是感知障碍而不是电能故障。

不论你如何分析,该图均显示夺获功能障碍。

感知

起搏脉冲间期固定不变,且与自身心律无关,这表明感知功能异常。自身心律并没有抑制起搏脉冲,且未重整起搏时间。如果这是AAI起搏,第4个自身心房P波应抑制起搏脉冲,并重整起搏时间。如果是VVI起搏,第1个自身心室R波应抑制第1个起搏脉冲发放,但并没能抑制。因此,应是感知异常;或者是被设定为非同步起搏(无感知);如VOO或AOO,但设定为非同步模式非常少见,更多的可能是感知功能障碍。

潜在的节律

幸运的是该患者自身节律正常,显示有正常窦房结功能和房室传导。该患者有如此奇怪的心电图,须了解其既往病史和临床症状。

如何处理

在某些未能判断起搏模式的情况下，我推荐使用注释或程控的报告来判定。同样我们对该起搏器如何程控设定感兴趣，磁铁实验可以导致非同步刺激，但磁场模式的频率一般高于基础起搏频率，此图并不符合。存在干扰时，起搏器会进入重新设置或后备(reset or backup)起搏模式，这将强制起搏器以非同步起搏模式工作。

我会先分析这种可能性，完全失去夺获和感知功能（不论其是何种类型起搏器）都高度提示是起搏导线问题。同时出现夺获和感知异常，通常标志着起搏系统存在严重的故障，而不是起搏参数设置不恰当。如果你能排除磁场模式、噪音干扰(noise reversion) 等外界干扰存在时的后备(backup)起搏模式或临时程控为非同步模式，作 X 线检查可以确认起搏导线是否完整、位置是否正常。还需要进一步测试起搏器，尽可能排除其他非同步起搏原因引起的夺获功能异常。这份心电图向我们展示了起搏导线异常时的常见表现(电极脱位的可能性较大——译者注)。

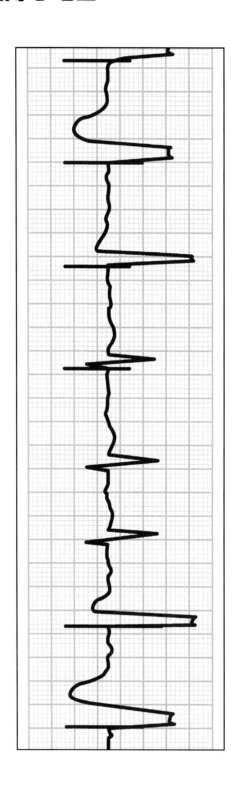

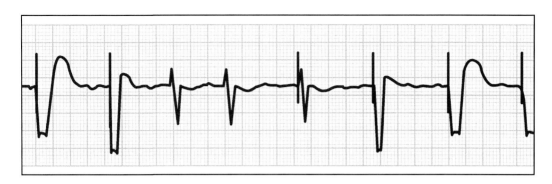

模式

这份心电图来自于 VVI 起搏器。

频率

起搏间期约为 880ms(68 次/分),对于单腔起搏器是恰当的。

夺获

第 1 个心室起搏脉冲引发了一个"典型"的心室夺获波形,注意起搏脉冲后紧跟着宽大、畸形、有切迹的 QRS 波形。第 3、4 个心室事件为自身节律。第 2 个室性波形看似起搏与自身两者之杂交,这是一个室性融合波,第 1、2 个室性波形均表明心室夺获功能正常。

第 3 个起搏脉冲(第 5 个波形)为假性融合波。起搏脉冲并未改变 QRS 波形态,这是自身节律所引起的除极波,而脉冲信号刚巧落在其上。这既不能表明也不能否定夺获。

第 4 个起搏脉冲引起的是室性融合波,第 5 个起搏脉冲引起心室夺获,虽然在此短短的心电图中有三种不同形态的 QRS 波,但表明夺获功能均正常。

感知

第 3、4 个心搏抑制了心室起搏脉冲发放并重置了起搏计时间期,表明心室感知功能正常。通过测量逸搏间期, 即第 4 个心搏(感知的心室事件)至后一个起搏脉冲的间期 (VS-VP), 等于起搏间期(880ms),也表明心室感知功能正常。

潜在的节律

患者为心房颤动(AF),主要迹象不是基线不稳, 而是心室频率对心房活动的响应毫无规律。尽管图中记录的时间仅数秒, 但心室率从需要起搏的较低频率(68 次/分)至 94 次/分不等(第 3、4 心搏间期 640ms)。心房颤动心电图上最常见的特征是其导致不规则的心室节律,描记的基线为不规则的低振幅的心房颤动波。该患者同时存在缓慢房室传导。

如何处理

此患者的心房颤动应给予治疗,首选药物治疗。许多严重心房颤动病例可能需接受电或药品复律。一些双腔起搏器能提供心房超速算法或其他有助于抑制快速心房活动的装置,能在心房颤动之前发挥作用。

但是对于这类患者 VVI 起搏是合适的。心房颤动和融合波常同时存在,不规则的心室节律常导致融合波。

起搏心电图注释的基本要素:起搏患者的心房颤动管理

心房颤动(AF)是一种常见的心律失常,也是对起搏器患者的一大挑战。

心房跟踪(例如出现在 DDD、DDDR 模式)对心房颤动患者是不合适的,因为起搏器将强制心室跟踪快速的心房频率,至少会达到最大跟踪频率。已明确房颤的患者应程控为非心房跟踪模式,如常用的 VVI 起搏。

若怀疑患者可能会发生房颤或有心房颤动高危因素,可启用模式转换功能,当发生快速的心房频率时会临时关闭心房跟踪。

某些起搏器具有抗心房颤动功能或抑制心房颤动发生的作用。尽管这些功能对某些患者极为有用,但并不是所有需要起搏治疗的心房颤动患者均需要该项功能。

本书虽不涉及房颤的治疗,但首选预防措施是经典的药物治疗,继之以心脏复律(药品或电学)和外科手术或导管消融。房颤是渐进或逐步发展的,因此房颤患者须严密随访,根据病情的变化而采取相应的治疗措施。

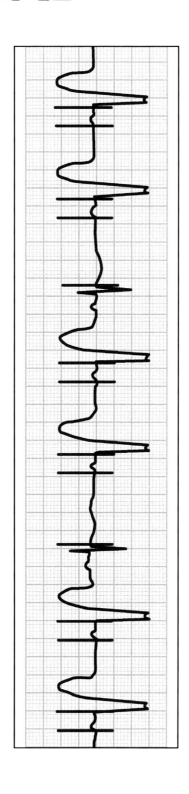

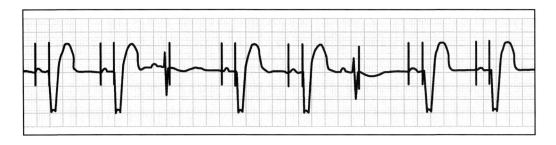

模式

这份心电图来自于一个双腔起搏器患者。

频率

双腔起搏系统,可通过测量两个心房脉冲间期(AP-AP)来计算心率,图中心房脉冲间期为1000ms(60次/分),是恰当的频率。

夺获

图中有6次心房起搏脉冲均出现在心房除极之前,我认为,它们表明心房夺获功能正常。但有点争议的是,在此图中心房自身除极和心房起搏夺获的形态没有明显差异,心房自身除极与起搏夺获的图形看起来非常相似!尽管第3个心房起搏脉冲(第4个综合波形)也出现与心房波有微小的分离,但我认为起搏脉冲与心房除极之间的关系,仍提供了充分的证据表明心房夺获功能正常(融合波——译者注)。

图中有6个形态相似的心室起搏事件,而且与此时的自身心室事件图形不同,表明心室夺获功能正常。

第3、6组波形有一些疑惑。在自身心室事件后紧跟着一个起搏脉冲。我认为这并不是一个假性融合波,假性融合波是自身心室除极和脉冲的降落同时发生。但图中所示两次起搏脉冲均紧随自身心室事件之后,恰巧落在此处,是无效的。

这两个例子中起搏脉冲未能夺获心室。对于这一明显的未能夺获的事件,问题是此处脉冲是否应该必须夺获?对于此图来说,此时心室肌恰在除极之后,并处于生理性不应期,因此第3、6个心室脉冲,不论强度多大都不能夺获心室。这是功能性失夺获(同时提示感知功能异常)。因此,心室夺获功能是正常的。

感知

任何时候,只要发生功能性失夺获,我们均应警惕感知功能低下。在判断心室感知前,应先检查心房感知是否正常。图中有两个自身心房事件(在第3组和第6组波形),如果这两个自身心房事件被感知,应该抑制心房脉冲输出并重整起搏计时。但为了确定是否如此,我们还应明确自身心室除极后,出现的脉冲是心房脉冲还是心室脉冲?

有以下几种方法来进一步明确:

- 如果是心房脉冲,它应该根据前一个心房事件来计时,也就是说心房起搏间期为1000ms,若用卡尺来测量,很明显第

3 和第 6 组图形中,脉冲并不是依据前一个心房事件来计时的,这表明这两个脉冲不是心房起搏脉冲

- 我们还可以通过测量感知的房室间期 (AS-VP),第 3 组波形中大约为 280ms,同样第 6 组波形中也为 280ms,出现固定的 AS-VP 也表明该脉冲是感知心房事件并开始计时后发放

- 同时,我们测量一下起搏的 AV 间期,约为 200ms,其短于感知 AV 间期也是恰当的

由此我们可以确定,第 3 和第 6 个脉冲是来自心室的。事实是自身心房事件发生后抑制了心房脉冲发放,这表明心房感知功能正常。

心室感知又是另外一回事,图中有两个自身心室事件后又紧随着心室脉冲,这表明心室感知功能低下。

潜在的节律

该患者窦房结功能不良并有缓慢的房室传导。

起搏心电图的基本要素注释:功能性失夺获和感知功能低下

经验表明,当你发现起搏脉冲未能正常夺获时,你应首先判断该脉冲是否能够夺获心肌?当脉冲出现在心肌生理不应期间时,不论脉冲强度有多大,都不能夺获心肌,这就是功能性失夺获。尽管如此命名,并不表明夺获功能障碍。功能性失夺获发生在自身心律后的心肌不应期,通常这与感知功能障碍有关。如果感知功能正常,起搏器应该能感应到自身事件,同时抑制脉冲发放。因此,一旦出现功能性失夺获,应首先监测感知功能。

如何处理

最急需的是纠正心室感知功能:那就要重新测定心室感知参数,然后再程控设定合适的心室感知灵敏度。

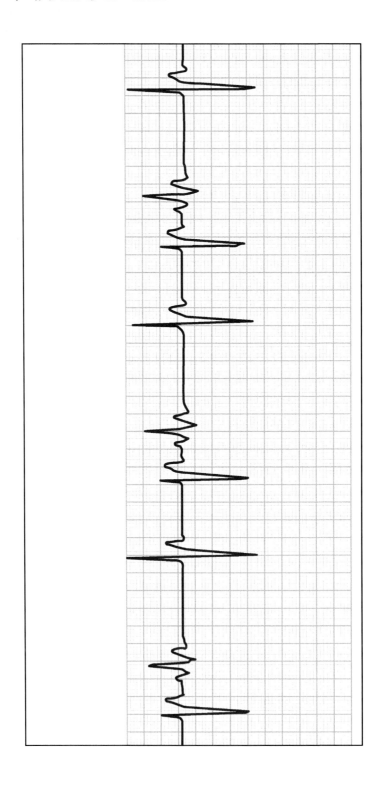

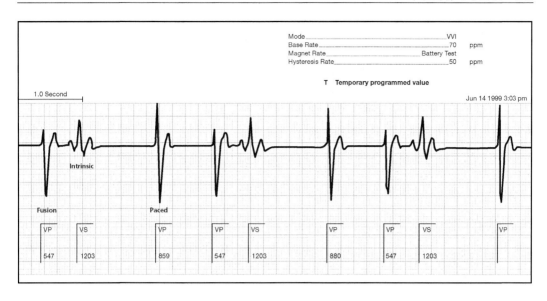

模式

仔细观察这幅图,你会发现这是一个 VVI 起搏器。图上呈现的是心室起搏波和部分自身的心房和心室波。

心律

该图心室起搏的时间间期(VP-VP)可能很难去辨别。因为我们没有看到起搏"钉",可行的方法是我们应该打开程控仪的注释功能,并利用它注释起搏"钉"。但一个有经验的医师完全可以正确解读该图形,而不用依赖于起搏程控仪中的注释功能。

我们来看下起搏程控仪的注释功能。在这张图上我们可以看到三种不同形态的心室波。第 1 个是主波向下的大的复合波,第 2 个是一个较小的主波向上的复合波,第 3 个是一个非常大而尖的复合波。这是 3 个不同形态的复合波,表示不同的心室事件,这意味着心室事件有 3 种不同的类型:较小的向上偏转的复合波是自身

心律的综合波;振幅大而高尖的复合波是心室起搏波形,它们在图上表现为"最高"的波形;那些介于自身心律和起搏心律之间的波形看起来像是心室夺获。

当我们看到这张心电图时,首先要区分这 3 种不同的波形。对于我来说最容易辨别的是那组较小的主波向上的复合波(第 2、第 5 和第 8 个波形),其显然是自主心律(注释也证实了这点),另外两个波形形态看上去差不多,但内在却是不同的,一个是"真正"的起搏事件,而另一种是融合波,融合了自身和起搏的波形。"真正"的心室起搏与自主心律的形态差别较大,而融合波看上去更接近自主心率。第 3、第 6 和第 9 复合波是起搏的心室波,而第 1、第 4 和第 7 复合波为融合波。

知道这些波的类型,测量第 3 和第 4 个复合波(或第 6 和第 7 个复合波)的心室起搏间隔(VP–VP)。游标卡尺测量其心室起搏间期大约 880ms(70 次/分)。同时打印在图上的注释也证实了该心率(859ms)。

夺获

当心室起搏"钉"不明显时，我们可以根据注释去辨别。每一个起搏信号后都会有心室除极，我们可以看到两种不同形态的波形。大而尖的复合波为起搏波形，小但形态十分相似的复合波为融合波。这两种波形均为夺获波形，所以说心室夺获是正常的。

感知

心室感知看起来是可以感知到心室事件（向上的复合波）并抑制起搏脉冲的发放。但是，随着时间的推迟却出现了意外！室性逸搏间期（VS-VP）大于 880ms 的心室起搏间期。我们测量 QRS 到下一个起搏脉冲的发出，大约为 1200ms（50 次/分）

当逸搏间期（在相同的腔室起搏与感知的间期）长于起搏间期（在相同的腔室起搏间期）则需要有效的滞后功能。滞后功能可以自行调节逸搏时间间期。

滞后功能开启的情况包括：

1. 逸搏间期长于起搏间期。

2. 逸搏间期超过"可能"的滞后频率（比如起搏心律为 70 次/分和逸搏出现时滞后频率为 50 次/分）。

3. 确认打印的程控记录上滞后功能是开启的！

潜在的节律

这名患者有窦房结功能障碍和与起搏心律相竞争的自主心室率。

起搏心电图的基本要素注释：次/分（ppm）和次/分（bpm）之间的差异

临床医师经常说的心律为每分钟多少次作为起搏间期的测量。然而，一些情况下，特别是滞后功能开启时，常常看到的缩写次/分（bpm）即表示每分钟的节拍。

虽然不是严格要求区别使用次/分（ppm）和次/分（bpm），但是我们要知道何时使用次/分（ppm）与次/分（bpm）。次/分（ppm）是指心脏起搏器每分钟提供了多少次脉冲。心脏起搏器的起搏频率通常表示为 60 或 70 次/分（ppm）。次/分（bpm）是指患者的自身心率。当患者自身心率低于 30 次/分 （bpm）就应该安装心脏起搏器。

当患者自身心率高于滞后频率时，滞后功能关闭，这时患者滞后次/分（bpm）与患者自身心率相同。例如 50 次/分（bpm）滞后频率意味着当患者自身心率在 50 次/分时滞后功能开启。

如何处理

滞后功能是绝对适合这个患者的，但更好的方式是减低起搏的心率。这台起搏器的程控心率为 70 次/分和滞后率 50 次/分。20 次/分的滞后和起搏之间的间隔差别实际上是相当大的。一般我们调整他们之间的差别为 10 次/分。因为这个原因，我会降低起搏心率至 60 次/分或 65 次/分，滞后为 50 次/分。

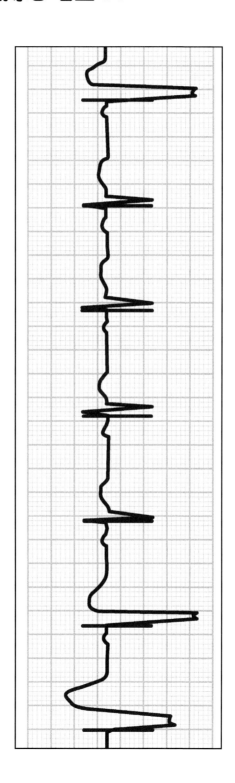

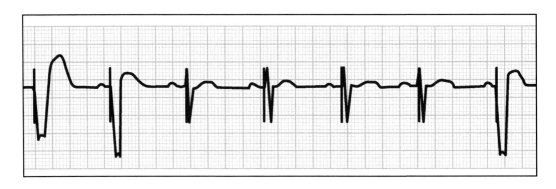

模式

这份心电图来自 VVI 起搏器。

频率

用卡尺测量起搏间期为 880ms，也就是起搏频率为 70 次/分。

夺获

图中有 3 种不同形态的心室波形。虽然没有标注,但还是能够加以辨别。最明显的是第一组波形,这是一个心室起搏事件。

第 3 到第 6 个事件看起来像是自身心律,但其中有起搏脉冲,这是假性融合波。提示患者的自身心室节律与程控的基础频率发生竞争,这表明心室起搏脉冲发放时,患者的自身心室除极已提前开始,这是 4 个假性融合波,虽然提示起搏脉冲并未夺获心室,但不能否定起搏器的夺获功能。

第 2 个和最后的心室事件是融合的心室搏动,它们看起来介于自身与起搏的形态之间。虽然假性融合波既不能确定也不能否定夺获功能正常,但第 1 个标准的起搏波形和 2 个室性融合波表明心室夺获功能正常,故我们仍可以确认心室夺获功能是正常的。

感知

根据此图不能评估感知功能是否正常。

潜在的节律

患者窦房结功能表现正常,但房室传导稍迟缓。同时他的自身心室率和程控的基础频率发生竞争。

如何处理

尽管此心电图表明夺获功能是正常的,但仍须谨慎地通过增加基础频率进行起搏功能检测,来进一步确认夺获功能正常。

心室感知功能须进一步评估,以 10 次/分为间隔逐步降低起搏频率,以促使自身节律出现。该患者的自身心室节律将很容易出现。必要时,应调整心室的感知灵敏度。

因患者自身心率与基础起搏频率相当接近,须将频率滞后功能打开。当基础起搏频率程控为 70 次/分时,滞后频率最好设置为 60 次/分,这将消除持续的假性融合波。

起搏心电图的基本要素注释：不要忘记 T 波

从形态上评估 QRS 波形有时不够准确，特别是一个新手或对起搏心电图经验不足的医生。

此图中，有些临床医师会认为：第 3 个心室脉冲对心室综合波的畸变影响，比第 4、5、6 个脉冲对 QRS 综合波畸变作用更明显。有些人可能会注意到第 4 个心室脉冲导致其波形顶部的切迹，而在其他心搏中却并未出现。换句话说，这 4 个连续的"假性融合波"根本就不是同一回事。它们的形态存在一些细微的差别。

我认为图中第 3 至 6 这 4 个复合波是假性融合波，理由如下：当你比较心电图形态时也应包括 T 波。此图中存在 3 种不同的事件，因而也存在 3 种 T 波。第 1 个复合波（纯正的起搏事件）中，T 波是高耸的圆拱型；第 2 个和最后一个 T 波（融合事件）是圆拱形但较低；假性融合波的 T 波，我认为是相似的、宽阔且低矮的。

因此我认为第 3 至 6 个事件是同一类型的，均为假性融合波。但是这些概念的解释，我想有些同行会不同意。

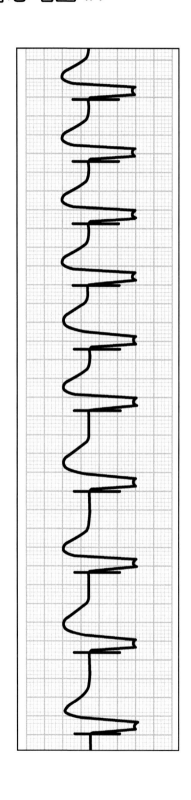

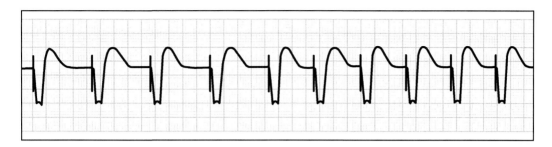

模式

这是单腔心室起搏。它也许看起来像是心房跟踪起搏,但并没有见到可被跟踪的自身心房事件。

频率

心室起搏间期(VP–VP),在图的左半边约为 840ms(70 次/分),但到了右半边变为 610ms(98 次/分)。有某种因素"促使"心室起搏频率超过基础频率,仅有的可能是频率应答,这是一个 VVIR 起搏器在传感器驱动下工作。

夺获

心室夺获功能正常。

感知

心室感知功能在这份图中不能评估。

潜在的节律

该患者为心房静止,并可能有变时功能不全。

如何处理

首先检查心室感知功能。这需要临时关闭频率应答,可通过暂时程控传感器为惰性的或关闭的。通过鼓励自身心率来评估心室感知,以 10 次/分为一间隔逐步降低基础频率直至出现自身心率来完成测试。须监测患者对更低心率的反应,不宜低于 30 或 40 次/分。询问患者活动时的感觉看起搏频率是否合适,你可以打印有关的频率应答诊断报告,它可以告诉你传感器工作的时长和起搏的频率范围。

起搏心电图的基本要素注释:变时功能不全

健康人的心脏具有依据机体所需的心输出量来调整心率的能力。在面临压力或运动时,心脏会自动提高心率以适应机体在压力下所需要的代谢负担。当压力去除后,心率逐渐地恢复正常。

变时功能不全的患者,心脏失去自我调节的能力。频率应答型起搏器的传感器将帮助变时功能不全的患者,判断何时需要提高心率,以及提高多少心率。

常见的感受器类型为:加速度传感器(感知位移或运动)和呼吸传感器(感知每分钟通气量)。

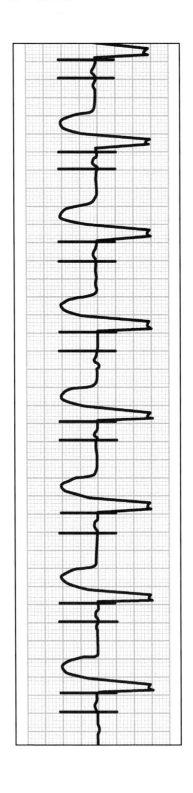

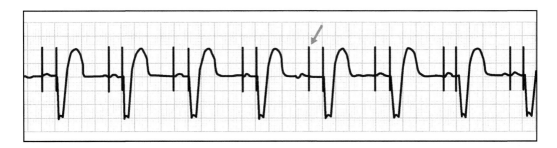

模式

出现心房与心室的起搏脉冲表明这是双腔起搏系统。

频率

心房起搏间期（AP-AP）为 1000ms（60 次/分），对此类型起搏器是适当的。

夺获

图中显示均为 AP-VP 事件，但这些综合波形有所不同。

第 5 个心房脉冲（箭头所示）没有夺获，其余的心房脉冲均表现为心房夺获。对此脉冲存在重要的疑问，即是否应该发生夺获？请注意，自身心房节律发生在心房脉冲发放之前很短的时间内，这表明心房除极由自身节律引起而非起搏。心房组织处于生理不应期时，不论多少能量都不能夺获心房。这是一个功能性失夺获的例子，并不是真的夺获功能问题，而是感知问题。因此心房夺获功能正常，但我们有感知问题需要处理。

心室夺获功能看起来正常，每个心室脉冲后均跟随着起搏特有的、宽大畸形的心室除极波形，还有更多的证据是所有的心室波形完全相同。

> **起搏心电图的基本要素注释：1mv 是否比 2mV 更灵敏（敏感）或更不敏感？**
>
> 起搏器设定心室感知灵敏度为 1mV，意味着自身心室波形只要大于 1mV 即能被起搏器感知。如果心室感知灵敏度调整为 2mV，那么自身心室波形要大于 2mV 才能被起搏器感知。因此设置越高的 mV 数，意味着灵敏度越低。
>
> 经验表明，当起搏器感知不良时应提高感知灵敏度，即 mV 数应降低。相应的如果起搏器过度感知（过敏），应降低灵敏度即调高 mV 数。

感知

箭头所示的心房功能性失夺获紧跟在自身心房节律之后，起搏器未能感知到这个自身心房节律并且紧接着发放脉冲，表明心房感知失效。

心室感知功能不能评估，因为所有心室事件都是起搏所致。

潜在的节律

该患者为窦房结功能障碍及房室传导迟缓。图中仅有一个孤立的心房节律，表明该患者很长时间均为起搏心律。

如何处理

通过程控方法,以 10 次/分为间隔,逐步降低基础起搏频率,鼓励自身心房活动,进而评估心房感知功能。可能需要调整心房感知灵敏度(要提高起搏器的灵敏度,应降低设定的 mV 值)。如果该患者有自身心房节律,那是很好的机会,临床上应促其尽可能多地出现。如果没有自身心房节律,起搏频率应不低于 30~40 次/分,同时确认患者能耐受起搏频率的逐步降低。通常类似于此患者的起搏患者,过低的频率可能会感到不舒服。

心室感知同样需进一步评估。评估双腔起搏系统的心室感知功能,较好的方法是延长 AV 间期,以便有足够的延迟时间使自身事件出现。经验表明,可以临时程控 AV 间期为 300ms 或更长。

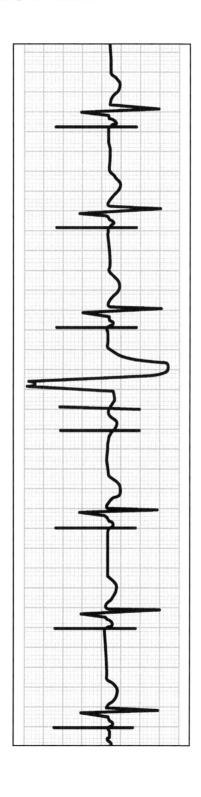

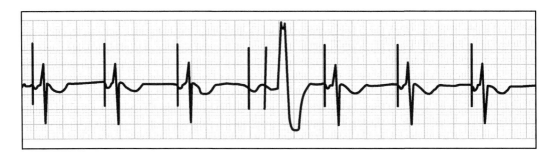

模式

这是一个双腔起搏系统。

频率

对于双腔起搏系统,通常以测量心房起搏间期(AP-AP)来计算起搏频率。此图中心房起搏间期为 1000ms（60 次/分），是适当的频率。

夺获

初看,心房夺获功能似乎正常。每一个心房脉冲均导致一次除极,并重整起搏计时。但是有一个更好的方法来证实此图中心房夺获功能正常,即 AP-VS 间期在图中始终一致,也证实心房夺获。图中这些事例清楚表明心房夺获是正常的。

此图中只有一个心室脉冲,且没能夺获。然而,其后紧随一个室性逸搏,这是一个起搏所致的心搏,还是一个独立自发的事件?事实上,这是一个心室失夺获并伴有室性逸搏的例子。以下是我的理由:

- 心室起搏脉冲与室性逸搏之间的间期太长。使用卡尺测量约为 200ms,虽然我无法确切告诉你起搏脉冲与夺获波之间的毫秒数,但应该是很短的。因此200ms 的间隔确实太长了
- 其形态更类似于室性逸搏(宽大、高耸

并有切迹),而非起搏心律(虽然同样宽大但更畸形)

- 其间期更符合室性逸搏。起搏器试图起搏心室,但未能夺获;因缺少心室活动,所以诱发心室特有的自身搏动。这是一个典型的宽大、畸形的室性逸搏,这与经房室结下传的心室搏动不同,这确实是一个室性逸搏

感知

因为此图中均为心房起搏,所以无法评估心房感知功能。

心室感知功能正常(暂时除外逸搏心搏)。自身心室事件均抑制了心室脉冲发放并重整起搏计时。

起搏器是否感知了逸搏心搏?测量计时间期可以发现,起搏器未能感知。这个自身事件没有影响到计时间期,当然它发生在脉冲后 200ms 以后,很可能"落在"了心室起搏后的空白期内。如果我们能得到带标记的通道图,将会看到此事件没有标示为 VS,即起搏器不能"看到"它,这也是正常的功能设定。因此,心室感知功能是正常的。

潜在的节律

此图易粗心误诊为自身固有节律正常,而实际上该患者窦房结功能不良,且

伴有 AV 迟缓（更须警惕可能存在间歇性 AV 阻滞，因此可能是"双结病"患者——译者注）。

如何处理

最急需做的是重新确认心室夺获功能，进行心室阈值测试，须调整心室输出参数（脉冲宽度，脉冲幅度）。因为此图不能评估心房感知功能，所以应该进行心房感知的测试，必要时可能须调整心房的感知灵敏度。

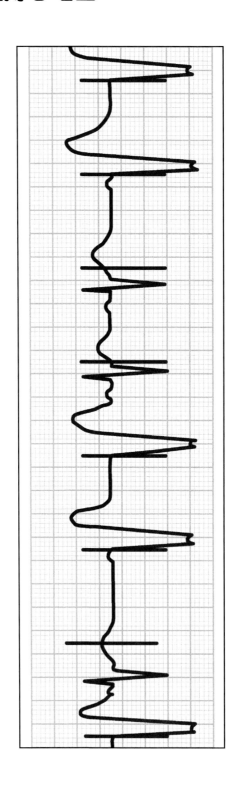

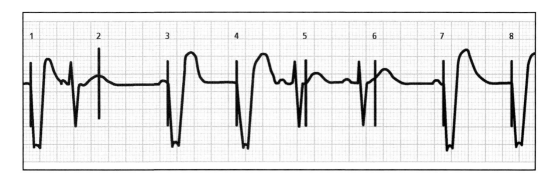

模式

此图来自一个 VVI 起搏的患者。

频率

起搏间期（VP-VP）是 800ms，起搏频率为 75 次/分，对于单腔起搏器来说是比较合适的。

夺获

这是 VVI 起搏，因此我们只分析心室夺获。图中显示有一些是正常的心室夺获（第 1、3、4、7、8 的脉冲）。但是另外有三个心室脉冲未能夺获。

通常我们会问：是否希望这些心室脉冲夺获心室？在第 5、6 个事件中，心室脉冲的出现，非常接近前一个自身心室除极，此时心室肌处于生理不应期，所以不可能夺获。这两个功能性失夺获的实例，意味着我们应检测是否心室感知功能低下。

但是第 2 个心室脉冲可能有争议。这个脉冲发生在 T 波上，如果我们测量一下该脉冲至前一个心室除极的间期，约为360ms。在自身事件 360ms 之后发生的心室脉冲应该可以夺获心室肌，但这并无精确的标准，通常心室肌的生理不应期为除极发生后 250~300ms。这是一个心室未夺

获的例子。

这份心电图中有几个正常的夺获，两个功能性失夺获和一个未夺获。虽然只有一个未夺获事件，但我们仍认为夺获不正常。

感知

只有 3 个自身心室事件发生，但没有一个被感知，它们既没有抑制心室脉冲的输出（脉冲都出现在自身节律的右侧），也没有重设起搏计时，因此心室感知功能异常。

潜在的节律

此患者为窦房结功能不良与房室传导延缓。仔细观察起搏节律，起搏器可能是 VVI 的，但感知异常，此起搏器可能是以 VOO 模式在工作。

如何处理

在进行下一步之前，我们应先评估为什么此起搏器会以 VOO 模式工作，

非同步起搏的常见情况如下：

- 当磁铁放在起搏器的表面时，非同步起搏是其特有的。然而，此例并不是磁铁所致，因为磁铁试验时，我们将会看到频率增快

- 另一种可能是起搏器进入恢复原始设

置或安全起搏模式。这发生于有干扰存在时，而不是患者与起搏器之间的协调问题，此时即使有干扰存在，起搏器会自动转为非同步起搏，至少确保患者可以得到部分起搏支持

- 不恰当的程控也可能是非同步起搏的缘由。有些人会将起搏器程控为 VOO 模式持久地工作，这种情况非常少见。但可能发生在需要测试 VOO 的起搏功能，而测试结束时，未能恢复至原来的参数

- 另一种解释是出现不恰当感知。起搏器为 VVI 模式，但感知始终都不正常，此起搏器会以非同步运作。虽然这种可能列在最后，但这种情况经常发生。

因此应先用程控仪确认起搏器为 VVI（不是被程控在持久性 VOO）模式，也不是磁场模式或者其他重置、安全模式。若果真如此（在非同步模式），应将其再程控回 VVI。如果起搏器早已设为 VVI 起搏，那么我们可以认为是持续的感知异常所致。

评估心室感知并调整感知参数的设定。心室的夺获功能也应进行评估，并调整输出参数。

起搏心电图的基本要素注释：为什么会出现非同步起搏？

除非在特殊的情况下，非同步起搏并不是理想的选择。临床中你会偶然遇到 VOO、AOO 或 DOO 起搏，你应该认真地进行研究。尽管非同步起搏对某些病例适用，但只能适用很短的持续时间。你不应该让你的患者长期处于非同步起搏的模式下。

磁铁试验时会出现非同步起搏，且伴有特别明显的改变（详见起搏器技术手册），但通常频率会增加。

非同步起搏通常出现在起搏器受到强干扰，并进入后备或安全模式时。这种情况下，起搏器将保持非同步模式，直到临床中被重新程控。

非同步起搏也常用于某些测试时，但必须程控为临时的参数设定。当你使用过临时的参数设定后，程控仪将自动恢复原始的参数设定。在许多临床测试中，需对起搏器进行再程控；当测试结束时，需要手动程控回到原始参数。极少数情况下，患者离开诊室时，起搏器参数仍为测试状态，这就是为什么我主张：在测试时，依靠"临时"程控，以避免上述情况发生。正如此例所示，非同步起搏也可能发生于持续的感知异常。

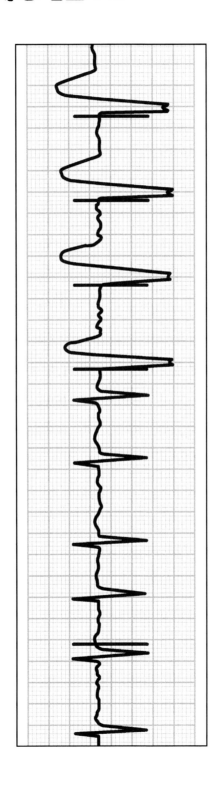

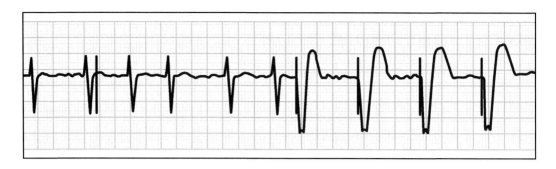

模式

这是 VVI 起搏器心电图。

频率

起搏间期（VP-VP）是 800ms，也就是频率 75 次/分，对于单腔起搏系统是比较合适的。

夺获

这是一个单腔心室起搏系统，因此我们只关注心室夺获是否正常。第一个起搏脉冲未能发生夺获，但是其紧随于自身心室除极之后，也就是心室肌生理不应期，这是功能性失夺获。这意味着我们须进一步确认是否存在心室感知异常，其他的心室脉冲均引发了典型的起搏图形，表明心室夺获正常。

感知

功能性失夺获提示我们心室感知异常，第 2 个心室自身节律未能被正常感知。否则自身节律应能抑制脉冲输出，并重整计时。

潜在的节律

不规则的心室节律和快速的心房频率表明该患者为房颤心律（AF），同时存在房室传导延缓。

如何处理

必须测定心室感知，并设置恰当的心室感知灵敏度。VVI 起搏器用于房颤患者的反应，正如预期一样适合；但对房颤（AF）还必须给予治疗。尽管药物治疗（特别是长期）的效果并非总是有效，但至少在房颤初期使用药物治疗是常用的手段。

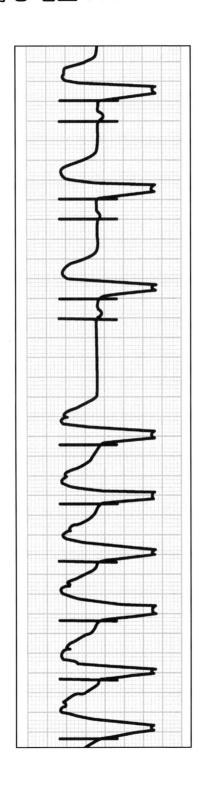

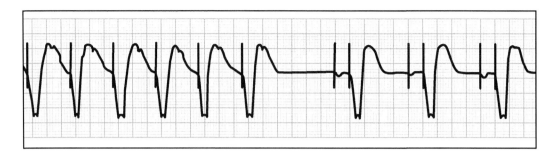

模式

这是 DDD 起搏的心电图。

频率

图中右侧部分可以测量出心房起搏间期为 1000ms(60 次/分),是合适的频率。但在图左侧部分显示心室起搏频率较快,起搏间期(VP-VP)为 560ms(107 次/分),快速起搏后出现一个长间歇并转成基础的频率起搏,因此我们要分析频率为何发生变化。

夺获

心房夺获功能是正常的;心室夺获功能同样是正常的。

感知

出现较快的自身心房事件和较快的心室起搏, 表明起搏器发生心房被跟踪(心室跟踪心房)。起搏器力图响应快速的自身心房事件而快速起搏心室,保持 1:1 的房室同步。你可能注意到此图的右侧,当心房被跟踪时, 感知的 AV 间期(AS-VP)较起搏的(AP-VP)要长很多。事实上心房被跟踪时的 AV 间期约为 320ms,起搏的 AV 延迟约为 200ms (此图的后半部)。原因是跟踪快速的房性节率起搏心

室时,起搏器因最大跟踪频率(MTR)制约了其特有的 AV 间期, 在响应自身心房节律时,起搏心室的最高频率设有一个上限频率。

显然心房感知是正常的。图左侧所显示的心室跟踪心房、自身心房事件与心室起搏频率之间有明确的关系,也表明起搏器"看见"并正确感知了心房活动。

因为只有心室起搏事件,所以无法评估心室感知功能。

潜在的节律

图中开始几个事件表明起搏频率正处于上限频率即最大跟踪频率(MTR),这发生于患者自身房性心率增快时。但另一种可能是起搏器介导性心动过速(PMT)。

PMT 发生于起搏器感知逆行的 P 波后,并参于维持无限循环的折返性心动速之时。该心电图左侧部分,起搏器跟踪心房事件,它们发生在前一个心室事件的 T 波部分, 这个位置提示这些可能是逆传的 P 波。另一个提示 PMT 的事件是突然出现的长间歇,随后出现基础频率的 AP-VP 事件。

现代起搏器均具有预防 PMT 发生以及自动终止 PMT 的程序。在出现一定次数的 PMT 后,该程序将发挥作用。此例可能是运行最大跟踪频率的起搏次数,达到了

PMT 的规定标准，导致起搏器强制停顿 1 次，然后恢复基础频率起搏。这种暂停的出现，是因为起搏器突然受制约，停发一次心室脉冲，在这一长间歇后发放心房脉冲。(一次 PMT 的间歇，抑制了一次响应心房感知事件的心室输出，导致一次心室停搏，然后起搏心房)。

虽然 PMT 终止程序成功地阻断了 PMT,仍然不能明确患者的基础节律,但我们认为他容易发生 PMTs(多次 PMT)。

如何处理

心室感知功能应作评估。对于此患者，程控开启终止 PMT 的程序很有效,应继续保持。

这份心电图告诉我们,此患者经常发生 PMTs。如有可能,应获取起搏器的诊断报告信息, 以了解近期有无发生其他的 PMT,以及诱发 PMT 的因素。PMT 发生的最常见原因是室性早搏(PVCs),或者是意外发生的心房失夺获。尽管此图中心房夺获功能看起来正常,仍有必要辨别是否是因为心房失夺获引起 PMT。虽然此图中有 3 个心房夺获事件,我们仍应评估此患者的心房夺获功能。

起搏心电图的基本要素注释：处理 PMTs

虽然 PMT 并不常见, 但临床医师仍须对此有一定了解。并不是所有的起搏患者都容易发生 PMT。发生 PMT 的条件是:患者拥有双腔起搏器,存在逆向传导,并有某些触发因素(如室性期前收缩或突然出现的心房失夺获)。

多数起搏器都设有预防 PMT 发生的程序,而且对大多数患者有效。由于 PMTs(反复发生 PMT)可引起症状,且多数患者不能很好地耐受, 适当地程控开启 PMT 终止的程序, 一旦生效,起搏器就能监测到 PMT。如果患者从未有发生过 PMT, 那此程序将不会起作用。

这种 PMT 程序,通过抑制一次心室起搏,然后起搏心房来终止 PMT;这就终止了反向传导的逆行 P 波和靠其维持无休止的折返循环。

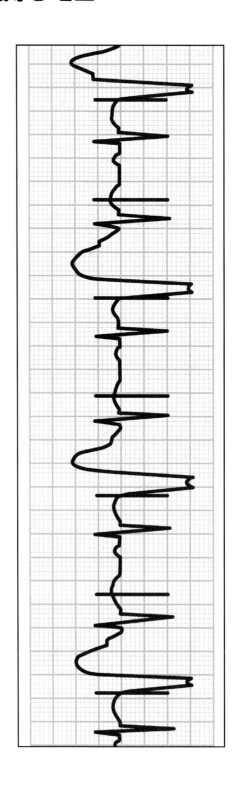

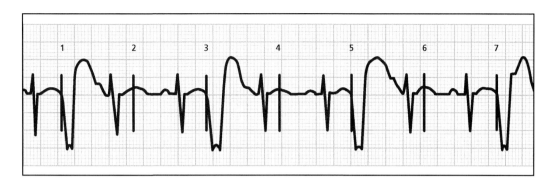

模式

这是一个 VVI 起搏器。

频率

心室起搏间期（VP-VP）约为 840ms（70 次/分），是一个合适的频率。

夺获

从第 1 个心室脉冲开始，每间隔一个心室脉冲（1、3、5、7）能夺获心室，注意脉冲后均紧跟着宽大畸形的心室除极的 QRS 复合波。

图中另外 3 个起搏脉冲（2、4、6）未能夺获心室。在确定其是否为失夺获前，我们应该判断它们是否应该夺获心室。如果它们发生在心室除极后的生理不应期，是不可能发生夺获的。为证明这些，使用卡尺测量自身心室事件与脉冲发生的间隔时间。尽管有所偏差，但经验表明，心室生理不应期约为 250ms 左右。第 2、4、6 起搏脉冲发生在自身事件后约 240ms（在不应期之内），因此是功能性失夺获，这表明需评估心室的感知功能。

感知

图中显示数个心室自身事件，均没有被正确感知。事实上此图表明起搏模式为 VOO。任何时候出现不同步单腔模式，我们应考虑为磁场模式，或存在干扰，或被程控为持续的非同步起搏，或持续心室感知异常。最后一种假设最有可能，但仍须通过程控测试排除其他情况，如磁场模式，或持续程控为非同步，或后备、安全模式。若以上均不是，那么可能是持续性心室感知异常。

潜在的节律

此患者窦房结功能不良及房室传导延缓。

如何处理

出现非同步起搏必须要弄清原因，尤其是类似此例的持续性心室感知异常。如果没有其他导致非同步起搏的原因，应该评估心室感知并调整灵敏度，重新调整参数后观察起搏心电图变化，可解决感知异常和功能性失夺获。

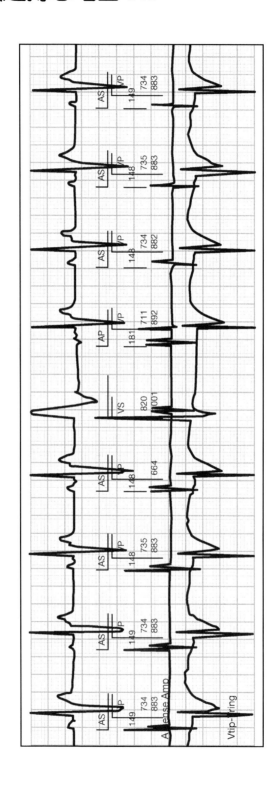

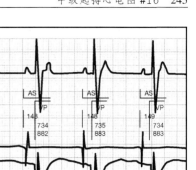

模式

这是一份双通道记录图,起搏脉冲在心电图上并不明显,但在标注通道已显示清楚。下两行分别为心房和心室电图。

频率

通常测量心房起搏间期(AP-AP)来计算双腔起搏器的起搏频率,但该图中没有这样的间期。心室起搏间期(VP-VP)约为880ms(70次/分)是合适的频率,这个频率一直持续到一个室性早搏(PVC)之后有一个长间歇,这是一个1040ms的逸搏间期(VS-VP)(58次/分),这个频率的变化值得我们分析。

事实上发生于PVC后的长逸搏间期是一个线索。起搏器依靠一种特殊的程序,来预防PVC诱发的起搏器介导性心动过速(PMT),PVC(起搏器定义为:感知心室事件前无起搏信号或无感知的心房事件)的出现,导入心室后心房不应期(PVARP),使起搏器自动延长一个周期。延长的心室后心房不应期清楚地标注在VS上方的水平延长线,说明反应时间的长短,延长的PVARP影响起搏器计时周期,并导致这个长的逸搏间期。

这个特殊程序是为了延长PVARP,确保逆传的心房活动落入起搏器的心室后心房不应期内,不被起搏器感知。延长的心室后心房不应期之后,是心房警觉期(Atrial alert interval),此病例超过这一间期(警觉期内未觉察到心房事件),并导致心房起搏。一旦心房起搏,起搏器即恢复原来的AS-VP活动方式,以基础频率起搏。

夺获

图中仅有一个心房起搏信号,且呈现正常夺获,请注意起搏心房事件的形态与其他自身心房事件不同。

心室夺获功能同样是正常的。

感知

心房感知:心房感知功能正常,自身心房事件抑制了心房脉冲并重设时间期。感知的AV间期约为150ms,也表明心房感知正常。至少心房标记通道心房感知的标记"AS",表明起搏器正确地觉察到了心房自身事件。

心室感知:此图中仅有一个自身心室

事件,即图中间的宽大的室性早搏,被起搏器感知并抑制了心室脉冲发放、重设起搏间期;同时起搏器标注为 VS 事件,因此心室感知功能是正常的。

潜在的节律

该患者窦房结功能正常,但房室传导延缓。

如何处理

心房夺获似乎是正常的,但因图中只有一次心房起搏,我们应作出自己的评价。

心室感知图中看似是正常的,但也应作基本检测;虽然此患者只经历了一次室性早搏,就启动了终止 PMT 的程序,成功地预防了 PMT 的发生,并使起搏器恢复了原来的正常工作,据此看来它能保护患者免于发生 PMT。如果能检测起搏器得到诊断报告,将有助于了解该患者发生 PVCs(室性早搏的数量)和 PMTs(起搏器介导性心动过速的次数)的频繁程度。

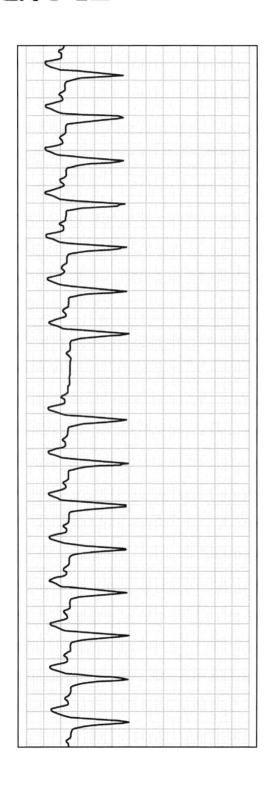

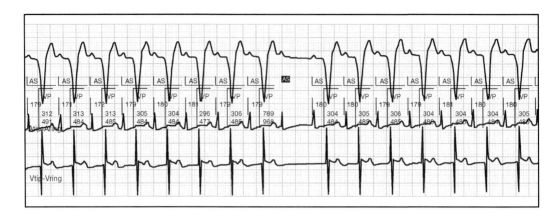

模式

这是一个双腔起搏器。初看此图像是跟踪心房心室起搏，随后出现一个间歇，重新开始跟踪心房；本页已有标记（注释），图中也提供了重要信息。请注意从始至终感知的 AV 间期（AS-VP）约为 180ms，一个稳定不变的 AV 间期表明心房感知正常。这只能出现在 DDD 起搏器。

频率

此图中没有心房起搏的间期可以测量，但心室起搏间期（VP-VP）显得太短，480ms（125 次/分），这要比设定的基础起搏频率快很多，也表明起搏器跟踪自身心房事件，事实上 125 次/分是最常见的最大跟踪频率 MTR。

观察图中有个长间期约为 1000ms（60 次/分），出现这个长间歇的可能是：起搏器试图要终止起搏器介导的心动过速（PMT）；因此起搏器自动延长了 PVARP（请注意长的横线表示延长的时间）。此后的一个自身心房感知事件（黑框标记的【AS】）落在了延长的 PVARP 中。但是随后再次发生 MTR，这有两种可

能：终止 PMT 的程序失效或者是患者起初没有发生 PMT。

夺获

尽管每个心房事件均被感知，但该图无法评估心房夺获功能。

另一方面，心室夺获显然是正常的。

感知

心房感知：心房感知是正常的。心房事件抑制了心房脉冲输出，并重设了计时间期，何况注释显示它们的出现是正常的。黑框标记的【AS】事件发生在延长的不应期中，尽管起搏器确实"看见"这个自身的心房事件，但黑框注释提示它发生在不应期（警觉期）中，表明起搏器特意忽视它而停止跟踪起搏心室。

心室感知：凭据此图无法对心室感知功能作出评估。

潜在的节律

此患者为房室阻滞。但快速跟踪心房事件须重视。起搏器认为这是 PMT，才会启动终止 PMT 的程序，自动延长 PVARP，仅观察前半段心电图确实很像典型的

PMT。

但是一个快速的心律出现后暂停并不一定是PMT。事实上这也可能是窦性心动过速。

为了证实这个假设，须进一步观察VP-AS间期。在PMT时，VP-AS间期是固定的，因为AS启动起搏器的计时电路、且由VP"促使"PMT发生。在窦性心动过速时，VP-AS是有变化的，因为AS（自身的心房节律）驱动心室起搏，图中VP-AS间期的变化虽然不大，但是左侧的VP-AS间期较右侧的稍短，表明这是窦性心动过速，而不是PMT。

如何处理

心房夺获与心室感知须进一步评估。如有必要，心房输出参数与心室感知参数应作调整。

如有检测的诊断报告，了解患者以往的自身心房频率，是否经常发生窦性心动过速是有益的。此外，也能重新了解以前发作PMT的情况（由此识别PMT是确实的，还是"误认的"）。如果患者经常发生这种特殊情况，那么应关闭终止PMT的算法，以防止今后有益的跟踪心房的生理功能被中断。

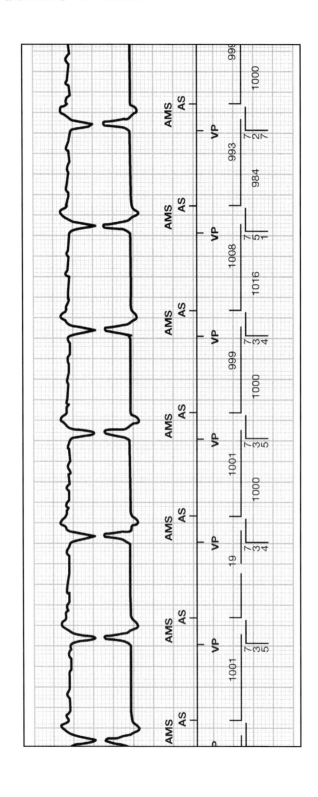

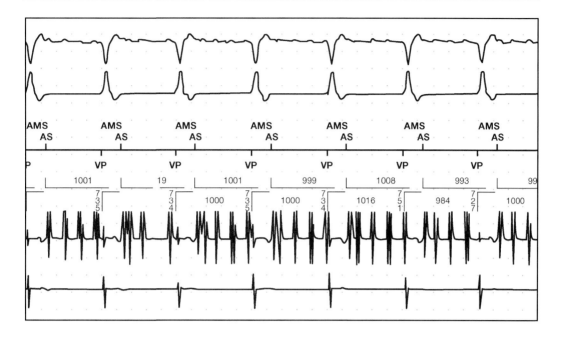

模式

注释已表明这是一个双腔起搏器。注释也表明发生了自动模式转换(AMS)。尽管起搏器感知了自身心房活动(AS),但感知后的 AV 间期太长 (AS-VP),超过600ms!因此尽管起搏器感知了自身心房事件,但心室起搏与此无关。虽然这是双腔起搏器,但并未跟踪心房快速的频率,只是持续的 AMS。

频率

因为没有心房起搏间期(AP-AP)可测量,所以只能测量心室起搏间期(VP-VP)来计算起搏频率,注释表明 VP-VP 约为1000ms(60 次/分),这是适当的起搏频率。

夺获

此图不能评估心房夺获功能,心室夺获功能正常。

感知

每当自动模式转换(AMS)的程序生效,关键的是评估 AMS 启动是否恰当。恰当的模式转换应发生在出现快速的房性自身节律时,从体表心电图来看仅有数个自身心房事件被标注,完全依靠标注的 AS来判断 AMS 是不恰当的。因为并不是发生的每一个事件,起搏器均会有注释标注在图中。

心房腔内电图是很有用的(最下面两行图),在此你看到的显然是一系列快速的自身心房活动。第一行体表心电图中也显现了这许多快速心房活动,但这许多事件,在第二行心电图中并不明显,而且并未在注释行中完全标注出来(只标注了少数几个 AS)。从心房腔内电图分析,很显然模式转换是恰当的。这是一个很好的范例,为什么临床医师应充分利用可获得的信息(包括注释、间期、体表心电图,心腔

起搏心电图的基本要素注释:体表心电图(ECGs)与腔内心电图(EGMs)

多数起搏器的程控仪给临床医师提供了数条附有注释和时间间期的描记图形,我们可能不易识别。此图即来自一个起搏器程控仪。最上面的两条图形为 ECGs,同步显示心脏的同一电活动,在两个导联上描记的不同图形。

注释通道显示的是起搏器所解读的事件类型及其对策。标注的时间间期便于临床计算,虽然可替代传统的卡尺,但是我还是经常使用卡尺来测量。

最下两条显示的是心腔内心电图(EGMs),提供心腔内的电活动图形。上一行显示心房内心电图,下一行显示心室内心电图。所有的事件都是同步的,因此也可用于参照分析两条体表心电图中任何时段记录的波形,所对应的起搏器程序解读的事件,并且最终取决于从腔内心电图所揭示的心脏内部的活动。虽然这些图形显示的是同一个事件,但有时可以从心腔内心电图,获取体表心电图上未能显示的线索。

内电图等)。

心房感知:既然起搏器目前以 AMS 模式工作,在这个暂时的模式下,心房感知功能无法评估。

心室感知:此图不能评估。

潜在的节律

患者有自身的快速房性心律失常(心房颤动)和房室传导延缓。

如何处理

心房与心室的感知功能最好能进一步评估,这需要起搏器恢复到常规的双腔起搏模式。但这并不容易,因为目前正在发生着自身的快速房性心律失常(房颤)。

尽管 AMS 是恰当的,但若患者存在持续的快速心房活动,这并不是最佳的解决方案。如果能够取得起搏器检测的报告,可进一步了解患者自身的心房频率,以及模式转换发生的频繁程度。对于偶发的快速房性心律失常,AMS 是一个极好的解决方案。但对于持续的快速房性心律失常患者,最好的解决方法是程控为非心房跟踪模式。

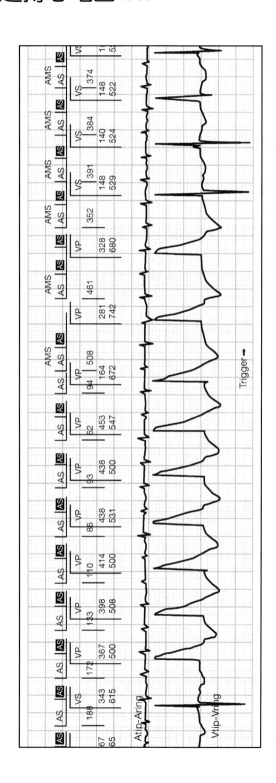

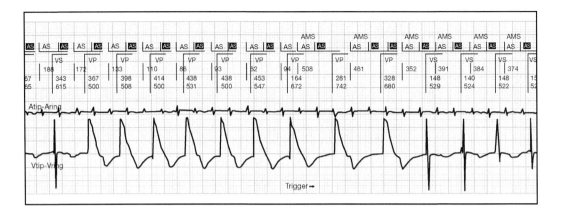

模式

这是双腔起搏器存储的一段腔内心电图,AMS 表示起搏器发生自动模式转换,须关注的问题是 AMS 是否恰当。

频率

AMS 程序启动的依据是患者自身的心房频率。心电图的左侧为房性心动过速,频率约为 214 次/分,但并不规则;用卡尺测量心房电图, 心房的频率约为 107~273 次/分,这是心房颤动(AF)所表现的房性心律紊乱,对于这种频率和心律失常类型,AMS 无疑是恰当的。

在起搏器开始模式转换之前, 因为起搏器跟踪心房频率, 心室起搏频率很快。图的左侧心室起搏间期约为 500ms (120 次/分), 因为心室最大跟踪频率 MTR 只能升至 120 次/分, 这是常见的典型参数设定。

如图所示, 起搏器进入 AMS 后的第一个心室起搏间期,用卡尺测得为 720ms,约 83 次/分,这远高于通常的基础频率,但这是起搏器特殊的模式转换过渡性基准频率(简称过渡频率)。AMS 的程序允许临床医师程控至一个过渡性的频率，这个 AMS 的过渡频率较程控的基础频率高，通常约为 80 次/分。

夺获

此图中均为自身的心房活动，所以不能评估心房夺获功能。

心室腔内电图有助于分析心室夺获功能。请留意标注 VP 的心室起搏事件，其对应的特殊心室腔内电图形态相似，表明心室夺获功能正常。

感知

心房感知：心房的活动均已标注 AS，心房感知显然正常，心房的活动抑制了心房的输出脉冲，并因对感知的快速心房事件作出反应，起搏器进入 AMS。黑框标记的【AS】表明心房事件发生在不应期中，虽然起搏器并未对警觉期内所有的 AS 事件产生反应，但它们仍然被计数，以帮助起搏器确定何时激活 AMS。

心室感知：显然正常，图右侧有数个自身心室事件，正确标记为 VS，抑制了心室脉冲并重整计时；然而 VS 注释所对应的心室电图形态并不相同。

潜在的节律

房性快速性心律失常伴 AV 传导延缓。

如何处理

此图看起来似乎一切都正常，快速房性心律失常时，适时开始的自动模式转换（AMS），心室夺获和感知功能均正常。从此图无法评估心房起搏的夺获功能，因为患者房性心动过速也很难测试（如有必要酌情尽可能测试）。除此之外，起搏器功能良好。

此图最关键的问题是寻找一个最佳的方法，解决患者的房性心动过速。须核实患者的起搏诊断报告，是否经常出现快速的自身心房活动并触发 AMS，如果患者经常出现这样的心动过速和快速心室起搏，或者 AMS 经常发生，那么患者最好接受抗心律失常药物治疗，以控制房性心动过速。

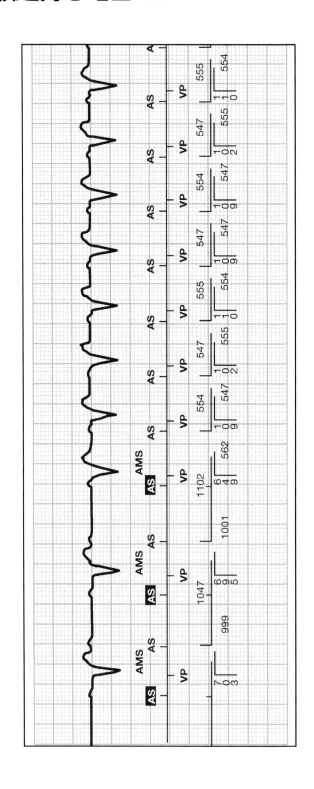

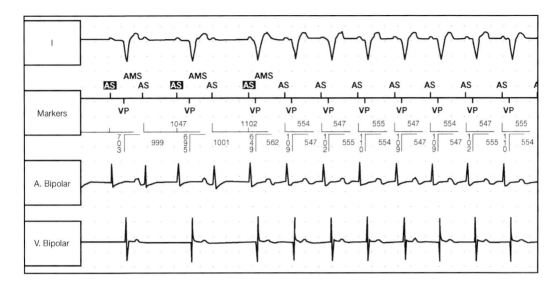

模式

此数据取自程控仪存储的一段心电图,显示的是:当 AMS 算法发挥作用时,起搏器从自动模式转换(AMS)到结束时的一段心电图,标注有助于我们判断 AMS 是否功能正常和启动是否及时。

频率

通常双腔起搏器的频率由心房起搏间期(AP-AP)决定,但这份图中显示的始终是心房感知(房性心动过速,包括黑框内的【AS】),因此进入 AMS 状态(VVI 或 DDI),心室起搏间期为 1000ms(60 次/分)。当起搏器退出 AMS 时,起搏器开始正常跟踪心房,频率约 550ms(109 次/分),这无疑是跟踪心房的心室起搏,因为这个频率在最大跟踪频率(MTR)上限以内。MTR 通常设置在 100~120 次/分之间。由此看来,心率是合适的。

稍后,由于自身心房间期延长,使得患者自身心房频率低于 MTR,因此起搏器退出 AMS。一旦自身心房频率低于 110 次/分(通常由 MTR 设定)时,起搏器自动退出 AMS,因此这是我们所预期的恰当设定。

夺获

心房夺获:所有的心房活动均是自身的,因此无法评估心房起搏的夺获功能。

心室夺获：心室夺获正常。有时心室起搏脉冲（双极）在程控仪屏幕上很难辨认，所以常用标注的 VP 来代替起搏脉冲，图中每一个标注的"VP"脉冲均对应产生一次心室去极化，并且所有起搏图形一致。

感知

心房感知：通常先分析心房腔内电图（倒数第 2 行图形）来了解心房感知。图中仅有自身心房活动，并均被标注为 AS 事件。同时也可以简便地在体表 ECG 上（图中首行）识别出自身心房事件，而且图中未见心房起搏的脉冲或 AP 的标注。因此心房感知是正常的。

请注意观察在心房腔内电图上，不仅仅是高尖的、标识为 AS 的自身心房事件，还有一些低矮、钝圆的波形，这是心房电极记录（感知）到心室的电活动。如果起搏器标识出这些波形为 AS，那就是远场 T 波过度感知，但此病例由于 T 波幅度较小，虽未能被起搏器感知，仍然能在心房腔内电图上显示出来。并不是所有心室内的波形在心房腔内电图上都表现为"高大"的图形。如此例所示，如果它们并没有干扰正常的起搏器功能，这并不是异常问题。你可以通过以下几种情况来判断远场信号没有干扰起搏器功能：没有在体表心电图上显示、没有被标注（检测到）、没有重整起搏计时间期。

心室感知：从此图不能评估心室感知功能。

潜在的节律

此患者有房性心动过速和房室传导延缓。

如何处理

如果需要，可以作心房夺获功能和心

室感知功能检测。AMS 功能看起来正常，但有必要查看起搏器诊断报告，以了解患者房性心动过速的发作频率。此房性心动过速并非是典型的不规则、节律紊乱的心房颤动（AF），当然，这也是件好事，因为 AF 很具挑战牲，须认真处理。另一方面，此类特殊的、节律规则的房性心动过速，提示有可能是窦性心动过速。

窦性心动过速通常是心脏固有的正常反应。例如，当起搏患者进行体育运动时，出现窦性心动过速是正常的。当患者发热或需要用力时，出现窦性心动过速也是机体的支持反应。窦性心动过速是机体的适当的和预期的心律。

询问患者可以了解相关信息。如果患者有活动或近期有发热，出现窦性心动过速是机体正常（同时也是必需）的反应。如果在此频率下起搏器开启模式转换，那么患者将会缺少必要的心率支持以满足机体需要。

有时候仅从所获得的一些综合信息来分析，很难区别是运动后出现的窦性心动过速，还是病理性的房性心动过速。如果是频率应答起搏器，患者的活动有可能触发感受器，驱动频率应答起搏，并阻止 AMS 开启。该起搏器看来并没有被程控到频率应答模式。但如果它是频率应答模式，程控仪是可以检测到的。假如是频率应答起搏器，并且设置恰当，那么这段快速心率也不会是运动引起的，也就是说，不是运动导致的窦性心动过速，而更像是节律规则的房性心动过速。

若此患者是在活动，但起搏器无频率应答功能，查询的诊断记录是 AMS 开启。当他实际上需要较快的心率支持时，起搏器可能正处于模式转换期间。既然如此，应关闭 AMS。若起搏器需要调整时（或更换），需要提供频率适应支持的患者，最佳选择为频率应答型起搏器。

复杂起搏心电图

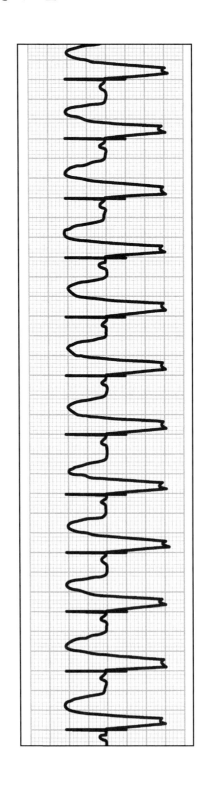

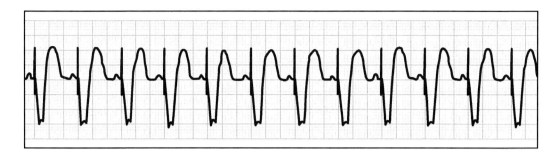

模式

这是一个 DDD 双腔起搏器。由于图中只显示心室起搏脉冲,提示快速的心室起搏是由自身的快速心房节律"驱动"的。

频率

图中的心室起搏间期 (VP‐VP)约600ms(100 次/分),提示双腔起搏器超过预设的基础频率进行心室起搏。这种高于基础频率的心室起搏只能出现于以下特定的情况:①起搏器具有控制心率的感受器 (带频率应答功能,如 DDDR 或 VVIR等);②跟踪自身的快速心房率起搏心室。图中可见快速的心房 P 波,提示此时的心室起搏是上述的第二种情况。

夺获

从图中不能评估心房夺获状况;心室夺获良好。

感知

心房感知:良好。起搏器不仅感知自身的心房激动后抑制了心房起搏脉冲,而且根据感知的心房激动频率设定心室起搏脉冲发放的间期。

心室感知:从此图无法评诂。

潜在的节律

此患者为自身的快速心房率伴缓慢的房室传导。

如何处理

如果患者在诊室,首先应该询问患者的感觉(有无不适)或其他症状,毕竟不是每个人都能承受 100 次/分的快速心室起搏频率。然后查询起搏器中存储的诊断数据, 分析这种起搏状况的发生是否频繁。这种自身快速心房率若持续存在,患者将长时间的经受这种快速心室起搏。即使患者偶尔发生跟踪心房的快速心室起搏,且无不适主诉,这种情况仍需要控制,使其尽量少发生。

检查的步骤应系统进行,接下来应测试心房起搏和心房感知;若有必要,应调整起搏器的参数;采取必要的临床措施(药物)控制患者自身的快速心房率。

起搏心电图的基本要素注释：如何控制植入双腔起搏器患者的自身快速心房节律？

我们可以有多种处理策略可选择，但各有优缺点。

- 若患者自身的快速心房节律偶尔出现且易耐受，可将最大跟踪频率(MTR)程控设置为可耐受的频率(如 100 次/分)，保证心室起搏频率在合理的高限之内。缺点是若自身的快速心房节律持续时间越长，心室起搏频率维持在 MTR 的时间也越长。

- 打开模式转换(MS)功能，当心房节律达到设置高限时，模式转换可自动终止跟踪心房，从而防止快速的心室起搏，但可能导致在模式转换时出现某些"频率骤变"的不适症状。如果起搏器的程序，能在模式转换时，逐渐过渡到基础起搏频率，当患者出现模式转换时，可避免起搏频率的骤然变化。模式转换使患者失去了 1:1 的房室同步，但可防止快速心室起搏。

- 可程控为持久的非跟踪起搏模式，但和模式转换功能一样，患者将失去房室同步。另一方面，当自身的快速心房节律发作频繁且持续时间较长时，这也许是一种最佳的解决方法。

- 许多起搏器提供了多种管理房性心动过速的程序，如超速心房起搏或房颤超速抑制功能(由 St. Jude medical 提供)。然而不是所有患者的情况都能适用，只有出现某些特定类型的快速性房性心律失常或须控制心房心律时，这些功能可提前抑制快速房性心律失常从而避免快速心室起搏。

- 药物治疗亦可控制自身的快速心房节律，抗心律失常药物有良好的效果，但并不是所有的患者都有效，且某些药物具有严重的副作用，须密切监测抗心律失常药物的反应，经常随时调整剂量。

复杂起搏心电图 #2

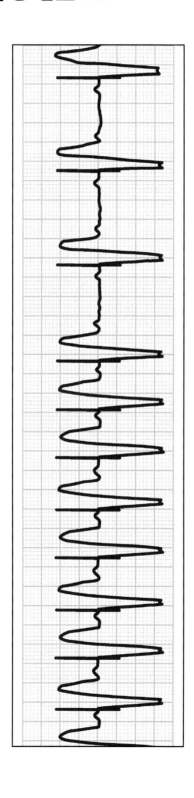

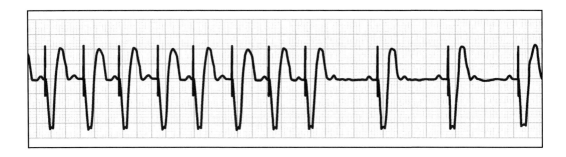

模式

这是 DDD 起搏的心电图，图中虽只见心室起搏脉冲，但很显然起搏脉冲是和心房节律同步的。

频率

此图的左半边，心室起搏的间期(VP-VP)约 520ms(115 次/分)，此快速心率在后半部骤然下降，间期为 1000ms(60 次/分)，后半部的频率为基础起搏频率。我们必须系统分析解释快速的心室起搏骤然变为基础心室起搏的机制。

夺获

图中未见心房起搏脉冲，不能判断心房夺获的状况；心室夺获良好。

感知

自身的心房节律抑制了心房的输出脉冲，表明心房感知良好；而且心率"快"和"慢"两部分，都提示起搏器试图让心室起搏与心房节律尽可能同步。

自身的快速心房节律约 115 次/分，并且从左侧到右侧心房节律稍微加速，尽管频率处于房速频率范围的低限，仍属于房性心动过速。左侧起始，起搏器跟踪自身的心房节律进行心室起搏；然而，图的右

> **起搏心电图的基本要素注释：1:1 房室同步**
>
> 正常心脏为 1:1 房室同步的，即一个心房波后跟随一个心室波，这样可以实现最优的心室充盈。房室传导异常及窦房结功能障碍会破坏房室同步，影响患者血流动力学。
>
> DDD 起搏器通过心房跟踪(在一定频率范围内，自身的心房波触发心室脉冲发放)保持房室同步。然而，在心率非常快的情况下，心房跟踪会产生不良影响。因此 DDD 起搏器。
>
> 通过设置"上限频率"避免出现过快的心室率。包括起搏器的文氏现象(模仿生理文氏现象)及起搏器 2:1 或 3:1 房室阻滞等现象。2:1 房室阻滞是指每 2 次心房激动起搏器发放一次心室脉冲。

侧显示在心室节律下降之前，出现了自身的心房激动未能感知的现象，若这个心房激动被感知，起搏器将会跟踪心房激动并发放心室脉冲。实际上，在图的右侧有多个心房激动未被感知，而这些心房激动均位于 T 波后。

在确定这是心房的感知故障之前，我们必须弄清一个问题：起搏器感知到这些心房事件了吗？答案是：确实没有。这些心房激动

起搏心电图的基本要素注释：总的心房不应期 TARP

总的心房不应期(TARP)尽管不是双腔起搏器的可程控参数,却是起搏器的工作程序中非常重要的时间间期。在程序算法中,TARP 等于 AV 间期和心室后心房不应期(PVARP)之和,在整个这段时间内,起搏器的心房程序不会对任何事件产生反应。例如:AV 间期设为 250ms,PVARP 设为 200ms,则 TARP 为 450ms(250+200=450)。

TARP 确定后,也就确定了起搏器出现 2:1 阻滞的频率点(即 2 次自身心房节律后出现 1 次心室起搏事件)。据此范例,TARP 为 450ms,意味着当自身心房频率达到 133 次/分时,起搏器将采取 2:1 阻滞方式进行心室起搏。

多数起搏器可直接设置出现 2:1 阻滞时的心房频率,但如果知道设置的 AV 间期和 PVARP 的值,亦可以计算出这个频率数值。

落在心室后心房不应期(PVARP),因此起搏器不会对此作出预期的恰当反应。

图中当心房间期达到 520ms 时(115次/分),出现 2:1 的房室(起搏)阻滞,提示患者的心房间期,超出了 TARP,此时起搏器设置的 TARP 约 520ms。尽管我们还不能确定起搏器内设置的房室间期(AV delay)和心室后心房不应期(PVARP)的具体数值,但二者之和为 520ms(TARP=AV delay+PVARP)。

由此图无法评估心室感知功能。

潜在的节律

房性快速性心律失常伴房室阻滞,房性心律失常可间歇出现,且此图中房速频率约为 115 次/分。

如何处理

须评估心房夺获和心室感知状况,必要时调整参数保证可靠的起搏和感知。若房性心动过速持续存在,则难以正确评价心房夺获。

特别要关注 2:1 的房室(起搏)阻滞,须详细询问患者的症状,调阅起搏器内存储的诊断数据,以更好的判断房性心动过速的发作频率和发作时的状态。

按照常规,最好让患者尝试对跟踪心房快速心室起搏的耐受程度,至少频率应快于 2:1 阻滞时的心率。若患者能耐受快速的心室起搏,可将 TARP 缩短,使跟踪心房快速心室起搏维持更长的时间。这需要良好的临床判断。TARP 不能直接程控,只能通过分别或同时设置 AV 间期和 PVARP 的值来获得。

例如,若临床医师希望:在跟踪心房的快速心室起搏频率高于 120 次/分时出现 2:1 阻滞,则应:

- 预设间期(120 次/分约 500ms)
- 观察感知的 AV 间期和 PVARP 的值,并酌情降低时二者之和恰好为 500ms
- 细心并逐步降低 AV 间期和 PVARP 的值,如果 AV 间期太短,可能导致持续的心室起搏。(若自身的房室传导存在或间歇出现,这种起搏无益)

按此范例,可将这两个参数分别程控为以下的组合,当然并不仅限于此:

- AV 间期=250ms,PVARP=250ms
- AV 间期=300ms,PVARP=200ms
- AV 间期=180ms,PVARP=320ms

起搏器的参数是相互关联的,调整会引起其他参数的连锁变化。

正因为如此,调整 TARP 的前提是:设定适当的 AV 间期(避免参数冲突导致不恰当的起搏)和 PVARP(避免参数间的冲突,导致起搏器介导的心动过速 PMT)。

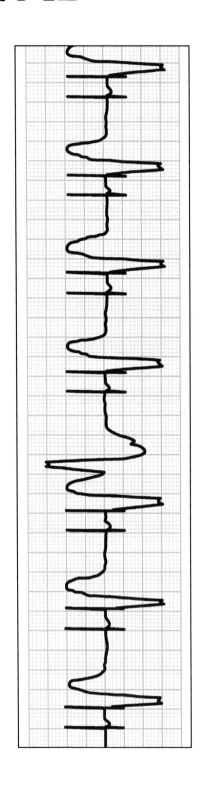

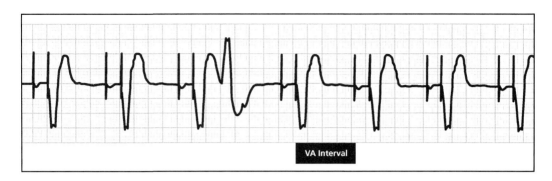

VA Interval

模式

这是一份 DDD 双腔起搏器的心律记录。

频率

心房起搏间期约为 1000ms(60 次/分)，设置是恰当的。

夺获

心房夺获和心室夺获均良好。

感知

图中除了唯一的特殊 P 波外，其余的心房激动均为起搏所致，它伴随宽大的心室波之后出现。在如何处理此特殊的心房 P 波之前，首先应从分析心室的激动着手，我们才能更好地分析此自身的心房事件。

图中唯一的自身心室激动并不是正常的心室激动，宽大的心室波提示它是心室期前收缩(室性早搏,PVC)。起搏器辨别室性早搏与临床医师的分析略有不同,对双腔起搏器而言,室性早搏只是提早出现的自身心室激动(不管其前有无心房起搏或感知)。

这个室性早搏发生在前一个心室起搏波后 400ms,意味着可被起搏器感知。为了证实是否被感知，须评估 VP-AP 间期

(亦称为 VA 间期)。用卡尺测量的 VA 间期约为 800ms。现测量室性早搏的起始至下一个心房起搏脉冲 (VS-AP) 约为 800ms，提示室性早搏的发生重置了起搏器的计时间期，从而证实起搏器感知了这个室性早搏。

起搏心电图的基本要素注释：逆行 P 波

对于双腔起搏患者而言，室性早搏是个特殊的问题，因为室性早搏经常与逆行 P 波相关联，一旦逆行 P 波被起搏器感知，将导致起搏器介导性心动过速(PMT)。

室性早搏破坏了房室之间的同步性，并导致室房逆传的出现，而感知逆行 P 波会诱发 PMT；起搏器尽力维持 1:1 房室传导的同步，因而导致逆传的心房事件(逆 P)的无休止循环(PMT)。

植入双腔起搏器的患者存在室房逆行传导(不是所有患者均有)，并出现室性早搏触发的 PMT，最佳的处理办法是程控时适当延长 PVARP 的间期，如本图显示的那样，延长 PVARP 后，可使逆行 P 波落在不应期内，不能被起搏器感知而预防 PMT。

此图中逆传的心房波随即出现在室性早搏后。DDD起搏患者的起搏器介导性心动过速(PMTs)与室性早搏(PVCs)有关联,这是因为PMT的发生由室性早搏后的逆行P波触发。图中出现的自身心房波发生在室性早搏后,且为孤立的,提示这是一个逆行P波。

尽管不是所有的患者的室性早搏后均有逆行P波,但出现逆行P波与室性早搏相关。

起搏器并未感知到这一特殊的心房事件。如果感知到这个P波,起搏器将启用感知后的AV间期,然后同步起搏心室。通过卡尺测量显示室性早搏的起始至逆行P波的起始间期约为280ms,因此这个P波可能落在起搏器的不应期而未被感知。对患者而言,这个心房事件未被感知是件好事,对起搏器而言,此时的工作程序是恰当的。

潜在的节律

此患者需要持续的房室顺序起搏(AP-VP),提示其不仅窦房结功能不全,且伴有缓慢房室传导,同时意味着在室性期前收缩后易出现室房逆传。这类患者易受起搏器介导性心动过速(PMT)的损害,因此起搏器的程控须考虑预防出现PMT。

如何处理

若有可能,应进行心房感知功能的评诂,可通过降低起搏频率10次/分或更多,直至出现自身的心房激动后测得。当起搏频率下降后须密切观察患者的任何不适症状。当频率下降后尽管患者无不适主诉,但心电图中却无自身的心房波显示,此时不宜强行将起搏频率降至30次/分或40次/分以下。

尽管起搏器能感知室性早搏,但不能据此推断心室感知良好,此时仍应测试心室感知参数(R波振幅)。为了让自身的心室波出现,可先延长AV间期到300ms或更长。若AV间期延至最长后仍无自身心室波出现,此时可将双腔起搏器临时设置为VVI起搏模式,然后逐步下降起搏频率(每次下降10次/分),直至自身心室波出现。须注意的是,只有在延长AV间期不能出现自身心室波时才可临时使用这种方法。

由于患者存在室房逆行传导,所以须验证PVARP的程控参数。本图就是PVARP预防PMT很好的例子,因此须将PVARP设置得适当长一些。

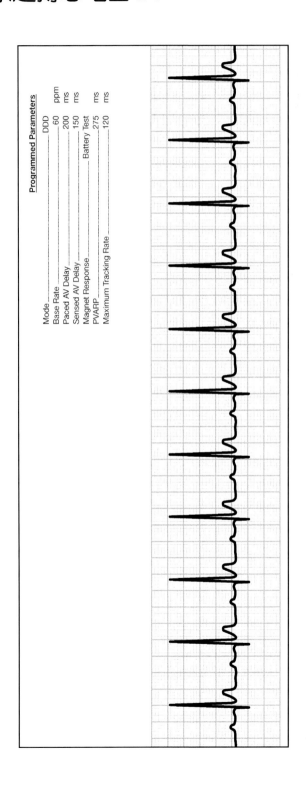

Programmed Parameters

Mode	DDD	
Base Rate	60	ppm
Paced AV Delay	200	ms
Sensed AV Delay	150	ms
Magnet Response	Battery Test	
PVARP	275	ms
Maximum Tracking Rate	120	ms

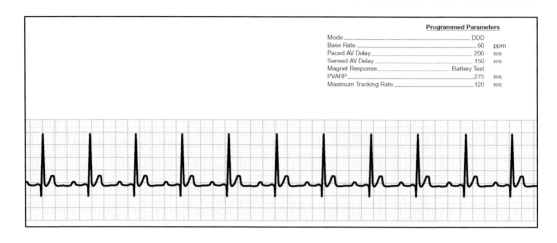

Programmed Parameters		
Mode	DDD	
Base Rate	60	ppm
Paced AV Delay	200	ms
Sensed AV Delay	150	ms
Magnet Response	Battery Test	
PVARP	275	ms
Maximum Tracking Rate	120	ms

模式

此图是了解起搏参数重要性的极好范例。若你无其他资讯,仅看此图,会认为患者并未植入起搏器;但并非如此,起搏程控报告显示患者植入了 DDD 起搏器。

频率

虽然此心电图未能提供基础起搏频率,但程控报告显示基础频率为 60 次/分(起搏间期 1000ms)。若你测量其自身的 P-P 间期或 R-R 间期约为 800ms(75 次/分),因此抑制了起搏脉冲的发放。

夺获

由此图既不能评估心房夺获,也不能评估心室夺获状况。

感知

图中有自身的心房激动却无起搏脉冲,这是否是起搏器感知了这些心房本身的除极呢?如果心房感知是适当的,感知的 AV 间期应即起效,150ms 后就会触发心室起搏脉冲的发放。然而经测量发现,自身的心房激动至心室激动间期(PR 间期)约为

240ms,这表明起搏器未启用感知的 AV 间期,提示其未能感知这些心房除极。

既然心房事件未被感知,那为什么起搏器的心房起搏均被抑制了呢?答案在于自身的心室率,自身的心室率约为 75 次/分,超过了起搏器设置的基础起搏频率,这不

起搏心电图的基本要素注释:V-A 间期

程控记录提示:DDD 起搏的基础频率程控为 60 次/分, 即心房起搏间期为 1000ms(AP-AP),而且起搏的 AV 间期(AP-VP)程控为 200ms,这表明房室同步起搏时, 心室起搏至心房起搏之间的间期 (VP-AP), 即 VA 间期为 800ms, 其计算公式:VA 间期=心房起搏间期(AP-AP)-起搏的 AV 间期(此例为:1000-200=800)。

起搏器感知自身的心室激动后, 须等待 800ms 才起搏心房, 在这 800ms 内, 可能会再次出现自身的心室激动。

因此, 超出基础起搏频率的自身心室激动可抑制心房起搏。

仅抑制了心室的起搏脉冲,亦抑制了房室顺序起搏。

基础起搏频率时的 VA 间期约为 800ms (VA 间期=VV 间期-AV 间期即 1000~2000),感知心室事件之后,在起搏器发放心房脉冲前,自身心室波被误感知;下一次的自身心室波再次出现又被误感知,导致心房脉冲的发放均被有效抑制,此图给人造成心房感知适当的假象。

潜在的节律

此患者窦房结功能正常,但房室传导延缓,自身节律与心率正常,并保持了 1:1 房室同步。

如何处理

由于心房感知不良,应测试心房感知参数,并将心房感知灵敏度设置在恰当的数值,同时测试心房和心室的起搏阈值,必要时可调节心房与心室起搏的输出参数。

在设置适当的起搏输出和心房感知参数后,应评估 AV 间期。尽管患者自身的房室传导较慢(约 280ms),但毕竟能够下传;而起搏器设置的 AV 间期(SAV 150ms 和 PAV 200ms)太短,若心房感知能调至正常,患者将处于持续的右室起搏状态(AS-VP)。近期一致认为只要自身心率能满足需要,自身的心室激动优于右室起搏。设置长 AV 间期或增设右室起搏器的新程序(VIP),其目的是尽可能减少不必要的右室起搏。若有可能,将 AV 间期适当延长或比自身的 PR 间期更长,并应用新的程序设置(VIP),可促使更多的自身心室激动出现,并将不必要的右心室起搏减至最少。

起搏心电图的基本要素注释:右室起搏和 DAVID 研究

DAVID 研究结果显示对于不同程度的收缩功能不全或无明确起搏器植入适应证的患者,不必要或频繁的右室起搏(RV)会加重心衰,此后临床医师开始尽力减少患者的右室起搏数量。

临床实践上应谨慎允许尽可能多自身心室激动出现,然而这还得取决于自身心室率能否满足机体需要和患者症状。如今出现了起搏器的新功能,如 St. Jude 公司研发的自身心室激动优先技术 (Ventricular Intrinsic Preference™,简称 VIP 技术),可在发现不需要心室起搏时,优先让自身心室激动出现。

另一方面,当患者确实需要心室起搏时,适度的右室起搏不会减少患者的获益。

需要注意的是,不必过分夸张 DAVID 研究的结果,即不应拓展至必须右室起搏的患者。因此,我们不能认为右室起搏对所有的患者都是有害的。DAVID 研究的目的,只是建议当患者不需要右室起搏时,尽量减少不必要的起搏。

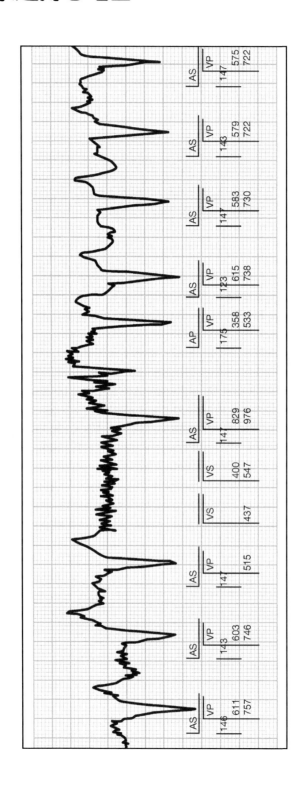

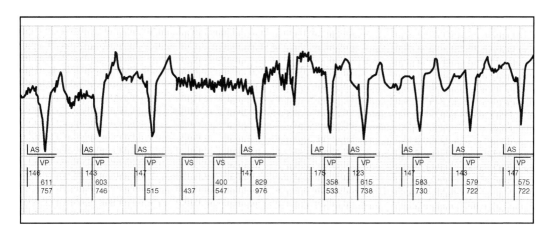

模式

注释表明这是一个双腔起搏器,此图显示存在某种干扰。由于这个原因,对于存在干扰的图,我们更需要利用注释来帮助分析,否则将难以作出正确判断。

频率

心房激动驱动双腔起搏器的工作,但图中不能测量心房起搏间期 (AP-AP),因此其频率难以评估。

夺获

从图下方的注释中可发现有一个心房起搏脉冲(注意为 AP 事件),但由于干扰存在,难以确定是否夺获心房。

图下方的注释提示心室起搏良好(标注的 VP,应视为心室起搏脉冲),从形态上看,宽大的 QRS 波亦与标注相符。

感知

图中的标注显示存在很多心房感知事件,但这些都是心房事件吗?干扰波也可以使起搏心电图出现这样的状况,但至少可从标注的 AS 和上方对应的波形判

起搏心电图的基本要素注释:干扰

起搏器的设计要求能感知来自人体心脏的电信号,为了检取心脏的电信号,并忽视其他人体内外的电信号,如今的起搏器设计了精密的滤波系统。

然而,没有一个系统是完美的,有时某些特殊的电器设备、工业环境或人体的肌电干扰,均可产生电信号,以致被起搏器感受到,被误认为心脏活动的电信号。

当干扰信号持续时间短暂时,干扰终止后,起搏器会恢复正常的工作状态。若植入起搏器的患者靠近金属探测器时,会产生短暂的干扰,一旦患者离开探测器,起搏器则会继续正常工作;当干扰持续时间较长或特别严重时,起搏器会自动转换为非同步的安全模式或备用的起搏模式。此时患者应尽快回到诊室,即可恢复原有起搏模式以继续正常工作。

在本例中干扰是间歇性的,但不能让它持续或加重了。

断,可能是自身心房激动事件。由此看来心房感知良好。

图中的疑点在于心室感知。标注的两个 VS 均出现在对应图中杂波明显处。杂波存在于心室通道,并抑制心室脉冲发放,从而导致心室的误感知。显然心室的感知出现了问题,这不是心室感知不良,更像心室感知参数的设置过于灵敏的问题,当然问题的根源还是干扰所致。

潜在的节律

图中提示患者窦房结功能不良和缓慢的房室传导。然而影响最大的还是干扰,要解决这个问题须弄清楚干扰的来源。

如何处理

必须确定干扰的来源,通常可能是人体自身的肌电位、外部的电磁干扰或起搏电极的问题。确定干扰发生原因须一一排除上述情况。

首先询问患者的症状。在与患者交谈中,可了解干扰发生的时间、地点等重要线索。在特定的情况下,干扰若发生在诊室中,提示干扰来自患者自身。

若干扰源自肌电位,当患者进行上身运动时干扰会加重。让患者作植入起搏器同侧的上肢运动,同时监视心电图,若干扰变得更严重,提示问题在于误感知肌电位。此时通常用程控仪降低感知灵敏度(将感知参数数值调高),以过滤掉肌肉产生的电信号。如果患侧上肢运动不能诱发干扰,可能问题出在电极导线。

若能排除肌电位的误感知,应拍 X 线片仔细观察起搏电极是否完整无损。仅从起搏心电图来看,这可能是心室起搏电极的绝缘层破损。问题似乎还没严重到导致干扰的持续存在,但干扰基线表明绝缘问题是存在的。电极的某些问题(如:接插件连接不紧),在起搏器刚植入时即可出现;而绝缘层问题,在电极植入后任何时刻均可发生。

起搏心电图的基本要素注释:电极出了问题,如何处理?

电极导线破损或接触不良,起搏心电图上可表现为干扰(如此病例)或夺获与感知不良(往往两者同时并存)。起搏心电图上有时难以表现出来,但患者出现症状前,通过程控检测起搏器的诊断数据,会发现起搏电极阻抗发生突然或较大的变化,这都提示电极有问题。电极的问题可能突然发生,且后果严重,也可逐步显现并逐渐变得更坏。当怀疑电极问题,且排除了其他可能的原因,应安排胸部 X 线片检查,有时在 X 线片上可发现错误的连接或电极损坏的线索。

若明确电极有问题,则须更换电极。损坏的电极可取出,也可继续保留。拔除电极不是容易的事,但是随着手术器械及操作技术的发展,拔除电极比以前更加安全和快速。如何拔除起搏电极超出本书讨论范围,对于某些起搏器植入患者来说,可能是最佳的选择。电极问题不能自愈,且会干扰起搏器的正常工作。

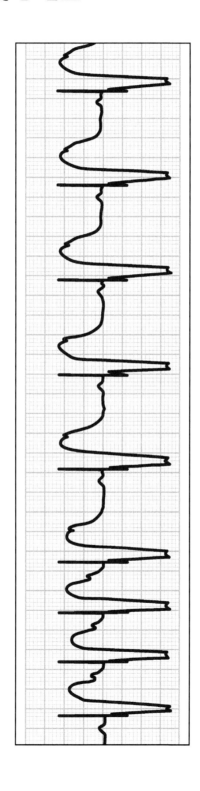

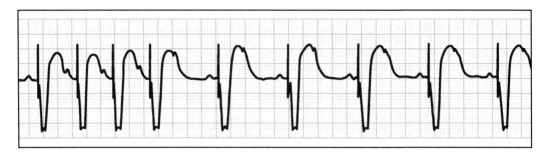

模式

尽管我们没有在心电图上看到心房起搏脉冲，但是我们可以明显看到心房同步心室起搏(跟踪)。所以这是一个双腔起搏器。

频率

我们无法从图中的心房起搏间期(AP-AP)准确地测定起搏频率。然而此图的前半部分心室起搏间期(VP-VP)约为520ms(115次/分)，而后半部分心室起搏间期变为1000ms，心率下降到约为60次/分。在这个起搏系统中，如果设置60次/分的起搏频率我认为是合适的。

夺获

此图中我们没有看到心房起搏脉冲，所以不能评估心房夺获功效。

心室起搏夺获正常，因为所有的心室起搏波形相同。

感知

在这张图心率较慢的部分(后半部分)，心房感知正常，自身的心房节律抑制了心房起搏，起搏器感知到自身的心房除极信号后，以固定的间期发出脉冲起搏心室，产生形态相同的心室起搏波形。图中感知的AV间期(SAV)是160ms。

我们须仔细分析，此图中心房节律较快的部分(前半部分)，心室起搏间期(VP-

VP)显示心率为115次/分，这对于最大跟踪频率(MTR)来说是合适的。MTR设置了心房跟踪心室应答的上限频率。起搏器控制的心室起搏频率即便不符合SAV，也不会不超过MTR设置。如果测量这张图上的起搏间期，我们就会发现较慢部分感知的SAV(AS-VP)比较快部分感知的SAV要长，这对起搏器工作来讲是完全正常的。

请注意在图左侧的SAV逐步延长。最长的AV间期出现在第4个波形后。在第4个波形后有一个自主心房波落在T波上。这个自主心房波被正确感知了吗？而且是否我们应该希望这个自身搏动被感知？用卡尺我们测出这个自身心房激动出现在心室起搏后，时间间期为320ms。如果心室后心房不应期(PVARP)设置到320ms或更长，这次自身的心房搏动将会落在不应期中，起搏器将不会应答。

这就是起搏器文氏型阻滞现象:对于自身心房搏动，心室起搏电路作出快速跟踪的反应是SAV间期逐步延长，即AS-VP间期逐步延长，起搏器自动过渡到2:1阻滞(图中左侧后半部分)。

此图中未见心室自身节律，故无法评估心室感知功能。

潜在的节律

此患者有较快的自身心房节律。起搏器感知到快速的心房节律时，会自动进入2:1(2个自身心房搏动，只1个心室起搏应答)的文氏型阻滞(起搏器产生类似生理性 PR 间期逐渐延长的文氏型阻滞）。对于有较快自主心房节律的患者，用双腔起搏的目的是尽可能地延长所谓的"文氏窗"，促使起搏器2:1 文氏阻滞，但不应无限制地延长"文氏窗"。但此患者也是在自身快速心房率的情况下，起搏器进入2:1 阻滞，看来是必要的。

如何处理

首先必须按已介绍过的方法评估心房夺获和心室感知。

接着需要询问患者症状及评估患者能耐受多快的心室起搏。程控仪的诊断有助于查看快速的自身心房活动；增加最大跟踪频率（MTR），可以管理患者的自身心房节律，为患者所能耐受最高的基础节律，提供较好频率应答的上限。我们应该慎重增加 MTR，同时应考虑患者的基础疾病和最大耐受频率。

同样有效的是稍微延迟 2:1 阻滞的发生，也就是减少总心房不应期（TARP），当患者在心率 120 次/分（500ms）开始进入 2:1 阻滞，PVARP 和感知的 AV 间期应该不超过 500ms。然而这并不能阻止 2:1 阻滞，但可以让患者在起搏器文氏阻滞时有更多时间去适应，从而更容易耐受。

起搏心电图的基本要素注释：打开文氏阻滞之窗

当心脏起搏器跟踪心房时，高频率的自主心房节律会产生异常的行为。到某一点，心房触发的双腔起搏器（如 DDD 或 DDDR）将会通过高于基础节律的心室起搏来维持应答 1:1 的 PV 节律。为了保护患者避免过快的心室起搏频率，尤其是快速心室起搏引起的不适，起搏器设置了一个频率限制——最大跟踪频率（MTR），超过 MTR 起搏器就不发放起搏脉冲。通常 MTR 设置在 120 次/分左右，我们应根据不同患者的具体情况调整 MTR。

心室起搏快速应答高频率的自主心房节律时，就会引起所谓的"起搏器文氏阻滞"。绝大多数患者感觉 1:1 的同步比 2:1 阻滞更好。然而 2:1 阻滞在某些情况下对患者也是有益的。当心房自主节律间期达到 TARP（总心房不应期）时，文氏阻滞才开始工作。TARP 不是直接由程控仪设置的，而是由感知到的 AV 间期和 PVARP 相加构成。

当患者的自身心房节律超过程控的基本频率，起搏器文氏阻滞开始设置，它使自身节律等于 TARP 的值，当患者的自身心房节律超过 TARP，"文氏窗"关闭，2:1 设置开始。这张图就是一个突发的节律改变的很好例子，但并不是所有的患者都能很好地做到从较快的自主心房节律，过渡到 2:1 阻滞。

如果患者能耐受快速心室起搏，最佳的方法是打开"文氏窗"。实际上提高起搏频率，可以尽可能地延迟 2:1 阻滞的发生。

如果我们要打开"文氏窗"，就要缩短 TARP 的值。TARP 可以通过改变（缩短）感知的 AV 间期或设置（缩短）PVARP 间接调整。

在这个例子中，患者的 TARP 大概 115 次/分（520ms），感知的 AV 间期和（或）PVARP 应该调整到它们的总和不超过 520ms。如果 2:1 阻滞要在自身心房节律 120 次/分（500ms）时发生，那么患者的 TARP 应减少 20ms。如果 2:1 阻滞发生在自身心房节律 130 次/分（462ms）时，患者的 TARP 应该是 462ms，换句话说，它应该减少 58ms。

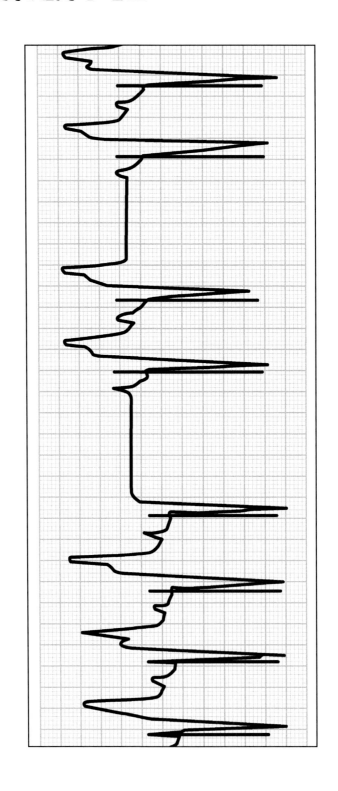

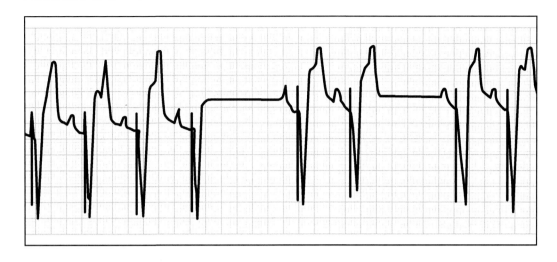

模式

这是一份双腔起搏患者的心电图,心室起搏跟踪自身心房激动。初看即可发现其异常所在,图中间有两个稍长的间歇,且基线很平坦。疑似心电监护仪的故障或某些其他类型的记录功能异常。

频率

图中没有心房起搏间期,所以无法准确评估起搏频率。有些心室起搏的间期(VP-VP)约为 720ms(约 83 次/分),但那是感知(跟踪)心房波后的反应。图中有两段长间歇,较长的持续约 1000ms(1 秒)。

夺获

此图难以评估心房夺获状况。

从图中各 QRS 波形态一致(尽管其外貌畸形),可判断心室夺获良好。然而图中存在长间歇,且较长的两个心室脉冲之间期约为 1400ms(43 次/分),除非起搏频率设置为 40 次/分或更低,否则长间歇中起搏器应起搏。

感知

图中显示心房感知良好,每个自身心房波出现后约 200ms,起搏器便跟踪发出心室起搏脉冲,对于感知的 AV 间期来说,间期的设置是合适的。然而图中的两段长间歇中无自身的心房激动,按理此时起搏器应发放心房起搏脉冲。这种状况提示可能为心房的感知过敏。

如果判断为心房的过度感知,那么此时没有心室脉冲发放也应该判断为心室的感知过敏。事实上,第一个长间歇(VP-VP)竟长达 1400ms。这是过度感知吗?

当我们推断过度感知时,发现过度感知居然同时发生在心房与心室;同时发生 2 次,而不是 1 次的心房的过度感知和心室的过度感知,出现这种直线的可能是极其罕见的。这只能让我们怀疑此图可能是心电监护仪的监测异常造成的。

潜在的节律

患者存在自身的心房激动伴缓慢的房室传导功能。

如何处理

由于图中出现长且平的基线，长间歇间断出现，且同时表现于心房和心室通道，任何一位临床医师看到这段图后，都会认为心电监护记录仪异常。电极问题常会出现基线干扰，且可同时出现夺获和感知异常，但通常不会两根导线均有问题。

如果条件允许，换一个心电图仪重新记录，也许那将是完全不同的心电图，并有助于做出正确的评估。

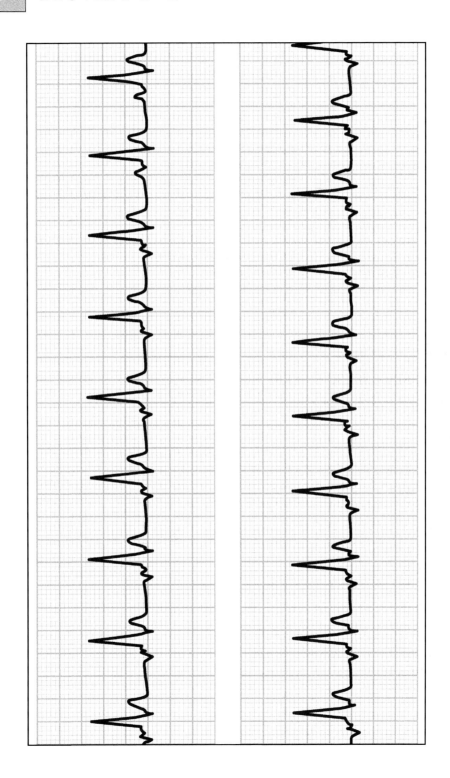

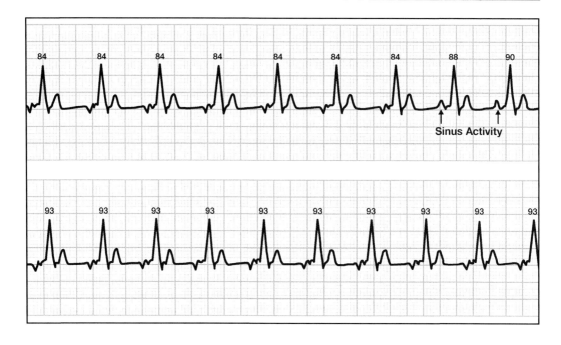

模式

图中表现为心房起搏–心室起搏(AP-VP),提示是双腔起搏器的心电记录。

频率

第一段心电图中心房起搏(AP-AP)间期约为 720ms(84 次/分),而第二段心电图心房起搏间期却缩短为 640ms(93 次/分)。这和高于基础起搏频率的心房同步心室起搏不同,而是超过基础起搏频率的心房起搏;可能涉及某些特殊的起搏程序:要么是频率应答功能,或者是起搏器超速起搏程序的作用。

最佳的判断方法是:程控检测起搏器与评估设置参数。如果起搏器同时具有频率应答(DDDR)和心房超速起搏程序这两组功能,该如何判断? 若患者在诊室中处于安静状态,提示与频率应答功能无关。这个患者正处于诊室中且在休息状态,这种起搏是由 AF Suppression™(心房超速起搏)功能导致的。

夺获

心房夺获和心室夺获功能均良好。

感知

心房感知功能良好,但此图无法评估心室感知功能。

潜在的节律

具有 AF Suppression™ (心房超速起搏)功能的双腔起搏器,平时以基础起搏频率起搏,并持续搜索自身心房 P 波。一旦在 16 个周期的循环窗口内, 感知到 2 个 P 波, 起搏器会把心房起搏频率增加 10 次/分。第一段图的最后两个窦性 P 波,导致超越基础起搏频率的心房起搏。

频率加速后会按程控设定的周期数持续,并继续搜索自身 P 波。若在 16 个周期的循环窗内再次感知到 2 个 P 波, 起搏器会把频率再增加 10 次/分。如果没有搜索到 P 波, 频率会下降到基础起搏频率。

这种以略超过自身心率进行的心房起搏, 已被临床研究证实可有效减少房颤 (AF) 的发生次数。

如何处理

测试心房感知及心室感知参数, 但如果患者持续存在高频率的心房激动, 则难以测得。程控检测起搏器内储存的诊断数据, 查阅 AF Suppression™ (心房超速起搏)

功能发生的次数及起作用时的工作频率。如果这个功能最近才开启, 则需比较开启前后的诊断数据。多数情况下, 快速心房激动的患者会存在多次 MTR 或 AMS 事件, 在开启 AF Suppression™ 功能或其他心房超速起搏功能后这种事件会减少。询问患者心房超速起搏时的症状, 多数患者并没有太多感觉, 如果患者无法忍受或超速起搏时间太长, 此时应采取其他针对房性心动过速的方法。采取药物治疗是恰当的, 用新的药物或调整患者先前的处方。

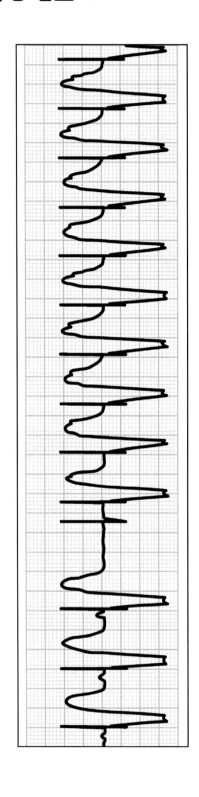

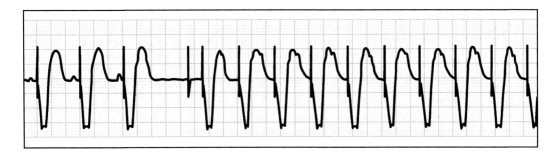

模式

这是双腔起搏器的心电图，此图显示：不仅是心房感知心室起搏，而且在一次心房起搏脉冲后出现连续的心室起搏脉冲。

频率

心室起搏间期（VP-VP）从开始的600ms（100 次/分）变化到后来的 520ms（115 次/分）。图中较长的间歇把图中的节律分为：前半部频率约为 100 次/分的心房感知心室起搏和后半部的快速心室起搏，并似乎伴随着逆传的心房激动，提示长间歇后出现了起搏器介导性心动过速（PMT）。

夺获

图中出现一个心房脉冲，心房脉冲后无相关 P 波，表明未能夺获心房。心房未能夺获是 PMT 常见的启动因素。

另一方面心室夺获良好。

感知

在这张特殊的心电图中，我们可从三个时域分析心房感知：长间歇前、长间歇时和长间歇后。长间歇前，起搏器跟踪频率约为 100 次/分的心房激动进行心室起搏，这个频率可能接近或恰为最大跟踪频率

（MTR）。因此提示心房感知良好。感知的 PV 间期未完全启用的原因，在于起搏器试图维持 1:1 的房室同步，若完全启用则心室起搏频率速度过快。

长间歇后可看到逆行的 P 波，心室起

> ### 起搏心电图的基本要素注释：逆传的机制
>
> 正常心脏的传导路径只有一条通道，从心脏顶部到底部，可进行正向或逆向传导，临床医师称为顺向传导或逆向传导。
>
> 一些患者的心肌组织允许电活动反向传导，但并不是每个患者都会逆传。
>
> 存在逆传的通道并不一定会出现问题，一旦出现一系列事件导致电活动沿顺向成无休止的循环时，即会出现心动过速。这就是起搏器介导性心动过速（PMT）发生的原因：生理上存在的逆传激动，恰遇起搏器工作时房室同步起搏。
>
> 在本病例中，心房激动越来越快导致快速的心室起搏。由此可见形成 PMT 需要三个条件：植入双腔起搏器的患者存在逆传的通道、心脏存在循环激动的条件、出现始动事件如心房的失夺获。

搏跟踪逆行 P 波导致 PMT 的发生。

患者自身心房激动频率骤然下降导致图中的长间歇出现。当自身的心房激动停止后，起搏器等待了程控预设的时间，测量前一次自身心房激动到心房起搏脉冲间期约为 1000ms（60 次/分），这就是基础起搏频率。问题出在心房脉冲未夺获心房激动，在笔者的经验中，心房的失夺获是 PMT 最常见的启动因素。

图中显示心房感知良好；但难以判断心室感知状况。

潜在的节律

窦房结功能不良和间歇性高频率心房激动伴缓慢的房室传导，同时拥有良好的室房逆传，且易产生 PMT。

如何处理

如果 PMT 发作，必须立即中止，PMT 中止功能会发挥作用。大多数的双腔起搏器都具备自动终止 PMT 的程序，当 PMT 发作时可自动开始启动。在任何节律自动中止 PMT 功能须检查确认开启。

如有必要，调出起搏器的诊断数据，看 PMT 是否经常发生并评价 PMT 中止功能是否有效。

另外须测试心房夺获的阈值，必要时调整心房脉冲输出参数，如脉宽、脉冲电压等。

心室感知也应该仔细评估。如果患者持续存在快速的自身心房激动，可将起搏器工作模式临时设为 VVI，并降低基础起搏频率，这样可测试心室感知参数。如果患者自身心房激动频率正常，可临时将 AV 间期延至 300ms 甚至更长，以利于出现自身的心室激动，从而测试心室感知。当然后一种方法并不一定总有效。

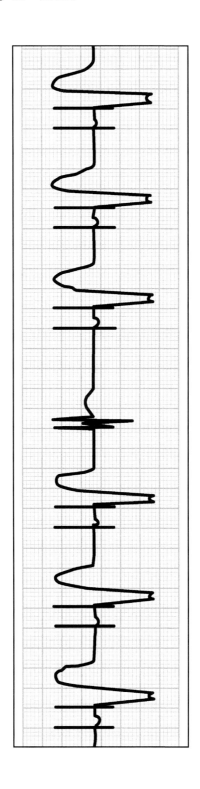

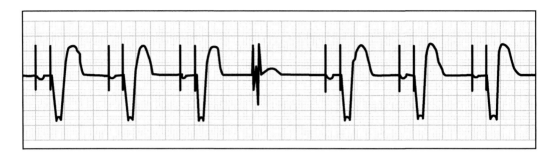

模式

图中可见心房和心室脉冲,提示植入的是双腔起搏器。

频率

双腔起搏器的频律取决于心房起搏间期（AP-AP）,此处心房起搏间期约为1000ms(60 次/分),起搏频率是恰当的。

夺获

忽略图中间的、陌生的起搏脉冲事件,从形态上看其他的心房与心室脉冲夺获良好。

图中间的陌生的起搏脉冲事件为心房脉冲、心室脉冲和自身心室波的融合体(假性融合波)。测量此处心房脉冲与心室脉冲之间的间期约为 120ms。这是个重要线索,当心房脉冲后紧跟心室脉冲二者间期为 100~120ms 时,提示安全起搏模式在工作。St. Jude 起搏器的安全起搏时间期约为 110ms。

安全起搏模式包含一些时间间期:如果心室电极感知心房起搏脉冲,并误认为是心室激动事件,这种现象称为"交叉感知"。交叉感知将导致心室通道误感知心房脉冲,且不发放心室脉冲而未夺获心

室。为此,起搏器在心房脉冲后,强制设有一段很短的心室空白期,防止心室电极感知心房脉冲,而误认为心室自身在激动的状况。

紧随心房脉冲的心室空白期后,起搏器设有另一个时间间期称"交叉搜索窗",若这交叉搜索窗内感知到任何激动电信

起搏心电图的基本要素注释:交叉感知

心室感知系统把心房脉冲误认为心室自身激动称为交叉感知,现代起搏器采取了很多措施避免交叉感知现象。

交叉感知发生后导致心室脉冲不恰当地被抑制,使心室失夺获。起搏心电图常表现为心室通道出现停搏。

针对交叉感知,当心房脉冲传递到起搏器时,在心室通道强制执行给起搏器设置的、短暂的心室空白期,此空白期内将会隐蔽起搏脉冲,使起搏器感知不到它。在空白期后,启动"交叉感知搜索窗"程序,此时心室通道可感知电激动,而一旦感知到电信号,即发生交叉感知,并发放备用心室起搏或自动在心房脉冲后 110ms 发放心室起搏脉冲。

号,起搏器执行心室安全起搏(心室备用起搏)。这意味着心房脉冲发放后 110ms,起搏器将发放心室起搏脉冲,以免心室漏搏。此时无论心室是被脉冲夺获除极还是自身激动除极,都会出现心室起搏脉冲。

起搏器的程序设计理念是:当怀疑出现交叉感知时,即发放安全备用脉冲,这样可避免出现交叉感知干扰正常起搏或不恰当的抑制心室脉冲。在图中起搏脉冲落在自身 QRS 波的顶点(假性融合波),是起搏器正常工作的行为表现。

感知

图中无法评估心房和心室感知。

潜在的节律

窦房结功能不良及缓慢房室传导。

如何处理

测试心房和心室感知。图中的安全起搏提示起搏器工作正常,不能认为故障。

复杂起搏心电图 #11

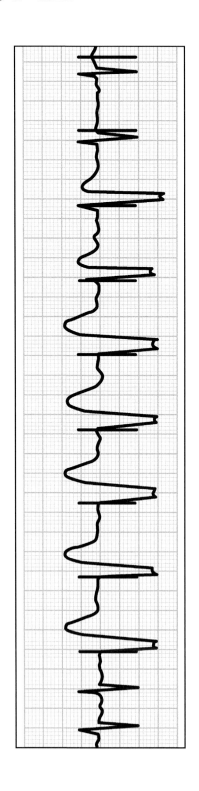

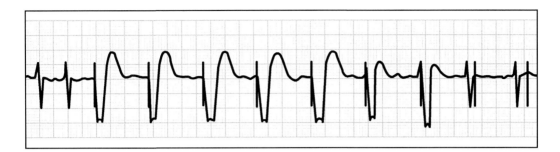

模式

这是一个 VVI 起搏器。

频率

心室起搏频率约 80 次/分（间期约为 760ms）。多数临床医师认为单腔起搏器起搏频率应设置在 70 次/分，80 次/分是不合适的，但某些特殊患者根据症状，这样设置是合适的。此处设定如此高的起搏频率设置是可行的。

夺获

图中有 3 种不同的心室激动波型，开始的两个和最后两个 QRS 波是自身心室激动，第 3 个 QRS 波至后面的第 7 个 QRS 波提示起搏功能良好。

第8、第 9 个 QRS 波形态介于自身心室波和起搏波之间，称为心室融合波。T 波形态的不同可区分为"完全"夺获和心室融合波。融合波提示设置的基础起搏频率和患者的自身心室节律在竞争。

图末的两个 QRS 波及随后的心室起搏脉冲提示失夺获。这是功能性失夺获，原因在于起搏脉冲恰好出现在心室除极化后的不应期，功能性失夺获提示感知障碍。

感知

起搏器仅感知了第 1 个心室激动，并抑制了心室脉冲发放，重整起搏间期。测

起搏心电图的基本要素注释：间歇性感知障碍

起搏器的感知灵敏度是预先设定的固定值，但是，人的心脏时刻在展现不同大小的电信号。因此，在心电图上仍可能出现许多感知障碍，常首先表现为间歇性过感知（过敏）或欠感知（低感知-感知不良）。

这是很好的实例，临床医师在每次随访中，应检查感知灵敏度的设置，并认真地判断欠感知或过感知事件。在此图中，最后两个 QRS 波未被感知，是因为经过起搏器的滤波电路后，QRS 波的振幅过小。

第 1 个 QRS 波的波幅，显然恰好足够被感知，但第 2 个 QRS 波形的波幅则欠感知。注意：心电图上出现的波形常可能发生误导，并不是心电图上波形幅度看上去大小差不多，则起搏器电路感知到的波形幅度也差不多。如室性早搏，在心电图上显示的波形宽大，但偶而也有不被感知的，这是由于室性早搏在心脏内的除极波路径（除极面向量）未能到达起搏导管的感知电极。

间歇性感知的问题，也可能是电极故障（常见于电极故障的早期，且日趋严重），但电极问题更多的表现为持续性的感知和起搏故障。

量第 1 个 QRS 波至第一个起搏脉冲(VS-VP)与心室起搏间期(VP-VP)几乎相等,提示第 2 个自身心室激动波未感知。

感知故障还表现在:最后两个自身心室激动未能被感知,从而导致仍有起搏脉冲发放,显然是感知异常。

潜在的节律

该患者有窦房结功能不良和房室传导缓慢。

如何处理

测试心室感知并调整起搏器的感知灵敏度,待感知状态纠正后,则不会出现功能性失夺获。

频繁地出现心室起搏波与融合波则提示:降低起搏频率,可使更多的自身心室激动出现(更少的右室起搏)。正常情况下,此时最好是打开起搏器的滞后功能,并设置低于起搏频率 10 次/分。此患者原起搏频率设为 80 次/分,建议将频率调为 70 次/分,滞后频率为 60 次/分,这样当基本心率小于 70 次/分时,可消除融合波,并鼓励更多的自身心室激动。

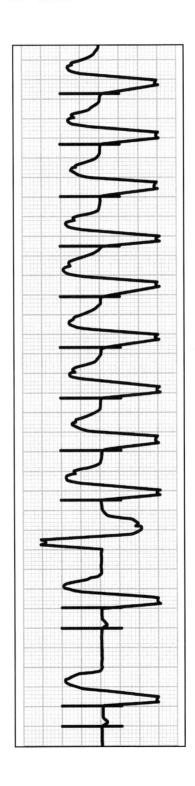

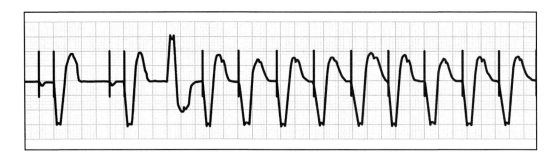

模式

这是一个双腔起搏器的心律记录。

频率

此图可分为前后两部分:起始的两个心房起搏间期约为 1000ms（60 次/分），为基础起搏频率;后半部分显示为快速心室起搏频率(115 次/分,间期约 520ms),看上去像起搏器介导性心动过速(PMT)。前后两部分之间的 QRS 波形是室性期前收缩(PVC),这是触发 PMT 的常见原因。PMT 的频率受起搏器设置的最大跟踪频率(MTR)限制,从此图测算该起搏器设置的 MTR 可能恰为 115 次/分。

夺获

只出现两个心房脉冲,且夺获良好。所有心室波形态一致,心室夺获良好。

感知

第 1 个自身心房波出现在室性早搏的后部,形态上考虑是逆行 P 波。正是这个 P 波触发 PMT 的发作。MTR 决定了 PMT 的发作频率,这意味着心房激动不能决定起搏频率。这也是 PMT 发作时的 S–

AV 间期不起作用的原因，如果按感知的 AV 间期决定心室起搏脉冲的发放的话，那 PMT 的频率将超过 MTR。

虽然第一个 P 波是逆行 P 波,起搏器还是感知到了,并在 P 波后 240ms 时发出心室起搏脉冲,意味着起搏器设置的感知 AV 间期约为 240ms。

室性早搏被起搏器感知并重整了节律间期,提示心室感知良好。

潜在的节律

窦房结功能不良、缓慢房室传导,并存在逆传通道,这是位 PMT 易发的患者。

如何处理

此图显示了 PVC 触发 PMT 和持续的过程,但未显示终止过程。多数起搏器有自动终止 PMT 的功能,延长心室后心房不应期(PVARP)是常见的方法。首先我们需确认患者的起搏器工作正常，其次终止 PMT 的功能已打开,并工作良好。临床上我们很难阻止 PVC 的发生及室房逆传,但应保证终止 PMT 的程序已开启。

虽然图中显示心房和心室感知良好,但须重新测试心房和心室感知的参数。

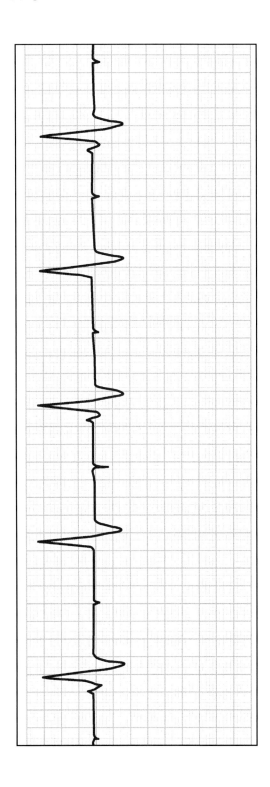

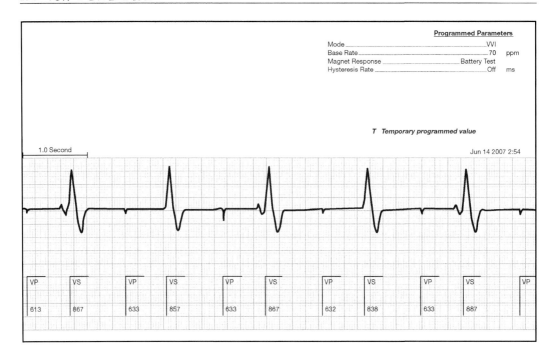

模式

程控参数和图下方的标注显示,这是一份植入 VVI 起搏器后的心电图,即使没有注释,仍有很多线索提示这是单腔起搏的心电图。若植入的是双腔起搏器,如果长时间没有自身心房激动,起搏器就会发放脉冲激动心房,然而图中既没有心房脉冲也没有自身心房波,即使你认为图中小波形是心房波,随着设置的 AV 间期程序启动,此后约 200ms 后应出现心室脉冲激动心室。这一切没出现,从而证实这是一份 VVI 起搏心电图。

频率

从图中难以测量心室起搏(VP-VP)间期,但可测量 VS-VP 间期约 880ms(68 次/分)。这和起搏器设置的基础起搏频率相符合。

图中心率很慢,感知的自身 R 波间期约为 1560ms(38 次/分),然而对于起搏器而言并不"慢"。因为在自身 QRS 波中间出现的小脉冲波是起搏器发放的心室起搏脉冲,且起搏器误认为已成功夺获心室。起搏器仍按基础起搏频率 70 次/分工作,但实际上患者心率只有 38 次/分!

夺获

心室起搏脉冲波形较小,且脉冲后无紧跟的心室除极波,提示未能夺获心室。

感知

图中的自身 QRS 波被起搏器感知,起搏器根据 QRS 波重设节律间期,图下方的标注,也把它认作心室感知事件。

潜在的节律

窦房结功能不良、交界性心律和缓慢

的房室传导。

如何处理

此时最关键的是应立即测试心室起搏阈值,并重新调整心室脉冲的电压和脉宽。这种情况不太像电极故障,因为心室感知工作良好。

仔细询问患者近期的症状,并让患者在诊室中感受此时和完全起搏后不同的感觉。如果患者感觉明显不同,可将起搏电压输出设置在高一些以保证较大的安全起搏范围;同时应询问患者近期是否服用了药物,因为药物可能影响患者的起搏阈值。

起搏心电图的基本要素注释:别忘记患者!

分析起搏心电图是一件让人上瘾的事情,就像在猜字谜或破解数独。在一些学术会议上,心脏病医生及电生理医生会为一副起搏心电图的诊断而争论不休。

然而,在临床工作中,患者才是应该被关注的中心。患者的病史、症状、用药对起搏治疗的决策起着至关重要的作用。

应该特别关注患者的用药情况。大部分起搏器患者服用至少一种处方药,很多患者联合应用多种药物。药物会影响心率、起搏阈值并引起症状。比如,一个起搏器患者服用 β 阻滞剂后出现乏力,这种乏力很大可能是由药物引起的,而不是起搏器。

通常患者对药物的耐受比起搏器要好。一些药物可以增加起搏阈值,使原先正常的起搏电压不能夺获心脏。这种对药物的反应是高度个体化的,特别是那些能提高起搏阈值的药物,有的患者反应明显,有的则不明显。

记住,我们治疗的是患者,而不是起搏心电图。

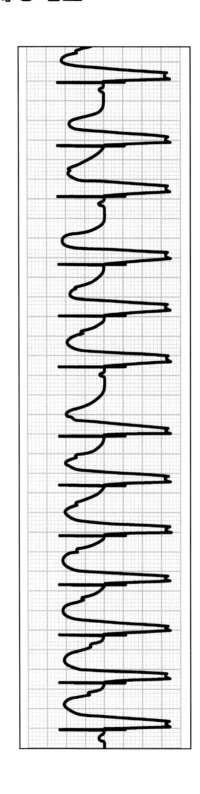

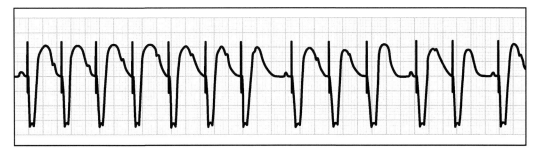

模式

这是双腔起搏器的心电图。

频率

图中的心室起搏频率由于跟踪自身的快速心房激动(P波)而变快,并表现为起搏器的文氏现象。起搏器跟踪感知的P波,在AV间期后发放心室脉冲,直至P波落入起搏器的不应期而未被感知。心室起搏间期约520ms(115次/分),可能这就是最大跟踪频率(MTR)。

夺获

从图中不能评估双腔起搏器的心房夺获状况,心室夺获良好。

感知

起搏器感知自身心房激动,抑制了心房起搏脉冲的发放,并在AV间期后发放心室起搏脉冲,因此心房感知良好。心室感知状况不能评估。

潜在的节律

此患者为加速性房性心动过速。

如何处理

首先要处理房性心动过速。这虽然不是房颤(AF),但仍须认真地对待。目前最好的办法是程控调整MTR参数和延长“文氏窗”,只要适当延长TARP,即可避免过早地进入2:1阻滞。但患者越来越快的心房激动才是要解决的根本问题。若有可能,可通过起搏器储存的诊断数据,判断这种快速房性心律失常发生的频率。如果发作不频繁,可通过药物(首选β–受体阻滞剂)治疗,控制房速导致的快速心室起搏。同时可通过程控调整起搏参数降低这种快速房性心动过速的影响:

- 这类患者须经常调整MTR参数,选择合适的MTR使患者能够耐受;调高MTR值可使患者出现更多的1:1房室同步,但太高的MTR可出现快速心室起搏的不适症状。

- 较短的TARP（完整的心房不应期=PVARP+AV间期)实际上是合理的;在比适当延长患者文氏阻滞出现时的时间,可避免出现2:1下传。

- 打开模式转换、房颤超速抑制(AF Suppression）或其他心房超速抑制程序,尽管多数患者可从这些功能中获益,但仍须谨慎使用。

- 一些患者可通过程控为非跟踪模式来终止这种节律，这是以失去房室同步为代价的,因而不是最佳选择。然而这也是一种选择，毕竟比持续高于基础心率的快速心室起搏要好些。

- 经常设置和调阅起搏器内储存的诊断数据，密切关注自身快速心房的活动、模式转换的发生、房速房颤(AT/AF)的发生及其他诊断时间,有助于对患者作出准确判断，若患者正进行药物治疗,可判断药物的疗效。

复杂起搏心电图 #15

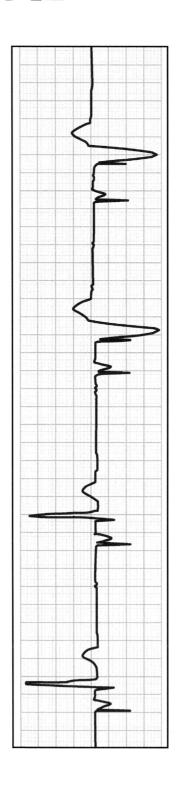

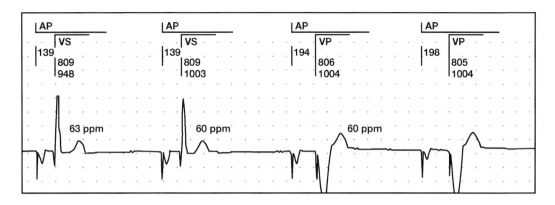

模式

这是一个双腔起搏器,从屏幕显示速度看,这个追踪频率看似比书中的其他图形"长"一些,其实它的频率在 60 次/分左右。从前页的体表心电图来看,这个图形来源于程控仪。

频率

我们需要解释一下这张图中有趣的心率变异。这张图中测量的心房起搏间期(AP-AP)均正常(1000ms 或 60 次/分)。但是我们测量初始的两个 AP-VS 的心室间期时, 提示起搏频率为 63 次/分。

如果是频率应答应该加快心房起搏间期,很显然这并不是一个频率应答。这个心电图来源于一台旧的有"基于心室的时间控制"设备,当它为了使心房起搏间期固定,允许心室频率变化。尽管这种"基于心室的时间控制" 的起搏器越来越少,但我们常用的动态心电图监控仪的原理还是基于心室时间的应答。

基于心室的时间控制的设备用这个公式来计算时间:

基础心律=AV 间期+VA 间期

其在 AP-VP 起搏中很容易见到。如果基础心律 (由心房起搏间期或 AP-AP 计算)是 60 次/分或 1000ms,程控设置起搏 AV 间期是 200ms,那么公式就是:

1000ms=200ms+800ms

当心房心室起搏 AP-VP,基于这种起搏器保存了程控的基础频率。然而当自身心室搏动出现时,起搏器则需要根据基础频率做一些调整。在心房起搏心室感知 AP-VS 起搏模式下,起搏器必须为了维持 AV 和 VA 间期做一些调整。在上图"快"的间期中,心房脉冲后 139ms 跟着一个自主心室搏动。公式就是:

X=139ms+809ms

这意味着现在的基础频率是 948ms (139+809)或 63 次/分。

夺获

心房和心室夺获正常。

感知

因为这张图中所有心房是起搏图形,所以心房感知无法测出。

心室感知是正常的,自身的心室搏动抑制了心室起搏并重置了起搏器的计时间期。

潜在的节律

这个患者窦房结功能障碍,并合并有房室传导缓慢。

如何处理

我们首先要测量心房感知,方法是在监护患者的同时,以 10 次/分的速度不断降低基础频率, 但不能低于 30~40 次/分。

我们要知道患者自主的心房搏动可能并不出现。

这里节律改变很显然并不是起搏器故障。这对于基于心室时间控制的起搏器来说是正常的。绝大多数现代的起搏器是基于心房时间应答的,但仍有一些老的起搏器和动态心电监护设备是基于心室时间的。我们要记住:基于心室的设备仅在心房起搏心室感知(AP-VS)下加快心率,而不会在心房起搏心室起搏(AP-VP)下出现。

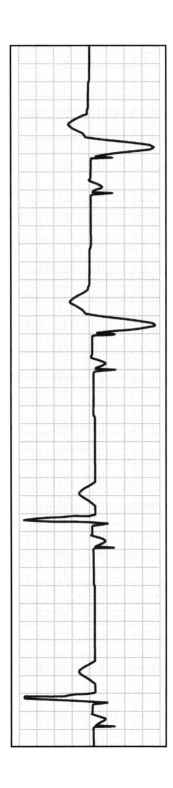

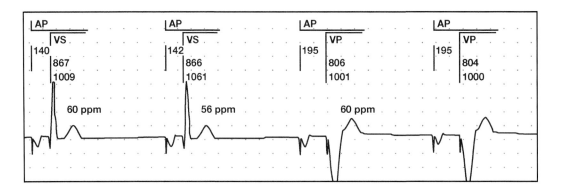

模式

图中的心房起搏脉冲和心室起搏脉冲提示：这是一个双腔起搏器。起搏心率约 60 次/分，看这份图比本书中其他图"轻松"些，此图展现的是起搏器的某些功能和工作状态。

频率

心房起搏间期(AP-AP)促进着双腔起搏，频率约 60 次/分（约 1000ms），这是恰当的工作频率。

然而图中注释提示心室起搏的逸搏间期(VS-VP)为 1061ms，仅有 56 次/分，低于基础起搏频率。为什么会出现这种状况呢？

这种情况的出现并非偶然。这份起搏功能检测的记录图，表明此起搏器是按照持续的心房起搏(AP-AP)设定时间的。当自身心室激动等其他事件出现后，起搏器会调整心室起搏的逸搏间期（VS-VP），以维持心房起搏间期的相对稳定。

在本病例中，为维持稳定的心房起搏间期，起搏器调整并延长了心室起搏的逸搏间期(VS-VP)。如果只测量心室起搏的逸搏间期，会出现低于基础起搏频率的状况；但若只测量心房起搏间期，会发现并非如此。当以 AP-VP 或持续 AP-VS 起搏时，则不会出现这种状况。但当出现心室起搏的逸搏间期时（VS 后跟随一个 VP），这种以心房为基准的设计可调整心室起搏的逸搏间期，以维持心房起搏间期的相对稳定。

> **起搏心电图的基本要素注释：以心房或心室为基础的计时间期**
>
> 临床应用历程中，起搏器系统先后共采用了两套计时程序，且这两种系统各自有其特有的工作特点；目前在临床中，起搏器多采用以心房为基准的计时程序，了解这些很重要，否则有时在临床中会难以分析。
>
> 以心房为基准计时的双腔起搏器，持续作心房起搏时，为了保证心房起搏间期的稳定，会不断调整心室起搏的逸搏间期的测算，在 VS-VP 时，可能会出现注释的心室起搏频率低于心房起搏的基础频率的情况。
>
> 分析心房为基准计时的起搏系统时，只须测量心房起搏间期获得心率数值，对锋中出现的稍慢心室起搏频率，可不必太过关注。

据笔者所知,目前市场上所有的起搏器均采取这种计时方法。以心室起搏为基准的计时方法曾广泛应用,目前在诊室里仍可在一些老款起搏器中出现,这种计时方法目前在动态心电图(Holter)中应用仍较为普遍。

最重要的是我们须认识到这种所谓的"起搏频率的变化"是正常的,是双腔起搏器以心房为基准之计时程序的正常表现。

夺获

心房和心室夺获良好。

感知

由于图中心房均为起搏,难以判断心房感知功能。

感知心室事件的同时抑制了心室脉冲发放,并重整了时间间期,因此心室的感知正常。

潜在的节律

窦房结功能不良且房室传导延缓。

如何处理

可降低基础的心房起搏频率,让自身心房激动出现,以检测心房感知功能。

如果还没有自身心房波,不能将起搏频率降至 30 次/分或 40 次/分以下或患者不能耐受的频率,以防发生意外,此时就无法检测心房感知功能。

此外,目前起搏器工作状态良好。

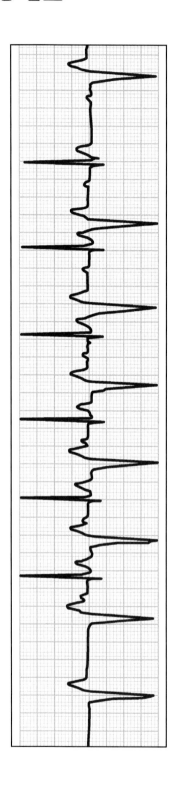

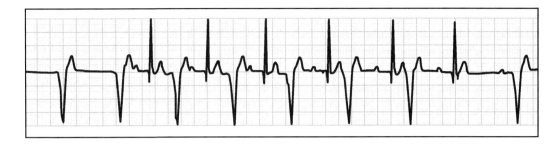

模式

尽管图中显示，存在自身的心房波，但对起搏器的工作没有影响，提示这是单腔起搏器。

频率

图中存在两种心室激动波形，主波向下宽的波形是心室起搏波，主波向上窄的是自身心室波。心室起搏间期约 880ms（68 次/分），起搏器未感知到自身的心室激动，导致出现功能性非按需的 VOO 起搏，但在图的最后出现正常的心室感知事件（VS-VP），因此起搏器工作状态，由开始的非按需 VOO 起搏，转变为 VVI 起搏。

夺获

主波向下的心室波为心室起搏波，且每个脉冲均能夺获，提示心室夺获良好。

感知

图中的多数自身心室波未被起搏器感知，提示可能存在感知不良。最后的自身心室波被感知，并抑制心室脉冲的发放和重整起搏器时间间期，请注意最后的心室起搏波与其前约自身心室波之间有一完整的逸搏间期。

这段图可能提示间歇性感知不良，但起搏器出现长时间的 VOO 起搏，此时要

问：发生了什么情况？为什么 VOO 起搏和 VVI 起搏交替出现？

可能的原因之一是：某些类型的磁场模式，当起搏器靠近强磁场时可自动转换为一种非按需的起搏模式，当转换为磁场模式工作时，起搏器会以特定的频率工作，但通常会高于正常的基础起搏频率。

可能原因之二是：进入了 VOO 模式，VOO 模式有时可用于临时测试起搏参数，某些起搏器的程控探头靠近起搏器的瞬间，可能临时转入 VOO 模式，过一会儿或移去程控探头后自动恢复原来的起搏模式。

起搏心电图的基本要素注释：磁场模式

磁场模式，随着起搏器类型及制造厂家的不同而不同，通常表现为高频率起搏，且失去感知功能。磁场模式不同于频率应答功能，后者的某些参数可影响起搏频率，前者是持续的固定频率，且为非同步起搏，因此通常用于强制起搏及测试参数时，临床医师常用于判断起搏器夺获是否良好，以及起搏器和导管电极的工作状况。

多数情况下这种模式会标记在相应的图上或医师正在操作而不会弄错。但当医师骤然遇到这种心电图时可能会感到迷惑。

可能原因之三:出现了间歇性感知不良。若排除了磁场模式和临时 VOO 起搏模式后,此时须检查起搏器的感知参数设置。

本图最后的心室感知事件提示起搏器以 VVI 模式起搏且心室感知恢复正常。

潜在的节律

窦房结功能不良伴缓慢房室传导。自身的心房波可通过房室结下传,PR 间期延长且不规则(约 240ms)。

如何处理

如有可能,应记录更长的心电图,在出现 VOO 起搏原因不明的情况下,须测试心室感知,必要时调整心室感知灵敏度。

考虑到患者目前心脏功能良好,此时建议更换为双腔起搏器,若患者以 DDD 模式起搏,并设置稍长的 AV 或 PV 间期,很有可能出现 1:1 房室传导,从而减少右室(RV)起搏。

复杂起搏心电图 #18

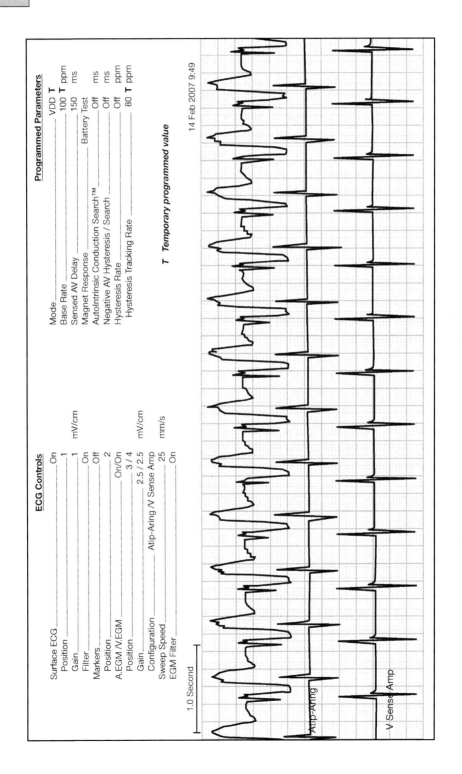

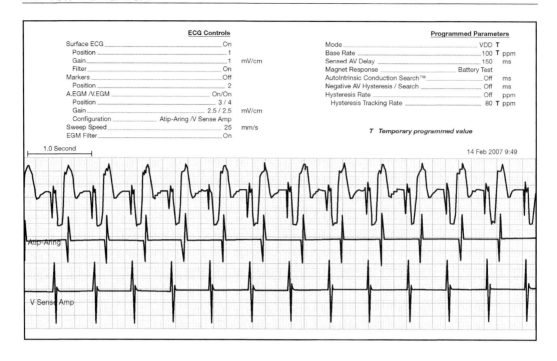

起搏心电图的基本要素注释：分析起搏心电图应结合腔内心电图(EGMs)

　　这是诊室中常见的程控分析记录，第1行是体表心电图，第2、3行是腔内心电图；腔内心电图是由起搏导管头端的电极，感受心腔内的电活动后传递给起搏器，再经程控器检测并记录的，能更清楚反映心腔内的电活动状况。

　　第2行是心房腔内电图，第3行是心室腔内电图，为了便于对比分析，与体表心电图同步记录。

　　心房和心室腔内电图能提供更完整、更多的电活动信息，有时结合心腔内电图，能帮助我们解决一些疑难心电图的分析。

模式

　　此图为连续的心室起搏，单看体表心电图（第1行）很难准确判断其起搏模

式，且难以看出有心房激动的存在（但参照第2行心房腔内电图后提示：第1行的体表心电图中，心房波融合在T波上）。图上方的程控参数显示，这是VDD起搏模式，其后的"T"提示：这是暂时性的起搏参数设置，这会让人认为是VDD起搏器，但最可能的应该是双腔起搏器临时设置为VDD起搏模式。（若这是VDD起搏器，则设置为VDD模式时，后面不会出现"T"的标注。

频率

　　图中心室起搏频率可通过测量VP-VP得到，约为600ms(100次/分)，这个过高的起搏频率令人担心。通过图上方的注释，可发现这是特意设置的频率，而且是临时的设置，显然此时的心律记录是测试过程中记录下来的。

夺获

　　在VDD模式下，由于未设置心房起

起搏心电图的基本要素注释:VDD 模式

VDD 模式指双腔感知和单心室起搏,观察这份图发现 VDD 模式心室起搏紧随心房激动后,却看不到心房起搏。

VDD(VDDR)起搏器是单电极导管的起搏器,起搏电极位于右心室,电极具有心室起搏和感知功能。在电极中部有电极线圈,植入时位于右心房,线圈通过心房血流可感知心房的电活动。

VDD(VDDR)起搏器可用于窦房结功能良好但房室传导不良的患者。这种起搏器的优点是减少植入的电极,降低费用;缺点是一旦患者失去窦房结正常功能,起搏器只能以 VVI 模式工作,而且当患者需要心房起搏时,须再次手术植入另一根电极。

VDD 模式可用于起搏器的测试,这是测试逆传(VA)的有效方法。

搏,因此不能评估心房夺获功能。参照第 3 行心室腔内电图(心室 EGM)的脉冲和第 1 行体表心电图,可确认心室起搏夺获正常。

感知

VDD 模式时起搏器能感知心房的活动,此图中有心房波吗?心房腔内电图证实存在自身心房的活动。参照心房腔内电图,可在体表心电图中,发现心房波隐藏在大的 T 波中,你可在 QRS 波后的 T 波上,看到切迹或拐点,这就是 P 波。

首先,问题在于自身心房活动并未影响起搏器的工作。在 VDD 起搏系统中,自身的心房活动后,感知的 AV 间期开始,并随后发放心室起搏脉冲。测量图中 AS 和 VP 之间的间期约为 400ms,这个感知的 AV 间期太长了。

然而有趣的是:每个心房波均出现在心室脉冲后约 200ms 处,这在 2、3 两行腔内电图中尤其明显。结合这两行腔内电图,测量 VP-AS 之间的间期约为 200ms,这就是心室至心房的逆传时间 (VA 间期)。

潜在的节律

这是一个起搏功能检测图,单从此图不能评估潜在的自身节律。反而,临床发现其可用于评价室房逆传。不是所有的患者都有室房逆传,但若能知道患者存在室房逆传,并测量此逆传时间,有利于起搏参数的设置和优化。

如何处理

尽管图中可判断出夺获和感知状况,但难以判断起搏器的功能和潜在的节律。对于这位患者,须采集更多的心电图来判断。然而,此图让我们警惕逆传的存在,并提供了一种测量逆传时间(200ms)的方法。

置入双腔起搏器的患者,若存在室房逆向传导,则有发生起搏器介导性心动过速(PMT)的风险。预防 PMT 发生的较好方法之一是延长 PVARP 间期。虽然,室房逆向传导无法预防,但临床医师可对起搏器进行程控,设置 PVARP 长于逆传时间,这样可使逆传 P 波"落在"不应期内,而不致重启起搏器的时间间期,以达到预防 PMT 的目的。

图中虽未说明 PVARP 的数值,但我们知道逆传时间为 200ms,通常可把 PVARP 设为 250ms,考虑到患者存在 PMT 的风险,可将 PVARP 再增加一点缓冲时间,设为 280ms 更合适。

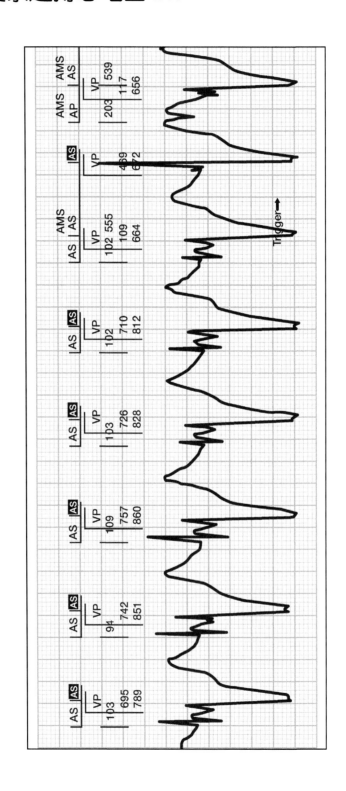

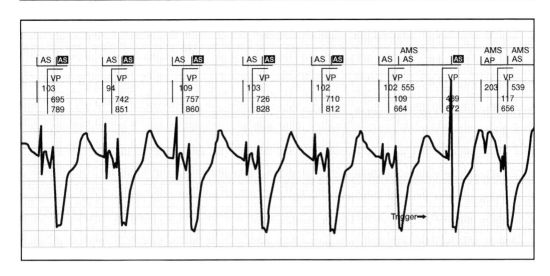

起搏心电图的基本要素注释：起搏器记录腔内心电图

腔内心电图可储存在起搏器中并可在程控过程中调阅，虽然不是真正的起搏心电图，但可提供重要的心脏事件发生时的重要信息，因此临床医师须学习掌握分析起搏器记录的腔内心电图的技巧。

一些触发事件发生后的多数心电图都会被记录下来。如图中出现了模式转换（MS），在下方就出现了"Trigger"的标注。

这段是双腔起搏器记录的腔内电图，它包含了心房和心室信息。它既不是真正的心房心电图，也不是真正的心室心电图，但临床医师都愿意分析这种图，因为和体表心电图非常相似，而且占用起搏器内的储存空间小，便于存储。

模式

图中出现自动模式转换（AMS）的标注提示这是双腔起搏器。即使没有 AMS 的标注，根据图中的心房和心室激动事件仍可判断出这一点。在自身的心房激动发生 100ms 后，出现心室起搏脉冲，证明感知 AV 间期的程序在工作，也证明这是双腔起搏器。尽管心房事件是感知还是起搏尚未明确，但并不影响判断起搏器的种类。

AMS 功能激活后，出现了 AP-VP 事件，可能是起搏器工作模式由 DDD 转换为 DDI。

频率

由于自身的心房激动在起搏的控制下，故难以判断起搏频率。

夺获

图中只有一个心房脉冲，且显示夺获良好。心室夺获良好。

感知

心电图中有心房除极的波形，标注显示起搏器感知到心房信号，提示心房感知良好。起搏器感知到一些在心电图中未显示的自身心房波，在标注中标出黑框的【AS】提示心房波的存在，此时可能出现自

起搏心电图的基本要素注释：自动模式转换(AMS)概念

当患者的自身心房激动驱动DDD起搏器工作时,起搏器为了维持1:1房室传导,可有限度地超出设置的基础起搏频率以外,进行快速跟踪心房的心室起搏。对多数患者而言,心室跟踪心房起搏频率为100次/分是有利的,但200次/分则是有害的,因此起搏器内设置了最大跟踪频率(MTR)避免这种情况的出现。

双腔起搏器为了更好地解决高频率心房激动问题,采用了模式转换功能,也称自动模式转换(AMS)。这个概念很简单:当起搏器感知到患者自身心房激动频率高于设置的心房频率高限时,跟踪心房的心室起搏会中止,直到自身心房激动频率下降到设置的心房高限频率以下才继续启动。

AMS启动后出现的起搏模式可为VVI或DDI,这取决于临床医师的设置,程控时可在程控界面进行选择。

为了使AMS程序的启动和终止保持合理,起搏器会对心房激动进行识别并计数,包括那些"落入"心房不应期中的心房激动。尽管起搏器不会对这些心房激动产生反应,也不会重设时间,但会进行识别和计数,同时在记录的心电图上会在AS字母加上黑框以示区别。(其他厂家可能会以别的标记来识别此种活动。)

身心房波落在了心房不应期内。起搏器能感知到心房波并做出计数,但未启动正常双腔起搏工作程序,则可能启动了AMS程序。

AMS程序启动时,临床医师会问:AMS程序启动合理吗?当起搏器误感知心房波时可导致不恰当的AMS工作,如起搏器感知到远场心室激动却误认为心房波会导致AMS工作。这种现象称为"双重计数"或"远场感知",有时也称为"far-R"。因此判断起搏器是感知正常心房波还是出现远场感知是非常重要的。在这张图中这点却不明确。图中标黑框的【AS】可能代表起搏器感知了远场的心室起搏脉冲却误认为心房激动;也可能感知了真正的心房除极,但心房波被宽大的QRS波掩盖。心房腔内电图可帮助判断,若没有则难以评价心房感知状况及是否触发AMS。

图中标黑框的【AS】与心室起搏脉冲非常接近,并且在两个AS之间出现了心室起搏信号(VP),笔者怀疑这是"远场感知"现象,因为如果是自身的心房激动会是高频率的,而不会成对出现并和心室起搏相关。

由于图中均为心室起搏,心室感知难以评价。

潜在的节律

患者出现房室传导缓慢,可能存在快速自身的心房激动。

如何处理

若能调出心房腔内心电图可帮临床医师判断AMS启动是否合适,然而现在无法获得心房及心室的腔内图,只能用体表心电图代替。

利用体表心电图进行全面的分析,并重点关注可能的远场信号的过度感知现象。如果可获得起搏器内的诊断报告,须检查AMS的发作频率,若发作频繁则提示心房的过度感知可能性非常大。

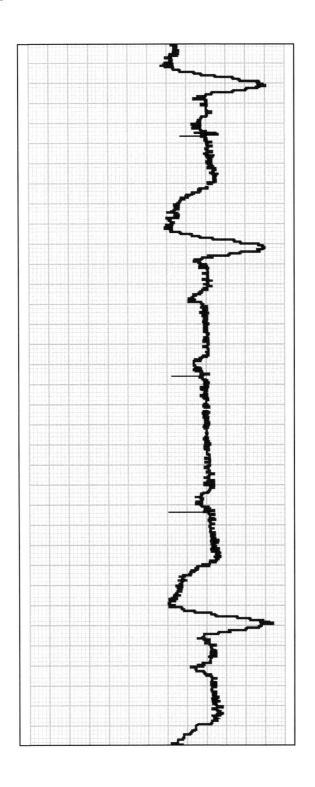

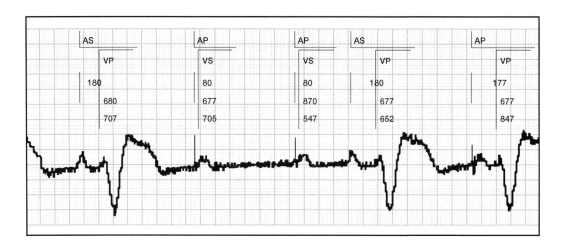

模式

这是一份双腔起搏器的心律记录,请注意图的走纸速度快于平常。

频率

心房起搏间期(AP-AP)约为700ms(85次/分),比平常稍快,但并非异常。

夺获

图中有3个心房脉冲,其后均跟有起搏的P波,表明心房夺获正常。

图中有3个心室脉冲,其后均跟有起搏的QRS波,表明心室夺获正常。

感知

图中有两个自身的心房波均抑制了心房脉冲、重设了起搏器时间,并标注有"AS",提示心房感知良好。

然而心室感知是有问题的。图中没有自身的心室激动,但标注有两个"VS",提示出现心室的误感知。这可能只是简单的心室误感知,但我们必须弄清楚出现的原因。

注意图中的感知AV间期(AS-VP)和起搏AV间期(AP-VP)约180ms,但过度感知的心室激动却紧随心房脉冲后(约30ms),提示起搏器出现了"交叉感知"现象。心房脉冲被心室感知元件识别并误认为是自身的心室激动,从而起搏器抑制了心室脉冲的发放,在心电图上表现为心室起搏的中止。

潜在的节律

窦房结功能不良和房室传导缓慢,并存在交叉感知现象。注意交叉感知只出现了两个心搏周期,然后起搏器恢复正常工作。

如何处理

有很多原因可单独或同时作用导致交叉感知抑制现象的出现。

先检查心房输出电压,若无异常,可将心房设置在稍高于阈值的水平。安全的情况下适当降低心房输出电压和(或)脉宽可能减少交叉感知。

然后测试心室感知状况,图中难以判断心室感知,交叉感知现象会让医师误认为心室感知灵敏度太高了（mV 的数值设置太低），因为若感知灵敏度设置太高会使心室感知元件对电信号"太敏感"。

最后将起搏器内的空白期适当延长，这会使起搏器对心房脉冲反应迟钝。

这三种策略均可有效减少交叉感知。

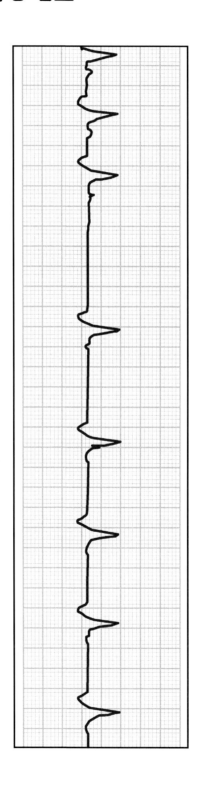

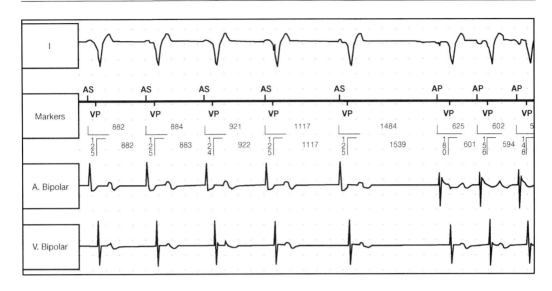

模式

这是双腔起搏器的心电图。图中标注提示心房跟踪心室起搏,随着窦房结频率下降,心室起搏频率随之改变,最后出现心房心室均起搏。

频率

心房无论是起搏还是感知,均可"驱动"双腔起搏器的工作。图左侧显示心房激动跟随窦房结出现频率快速下降(五个心搏后自身心房间期从 882ms 到 1117ms,相当于频率有 68 次/分降为 54 次/分)。图右侧心房起搏间期为 625ms(96 次/分)和 602ms(100 次/分)。这提示缓慢的心房跟踪出现了中断,然后出现频率 100 次/分的心房心室双腔同时起搏(AP-VP)。我们须分析起搏器内是否有某种功能或特征能合理解释这个现象。

这张心律记录是高级滞后功能的例子。一般来说滞后功能会使起搏间期周期性延长鼓励自身心跳出现。高级滞后功能在滞后出现后会出现高于基础起搏频率的快速起搏。这对神经心源性晕厥的患者非常重要,机理是当心脏自身节律下降后,快速起搏有助于维持心搏输出的稳定。

若起搏器的基础起搏频率程控为 60 次/分,前 5 个心房跟踪心室起搏是正常的。之后出现起搏间期延长,起搏器在搜索自身的心室激动,当没发现自身心室波时则开始以 100 次/分快速 AP-VP 起搏,这是高级滞后功能,称为"频率骤降反应"。其概念是指当患者自身频率骤然快速下将时,起搏器自动以高于基础设置频率进行起搏以维持心脏输出。

夺获

心房夺获和心室夺获均良好。

感知

图左侧显示心房感知良好,这抑制了心房脉冲的发放,并决定了心室脉冲的按时出现。由于图中均为心室起搏,心室感知难以判断。

潜在的节律

窦房结功能不良和房室传导缓慢,窦房结激动频率骤然下降强烈提示患者可能会出现晕厥(神经心源性晕厥)。

如何处理

临时的将 AV 间期延长至 300ms 或更长,使自身的心室激动出现,可测试心室感知。若仍不出现,可临时将起搏模式设置为 VVI 模式并逐步下降起搏频率,每次下降 10 次/分,但不低于 30 次/分或 40 次/分。延长 AV 间期或许是更好的选择。

在频率骤降后高级滞后功能工作良好,起搏器开始以高于设置的基础频率开始起搏。此时对于患者可维持稳定的心脏输出避免出现反复头晕或晕厥。

频率骤降反应后的高级滞后功能对于神经心源性晕厥患者是非常有利的,但不适用于所有的患者。

起搏心电图的基本要素注释:神经心源性晕厥

神经心源性晕厥常用来描述这类由于心脏或神经系统原因出现晕厥或头晕的现象。

由于晕厥存在多种潜在原因,无论是否有严重的健康问题均可出现,临床上比较棘手。神经心源性晕厥的患者会因为心率骤然从正常减慢,甚至暂停,从而出现晕厥或一过性意识丧失。

此时如果只是按设置的基础起搏心率进行起搏,对患者的帮助有限,因为患者仍会因为起搏频率下降而获益有限。此时高级滞后功能对这类患者就非常有效。当然对于大多数患者这种功能用不上,但对于神经心源性晕厥的患者就非常必要了。频率骤降反应的高级滞后功能不是起搏器的必备功能或可选择程控的项目,当临床医师遇到这类患者时可选择携带这种功能的起搏器。

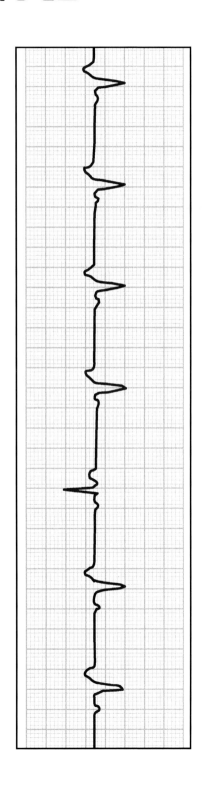

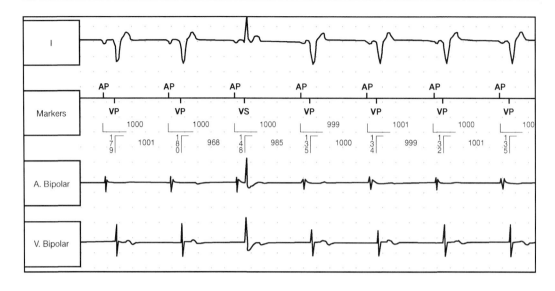

模式

图中显示心房波和心室波密切相关,提示植入的是双腔起搏器,注释也证实了这一点。

频率

心房起搏间期约为 1000ms(60 次/分),这是临床常规设置。请注意 AV 间期的值。前两个波形中 AV 间期约为 180ms。第三个是心房起搏心室感知(AP-VS),意味着心房脉冲及电激动可经房室结下传并使心室除极,此时自身的心室除极在心室起搏脉冲前开始并抑制了起搏脉冲的发生。在此后的四个 AV 间期却明显缩短 (约 133ms),这种 AV 间期的前后变化疑似有某种起搏器的特殊程序在起作用。

夺获

心房及心室夺获均良好。

感知

图中难以判断心房感知状况。尽管图中仅有一个自身 QRS 波,但可推断心室感知良好。

潜在的节律

患者出现了完全双腔起搏(AP-VP),一旦自身的 QRS 波出现,起搏器 AV 间期自动缩短保证心室的再次起搏。

这是反向 AV 滞后的功能在起作用的例子。常规性的 AV 滞后功能是延长 AV 间期保证自身的房室传导;而反向 AV 滞后正好相反,目的使患者出现完全起搏。

起搏心电图的基本要素注释:反向 AV 滞后

反向滞后功能可强制起搏,这是许多新型起搏器新功能,这种功能对肥厚性梗阻型心肌病(HOCM)是有用的。HOCM 患者的心肌明显增厚,弹性下降,有研究认为当心室起搏时可较正常状态下获得更好的心搏量和血流动力学改变,这正是反向 AV 滞后功能应用于这类患者并要保证完全起搏的原因。

在本例中,图中一旦出现了自身 QRS 波并被起搏器感知,就激活了反向 AV 滞后功能,它缩短了 AV 间期使心房心室顺序起搏(AP-VP)继续维持。

如何处理

如果可以,须测试心房感知;尽管图中出现自身的 QRS 波提示心室感知良好,但仍须重新测试心室感知状况。

反向滞后功能可维持心房心室的完全起搏且工作状况良好,追问病史和症状证实患者存在肥厚性梗阻性心肌病(HOCM)。调阅起搏器内的诊断报告,可获得反向滞后功能的作用频率。HOCM 不像一些典型的心律失常患者,它要求心室的完全起搏,因此可将 AV 间期再缩短一些,同时维持反向滞后功能。

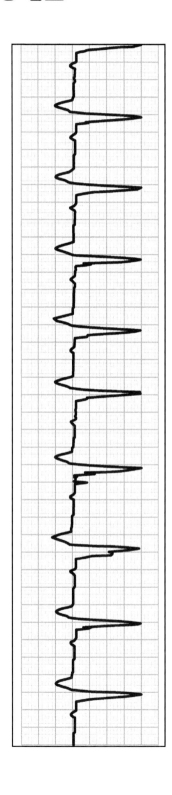

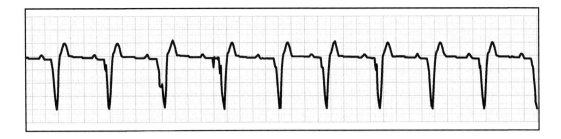

模式

这是双腔起搏器的心电图,初看起搏只发生在心室,类似单腔起搏,仔细观察发现除了第 4、5 个 QRS 波,其他 QRS 波均于心房 P 波后固定的时间出现(心房跟踪)。

频率

心房跟踪的出现,使程控的基础起搏频率难以评估。除了第 4 个(出现一个与其他不同的向下的脉冲)和第 5 个(比正常延长的感知 AV 间期)起搏事件,其他的感知 AV 间期固定存在。这些变化的出现不是没有原因的,很可能是某种特殊的功能程序在起作用。

夺获

图中所有的心房波均为自身的,心房夺获状况不能评估。

除了第 4 个 QRS 波,其余 QRS 波显示心室夺获良好。第 4 个 QRS 波中,自身的心房波出现后,感知 AV 间期程序工作,随后下传出现心室脉冲。这个心室脉冲形态上是向下的小波,可能没有夺获心室。在之后的 100ms 再次出现心室脉冲并夺获心室。

这两次心室脉冲靠得很近,提示某种

夺获程序在工作:第一个脉冲能量不足以夺获心室时,起搏器发出备用安全脉冲并夺获心室。

备用安全脉冲的出现只影响接下来的一个心动周期,使感知 AV 间期延长了100ms,临时性的 AV 间期延长导致出现了一个心室融合波。

当一次心室夺获失败后,夺获工作程序在短时间内(100ms)恢复心室夺获状态(本例是 St.Jude 起搏器的自动夺获(Auto-

---

起搏心电图的基本要素注释:自动夺获功能

如今有两种方法保证长期良好的夺获:增大设置的起搏输出能量保证起搏安全或使用特殊的起搏程序。

自动夺获功能虽不能应用于每一个患者,但可使大多数患者获益:低能量输出夺获心室、监测心脏节律保证安全夺获,当心室夺获不良时发放备用脉冲起搏心室。这种程序可在低能量消耗的同时保证患者的安全。

这种功能节约的能量是很可观的;带有自动夺获功能的起搏器工作可持续 10 年或更长。然而当临床医师不熟悉这种功能时,会对有这种功能的起搏器引起的心电图感到困惑。

capture Pacing Systems ®），且工作状态良好。

感知

自身心房激动驱动心室起搏，并抑制心房脉冲发出，提示心房感知良好。心室感知难以评估。

潜在的节律

窦房结功能良好伴房室传导缓慢。

如何处理

应测试心房感知和心室感知。

图中显示自动夺获功能工作良好，但此相关的参数须再次测试以保证接下来的操作正常，这些测试可在程控过程中通过半自动的方法测得。

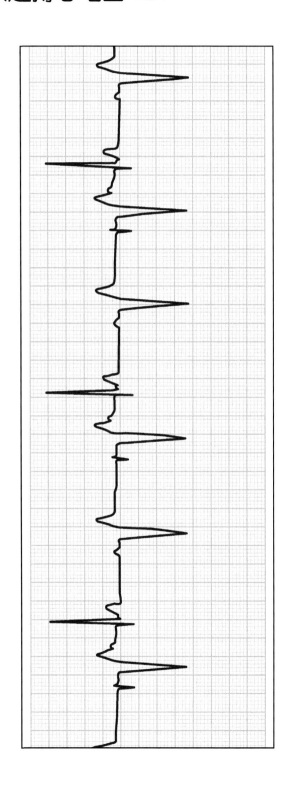

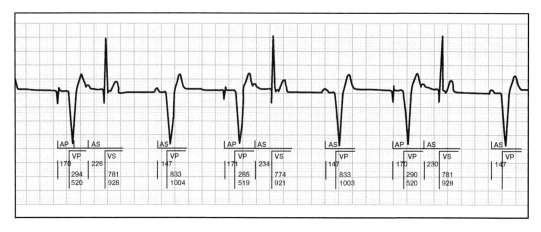

模式

图中出现心房脉冲和心室脉冲提示这是一份双腔起搏器的心电图。

频率

通常会寻找心房起搏间期(AP-AP)来确认起搏频率，但图中没有这样的间期，那就测量 AS-AP 间期来代替。AS-AP 间期约 1000ms，这是恰当的起搏频率。

令人困惑的是图中的 AV 间期：起搏的 AV 间期(AP-VP)约 170ms，这是恰当的设置；图中的感知 AV 间期(AS-VP)随处可见。第 1 个心房波被感知后，在自身的心室波出现前发生了 226ms 的停顿，这意味着第 1 个感知的 AV 间期延长到 226ms，第 2 个感知的 AV 却只有 147ms，这是为什么呢？仔细看图我们发现延长的感知 AV 间期只发生在紧靠着起搏心房事件的自身心房波后，此时起搏器自动的保证最大跟踪频率(MTR) 的正常工作而不会顾及设置的感知 AV 间期。第 1 个心动周期是 AP-VP，接下来的心房波与前一个心房波靠的太近，如果起搏器按设置的感知 AV 间期(147ms)进行心房跟踪心室起搏，则违反了 MTR(即使 MTR 设置为 100 次/分的低值)。起搏器不会以高于 MTR 的频率进行起搏，因此暂时中止感知

AV 间期工作等待下次的起搏，在下次的起搏出现前自身的心室波出现了，这样就导致了 AS-VS 的发生。

图中这种情况的反复出现使起搏器为了维持 MTR 的正常而牺牲感知 AV 间期功能的结果，因此是起搏器的正常行为。

夺获

图中有三个心房脉冲，但很难判断是否夺获了心房，至少我们应怀疑心房的失夺获。

另一方面心室夺获良好。图中心室脉冲后的心室除极波形是典型的起搏波，自身的心室波则是另一种波形。

感知

心房感知良好，自身的心房波抑制了心房脉冲的发放并重设了起搏器的计时间期。

心室感知同样良好。

潜在的节律

此患者为窦房结功能不良伴房室传导缓慢。

如何处理

测试心房夺获状况；可能有些医师会认为心房夺获良好，但只是怀疑，一旦怀疑就必须进行测试。总之，起搏器工作状态正常。

复杂起搏心电图 #25

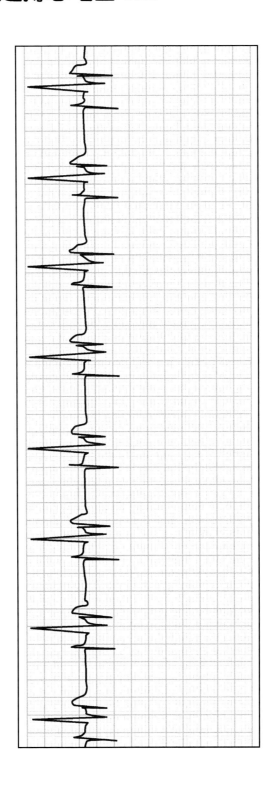

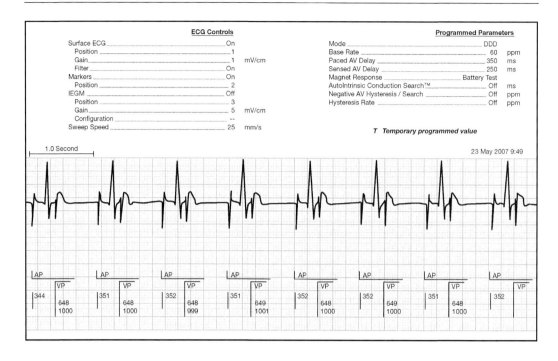

模式

这是一张双腔起搏器的心电图。

频率

心房起搏间期约为 1000ms（60 次/分），这是恰当的起搏频率。

夺获

心房夺获良好。

心室夺获则是另一种情况。在每一个心房起搏波后，出现自身的心室波，自身心室除极波后紧接着出现心室脉冲，此时我们须弄清心室脉冲是否应该夺获心室。图中的每个波都显示心室脉冲不可能使心室除极，因为此时心肌细胞处于生理的不应期，这些脉冲显然不能夺获心室。这属于功能性失夺获。

感知

此图中均为心房起搏波，难以判断心房感知状况。

显然，自身的 QRS 波未被起搏器"看到"，没有抑制心室脉冲，没有重设起搏器时间，图中亦没有注释显示 VS。这些都表明心室感知不良。感知不良常导致功能性失夺获。

潜在的节律

此患者可能会有窦房结功能不良与房室传导延缓（AV）。

如何处理

对患者最紧急的需要是恢复起搏器的心室感知功能，应首先测试心室感知状况并调整心室感知灵敏度。

心房感知同样须进行测试，并据此验证其窦房结功能。

混合起搏心电图

混合起搏心电图 #1

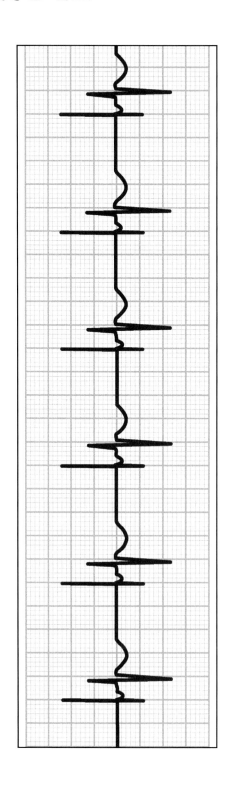

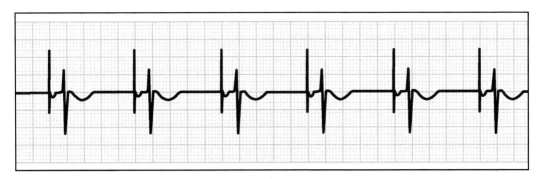

模式

这段心电图可能记录于一个单腔心房起搏器(AAI)或是一个以 AAI 模式起搏的双腔起搏器。因为临床上双腔起搏器较心房单腔起搏器常见得多,所以后者的可能性更大。

频率

心房起搏间期(AP-AP)为 1000ms,即 60 次/分,这是一个恰当的起搏频率。

夺获

心房持续正常夺获,心房起搏脉冲引起心房除极并重整起搏器计时间期。心房除极通过房室结下传到心室。用卡尺测量心房起搏到自身心室除极的时间(AP-VS)稳定在大约 200ms,进一步说明心房夺获正常。

心室起搏的夺获功能,从此图无法评估。

感知

从这一段心电图描记中无法判断心房感知情况。心室感知正常,因为自身心室事件抑制了心室脉冲输出并重整计时间期。

潜在的节律

患者窦房结功能异常,但房室传导功能正常。

如何处理

在这一段心电图记录中起搏是正常的,但并没有提供完整的起搏器信息。所以我们还应进一步检查心房感知和心室夺获情况。

为检查心房感知功能,应当暂时将基础起搏频率以 10 次/分下调,观察是否有自身心房活动。当逐渐降低起搏频率时,应注意观察并和患者交谈。即使患者尚能耐受,但是如果没有自身心房活动显示出来, 也不要将频率降低到 30 次/分或 40 次/分以下。

心室的夺获功能首先通过缩短 AV 间期来测试。如果这种方法不行,可以暂时将起搏器调整为 VVI 模式, 然后将基础起搏频率以 10 次/分下调(绝对不要将频率降低到 30 次/分或 40 次/分以下),观察有无自身心室活动显示出来。

起搏心电图的基本要素注释:单腔和双腔起搏器的 AAI 起搏

单腔心房起搏器已经上市多年,但临床上并不常见。大多数情况下,临床看到的 AAI 起搏来自双腔起搏器。当我不能正式确定这一段心电图是单腔心房起搏器还是双腔起搏器在以 AAI 模式工作时,如果没有其他数据,我会假定它是来自一个双腔起搏器的心电图来继续评价。临床医师试图评估一段心电图的节律时, 如果信息不完整,必须根据已有的数据选择"最有可能"的情况。

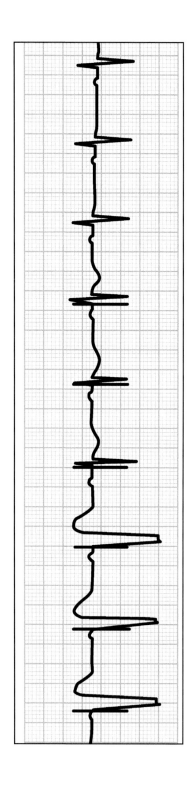

模式

这是一个 VVI 起搏器。

频率

心室起搏间期（VP-VP）为 800ms（75 次/分），对于一般患者来说是一个合适的频率。

夺获

在前 3 个 QRS 波群中，心室夺获是正常的。刺激脉冲引起心室除极，重整计时间期。QRS 波群形态表现为典型的心室起搏后的宽大的 QRS 波。

在后 3 个刺激脉冲出现在自身心室事件的起始部位。实际上，如果将最后 3 个 QRS 波形态(真正自身心室事件)与它前面的 3 个 QRS 波形态相比较，很明显刺激脉冲和自身的心室事件是同时发生的。这就是假性融合。假性融合不能确认心室夺获是否正常。从图上显示心室夺获看起来是正常的，但假性融合说明患者的自身心率与起搏器程控的基础频率竞争。

感知

心室感知只能从这一段心电图最后 3 个 QRS 波来评价。心室事件看起来被正确感知到了，并抑制了心室起搏脉冲发放、重整了计时间期。

潜在的节律

患者窦房结功能正常，但 AV 传导延缓。其自身心率有时候能达到程控设定的 75 次/分。

如何处理

几个假性融合波的存在说明起搏频率有时和患者自身心率相互"碰撞"。可以通过设置滞后频率为 60 次/分或 65 次/分来解决。

起搏心电图的基本要素注释：当可以选择降低基础频率的时候，为什么程控滞后频率？

当患者自身心率与起搏器程控的频率相互竞争时，在起搏心电图上可以看到融合波和假性融合波。最佳处理是鼓励自身心率。降低基础起搏频率看起来更直观，但很多患者只有间歇性的自身心率与起搏频率竞争。而且，他们在大多数日常活动中可能需要以现在程控的频率起搏。如果将起搏频率永久程控为较低的值，可能引起不适症状。

滞后功能提供了一个很好的解决方案，当患者有自身电活动存在，且自身心率超过程控的滞后频率时，滞后功能非常有用。这样，起搏器自动根据患者的心率进行调节。这是一个非常好的功能，既保证了足够高的心室起搏频率，又尽量保持了自身心率下传。

混合起搏心电图 #3

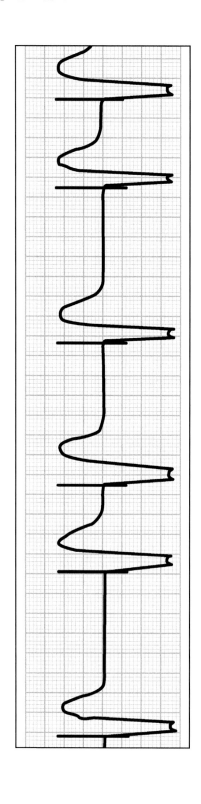

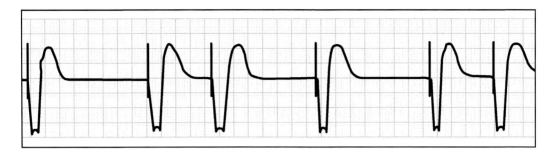

模式

这是一个 VVI 起搏器。

频率

这段图显示的起搏频率非常令人困惑！心电图上有两个心室起搏(VP-VP)间期,测出约 880ms(68 次/分)的间期可能是程控的基本频率。对单腔心室起搏器来说这个频率是合适的。但是有三个长于正常的心室起搏间期,其中两个起搏间期测量约为 1600ms(38 次/分),另外一个起搏间期为 1440ms(42 次/分)。最可能的解释是,起搏器程控的基础频率为 70 次/分,但我们需要解释这段心电图上另外两种间期。

夺获

在这段心电图上心室夺获是正常的。

感知

这段心电图上只有心室起搏事件,因此不能评价心室感知是否正常。但是,心室起搏间期提示心室过度感知。将卡尺调到心室起搏间期(或 880ms),从一个起搏脉冲信号向后测量,落在起搏间歇中的准确位置就是发生不恰当感知事件的时间。通过这种方法,可以确定过度感知事件。但此心电图中仍然不清楚到底是什么事

件导致过度感知。

潜在的节律

此患者本身有窦房结功能障碍(也可称为"心房静止"),且房室结传导缓慢。其可能原因是起搏器依赖。

如何处理

心室过度感知必须纠正。通常这需要使患者自身的心室活动显现出来,并进行感知测试。从这段心电图描记来看,此患者可能为起搏器依赖,给我的印象是即使暂时将起搏频率调整到很低,患者自身的心室活动可能也不会显示出来。因此,对此类患者,我会逆向解决过度感知问题。

我们可以直接通过调整感知灵敏度的方法来解决过度感知的问题,而不是先通过显示自身心室活动然后再调整感知灵敏度。

该起搏器存在过度感知,因此需要降低起搏器灵敏度。要降低感知灵敏度,我们需要增加设置的电压。例如,如果起搏器心室感知灵敏度设定为 2.0mV,则需要降低灵敏度来避免过度感知。我会将它设定为 3.0mV。然后我再观察患者的反应,如果过度感知的问题解决了,那我就保留这个设定。如果没有,我会继续降低起搏器的灵敏度,直到解决过度感知问题。

降低感知灵敏度的不足之处在于,可能第一次调整(从 2.0mV~3.0mV)就导致起搏器感知不太灵敏,甚至感知不到自身心室激动。对多数起搏器患者而言,医师是不愿冒这个风险的。但对这类患者,自身心室活动根本不需考虑,因为自身心室活动根本不会出现。更重要的是解决过度感知的问题。

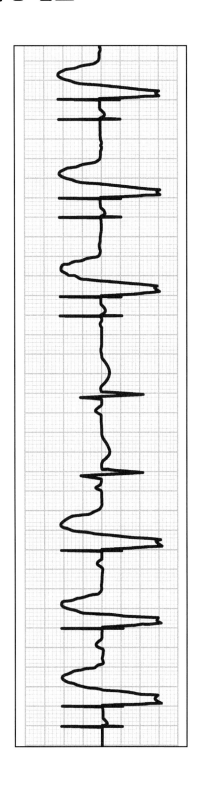

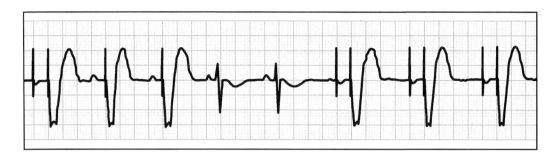

模式

这是一个双腔起搏器的心电图。

频率

在双腔起搏器系统,测量心房起搏间期(AP-AP)是评估心率的好办法。这段心电图上有两个这样的间期,测定心房起搏间期都为 1000ms,60 次/分,这是一个恰当的起搏频率。从图上还可以看到一个心房逸搏间期 (AP-AS),测定结果也是 1000ms。

夺获

心房夺获是正常的。在心电图上可以看到四个心房起搏脉冲,每一个都导致了心房除极。注意起搏的心房波不同于自身心房波。

心室夺获看来是正常的。每一个心室脉冲后紧跟着一个宽的心室除极波。心室起搏波形与自身的心室波形不同。

感知

心房感知看来是正常的。自身的心房活动抑制了心房起搏脉冲发放并重整了起搏器计时间期。起搏和感知的 AV 间期约为 200ms(卡尺测量),而且在整段心电图上保持稳定。

这段心电图上只有两个自身心室感知事件,但均被起搏器正确感知到,同时抑制了心室输出并重整了起搏器计时间期。

潜在的心律

患者有窦房结功能障碍和房室传导延缓。

如何处理

起搏器工作正常,不需要重新调整。

> ### 起搏心电图的基本要素注释:补充缺失的心跳
>
> 这段心电图是显示起搏器如何在患者心律变化时"补充缺失的心跳"的一个好例子。心电图上显示开始时是 AP-VP,随后自身心房频率升高,发生两次自身心房感知事件 (AS-VP)。随后自身房室传导恢复,出现经典的 AS-VS 自身心跳,然后心房频率和自身房室传导被 AP-VP 取代。
>
> 当患者自身心房频率和房室传导发生变化时,起搏器保证了每一次心跳 1:1 的房室同步性。

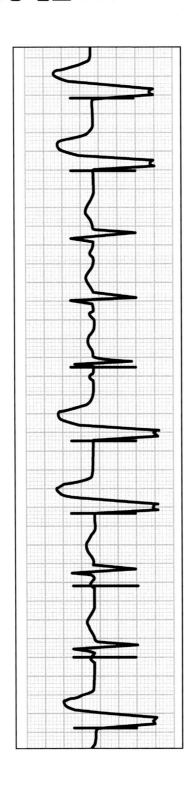

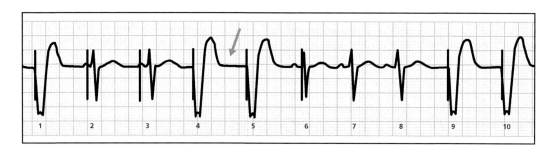

模式

这段心电图来自一个 VVI 起搏器。不要被好像是"心房通道"上的起搏信号所迷惑，这只不过是起搏信号凑巧落在了自身心房波上。如果它是一个双腔起搏器，那么在箭头所指的水平线上应当出现一个心房起搏信号。

频率

心室起搏间期为 800ms（卡尺测量），意味着起搏频率约为 75 次/分。这是一个恰当的起搏频率，但并不常用(70 次/分更常见)。

夺获

心室夺获是有问题的。第 1 个起搏脉冲看来正常夺获了心室，但是我们要注意起搏脉冲信号后出现同样典型的"起搏图形"。第 2 和第 3 个起搏脉冲看来并未夺获心脏，而是出现自身心室活动。第 6 个起搏脉冲正好落在自身心室波上，所以第 6 个事件为假性融合（起搏和自身心室活动）。第 2 和第 3 个脉冲未能夺获心脏而不是假性融合，因为起搏脉冲和自身心室活动明显分开的。由此可见心室夺获不正常。

我们要看看第 2 和第 3 个心室脉冲是否应该夺获心室。答案是其未能夺获心室，因为此时心肌并不处于不应期。

感知

第 2 和第 3 个波群显示两次自身心室活动未被感知，实际上是正常的，因为它们落在起搏器的不应期内(你可以说它未被感知到，因为没有重整计时间期，起搏器按照起搏脉冲计时，而没有按照自身心室活动计时)。通常设置起搏器的心室不应期为 250ms，而两次自身心室活动都发生在起搏脉冲后 200ms 内。心电图上右侧的自身心室活动被正确感知到，抑制了心室输出并重整了起搏器计时间期，因此心室感知是正常的。

潜在的节律

患者有窦房结功能障碍和房室传导延缓。

如何处理

最紧迫的事情是恢复正常的心室夺获。进行心室起搏阈值测试，调整输出参数(电压和脉宽)，保证可靠的心室夺获。

存在假性心室融合和自身心室活动，强烈提示患者的自身心率在和起搏器基础频率竞争。在这种情况下，通常最佳措施为打开滞后功能。但就此患者而言，因为他的起搏频率设定较高，我会先降低基础频率到 70 次/分，然后打开滞后功能(60 次/分)。

起搏心电图的基本要素注释:起搏器更换的策略

当起搏器电池耗竭时，必须更换起搏器。根据患者情况和起搏器有所不同，每 5~10 年或更长一些时间，就会面临更换起搏器的问题。起搏器更换不仅仅是给患者更换一个电池，也是给患者一个安装具有最新功能和算法起搏器的机会。

有时候，需要考虑改变患者原有起搏器的种类。而仅仅凭这么一小段心电图，让我将患者的起搏器从 VVI 升级为 DDD，我会有所顾虑。VVI 起搏器患者显示有自身心房活动，没有心房颤动，有某种程度上的自身房室传导确实是 DDD 起搏器的良好适应证。DDD 起搏器能更好的保证稳定的 1:1 房室同步。

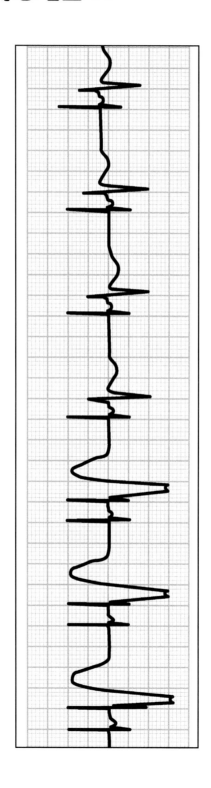

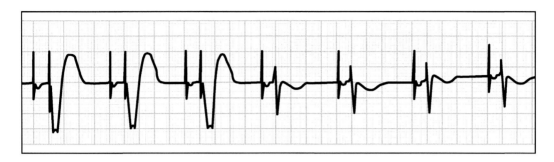

模式

这是一个双腔起搏器的心电图。

频率

心房起搏间期为 1000ms,60 次/分,是一个恰当的起搏频率。

夺获

心房夺获看起来是正常的。

心室夺获看来也在正常工作。但是我们需要注意心室起搏波形与后半部分自身的心室波形不同。

感知

心房感知在这段心电图上不能评价,因为每一个心房事件都是起搏的。

心室感知看来是正常的,因为自身心室事件抑制了心室输出并重整了起搏器计时间期。

潜在的节律

患者有窦房结功能障碍和房室传导延缓。有时自身心房起搏能从房室结下传引起自身心室激动。

如何处理

心房感知必须要评估。而评估心房感知则需要显示自身心房活动。其可通过暂时降低程控的基础频率来实现。将频率每次降低10 次/分,同时注意观察患者。逐渐降低频率时,必须注意不要将频率降到患者感觉不适或 30~40 次/分以下。

这名患者至少偶尔有自身房室传导。我们要鼓励更多的自身房室传导,我们可以尝试延长程控的 AV 间期 (感知和起搏的 AV 间期)。有些起搏器有特殊的算法,比如自身心室优先功能 (Ventricular Intrinsic Preference™),可以自动延长 AV 间期。

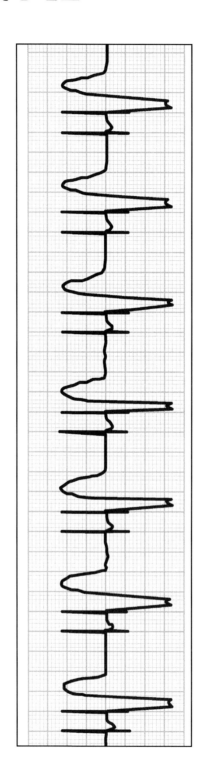

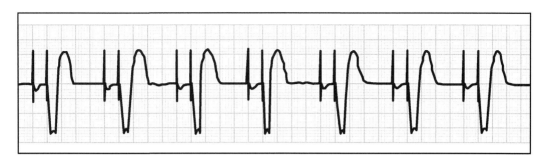

模式

这是一个双腔起搏器。

频率

心房起搏间期(AP-AP)为 1000ms，60次/分，是一个恰当的起搏频率。起搏的 AV 间期(AP-VP)固定为 200ms。

夺获

心房心室夺获都是正常的。

感知

因为这段心电图上全部都是心房心室起搏(AP-VP)，所以无法评价心房和心室感知情况。

潜在的节律

患者有窦房结功能障碍和房室传导延缓。

如何处理

这段心电图上显示正确的心房心室起搏(AP-VP)，但我们还需要评估心房心室的感知功能，二者都需要显示自身活动。

要显示自身心房活动，可以逐步降低程控的基础频率（每次降低 10 次/分），同时注意观察患者反应。如果患者不能耐受或是频率已经降低到 30~40 次/分以下，立即停止降低频率。我们要知道并不是总能让自身心房活动显示出来的。

要显示自身心室活动，可以暂时程控延长 AV 间期。我们并不需要逐渐延长 AV 间期，可以直接将 AV 间期设为 300ms 或更长。这样可以让自身的心室活动有很好的机会得以显现。如果有自身心室活动，测试心室感知并观察患者自身的房室传导时间。如果有可能可将程控感知和起搏的 AV 间期调整更长一些（比如 250ms），这样可以鼓励更多的自身心室活动同时减少不必要的心室起搏。

除非其他方法都失败了，我才会建议通过降低基础频率来测试心室感知功能。对于这个病例，暂时将起搏器程控为 VVI 模式，然后逐渐降低起搏频率，每次降低 10 次/分，注意观察患者有无不适。如果患者自身心室事件不显示，即使患者能够耐受，也不要将基础频率降低到 30~40 次/分以下。

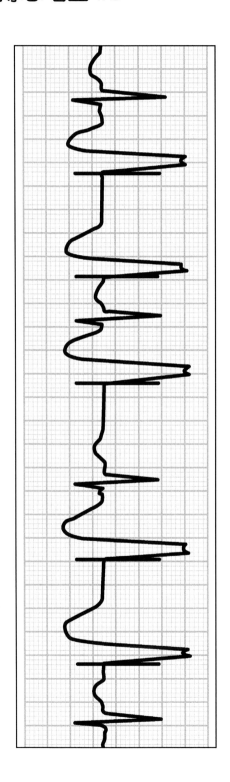

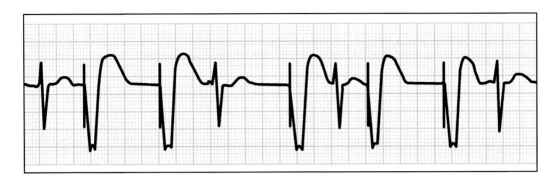

模式

这是一个 VVI 起搏心电图。

频率

心室起搏间期（VP-VP）约为 880ms（约 70 次/分），一个合适的起搏频率。

夺获

心室夺获看来是正常的。心室脉冲信号引起宽大畸形的心室波，不同于自身心室除极波形。每一个心室脉冲信号后都跟随了一个心室除极波。

感知

第 1 个自身心室事件未被感知，注意逸搏间期(VS-VP)只有 520ms。如果正常感知到的话，心室起搏脉冲信号应当出现在自身心室除极波形起始后 880ms。

第 2 个自身心室事件被正确感知，逸搏间期(VS-VP)为 880ms。

第 3 个自身心室事件又未被感知。因为它靠近心室起搏事件，我们应当了解：起搏器是否应当感知到这个自身心室活动。从心室起搏脉冲到自身心室活动的间期测得为 500ms。这对感知电路进入警觉期来说显然已经足够长了，因此第 3 个自身心室事件提示感知功能异常。

潜在的节律

患者有窦房结功能障碍和房室传导延缓。

如何处理

持续稳定的心室感知必须要恢复。起搏器需要暂时程控到较低的频率来显示自身心室事件。基于这段心电图，显示自身心室活动应该不难实现。可以进行感知阈值测试，然后将感知灵敏度调整到合适水平。

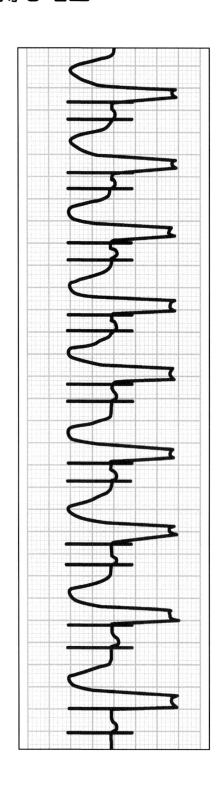

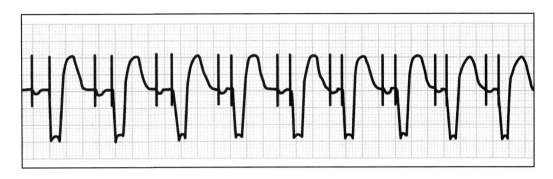

模式

从心房心室起搏脉冲信号很容易识别这是一个双腔起搏心电图。

频率

第一眼看来，这段心电图非常直观。心房起搏间期(AP-AP)通过一系列 AP-VP 事件带动了整个双腔起搏器的频率。但是，在这段心电图上，心房起搏频率每一跳之间都不相同！它在逐渐缩短，提示频率在以较小的速度递增。

这种频率变异对心电图解读是一种挑战。如果起搏器具有频率反应功能，很有可能起搏器处于感受器控制之下。也就是说，起搏器的内置体动感受器"决定"患者的运动水平需要比基础频率更快一点的频率支持。这样会使频率增加；频率反应性的起搏器出现这种精细的频率改变是正常的。

夺获

心房、心室的夺获看来是正常的。

感知

因为每一跳都是心房心室起搏的，不能评价感知功能。

潜在的节律

患者可能有窦房结变时功能不全，这就是起搏器处于感受器控制、频率增加的原因。患者同时有窦房结功能障碍和房室传导延缓。

如何处理

我们应确认此起搏器是否为频率反应性起搏器。如果是，可以检查频率反应参数设置，确保感受器正确的增加频率符合需要。询问患者的活动水平和症状，下载诊断报告，明确起搏器以频率反应模式工作的频度。

同时心房和心室感知功能也需要测试。如果需要，分别调整心房和心室的感知灵敏度参数。

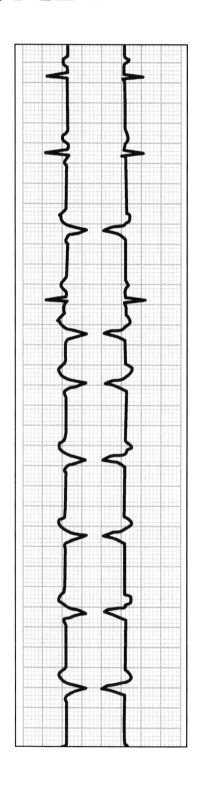

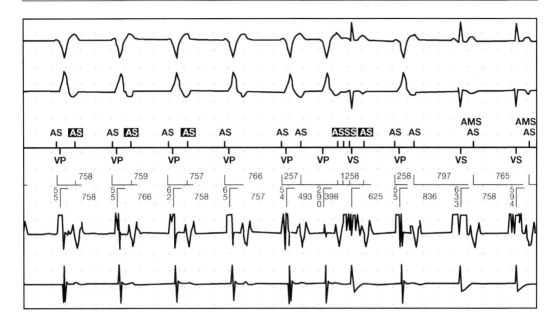

模式

第一份心电图是从程控仪屏幕上截取的,它给我们展示了程控仪如何使起搏心电图解读更快更简单。但一些基本原则也不能忘记。从心房、心室腔内心电图记录和图中的标注很容易识别这是一个双腔起搏器。心电图本身也给我们提供了很多线索。

注意第 6 个事件的计时,它比基本节律出现略早,显示起搏器跟踪了心房活动。

从最后两个事件回头看,自身心室事件跟随自身心房事件。心房事件并未启动感知的 AV 间期(意味着起搏器会起搏心室)。

这是一个双腔起搏器突然从心房跟踪转为非心房跟踪模式。无论何时,只要从心房跟踪转为非心房跟踪模式,就要考虑是否有模式转换功能,标注图已经证实本例有模式转换功能。

频率

这段心电图为心房跟踪心室起搏,不能判断设定的起搏频率。心室起搏间期(VP–VP)约为 758ms(80 次/分),是正常的心房跟踪频率。

夺获

因为没有心房起搏事件,无法评价心房夺获情况。

心室夺获看来是正常的。根据第 2 条心电图记录,注意起搏的心室波是正向的,而自身的心室波是负向的,这有助于判断夺获情况。

感知

当自身心房频率较快时,起搏器应当自动出现模式转换,以避免过快的心房跟踪。因此,心房感知非常关键。任何时候,只要起搏器发生模式转换,医师脑子里面第一个问题就是:模式转换是否恰当?换句话说，必须要证实确实存在心房频率过快的问题。

　　标注图用 AS 显示心房感知事件，加黑方块的 AS 表示心房感知事件落入心房不应期。

　　我们再仔细看看第一对 AS 事件，有一个正常的 AS 和一个落入黑方块的 AS。这种标注显示，起搏器感知到了两次自身心房事件，其中一次心房事件可以从上面的心电图上看到（第二条心电图上不可见），而第 2 个心房事件在两条心电图上都不可见。可能第 2 个心房事件被心室复极波即 T 波掩盖了。

　　这也是心内电图的有用之处。心房电图上确实可以看到两次独立的心房活动，但二者形态不同。一次心房事件有一个大、方形的波，后面一次心房事件为较小的向下的曲折波。这表示两次心房事件是独立的，起源于心脏不同位置。

　　再看一下心室心电图（最下一排），心室导线感知到心室通道上的一些事件。起搏器用 VP 标注心室起搏脉冲。体表心电图显示为心室除极。

　　在心房通道上可以看到心室事件显示为挫折方波。这样，心房电图上看到的两个事件实际上是一个心室事件（第 1 个波，与心室电图上 VP 事件同时出现）后紧跟着一个真正的心房事件。

　　这是一个远场感知的范例。也就是说，心房通道感知到了远场心室信号，并错误地识别为心房事件。

　　但在上面的心电图上"明显的自身心房活动"是怎么回事呢？可能是一个真正的自身心房除极，在体表心电图上被心室活动掩盖了。这样，真正的自身心房活动落入了起搏器的不应期不被跟踪，但心室起搏脉冲被错误的识别为自身心房活动。从记录的心房感知事件看过来，在心电图记录的中部，还有一个心房远场过度感知的证据。心房感知存在双重计数，因而是不正确的，自动模式转换功能也被不正常地激活。

　　心室感知看来是正常的。

潜在的节律

　　患者有窦房结功能障碍，心房传导缓慢。尽管心电图以及心内标注还有自动模式转换显示存在，但其实患者并不存在过快的自身心房活动频率。

如何处理

　　对此例患者，最首要的事情就是消除心房远场 R 波感知，避免不正确的自动模式转换。心电图显示，模式转换时患者有正常的窦性心律（这是一件好事）。为了预防远场感知，应该评估心房感知，并将感知灵敏度降低到临床允许的水平。心室夺获也要测试（尽管看来是正常的），这样就可以将心室起搏电压尽可能降低而不影响患者的安全。最后，还要将心室后心房不应期（PVARP 设置）延长，防止起搏器对远场感知信号产生反应。

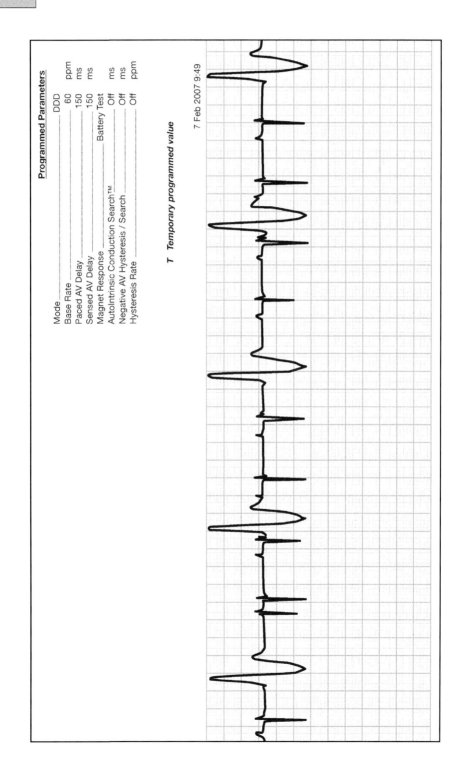

Programmed Parameters

Mode	DDD	
Base Rate	60	ppm
Paced AV Delay	150	ms
Sensed AV Delay	150	ms
Magnet Response	Battery Test	
AutoIntrinsic Conduction Search™	Off	ms
Negative AV Hysteresis / Search	Off	ms
Hysteresis Rate	Off	ppm

T Temporary programmed value

7 Feb 2007 9:49

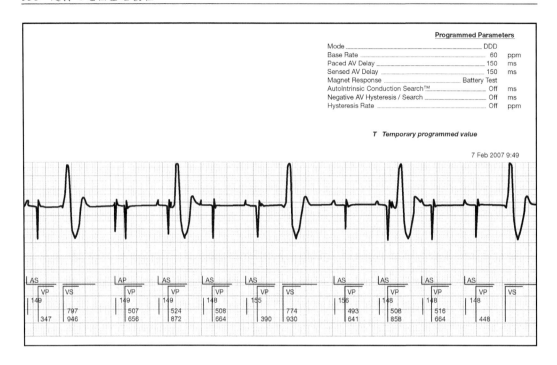

模式

心房和心室起搏脉冲信号提示这是一个双腔起搏器。

频率

这段心电图实际并不像看上去那么简单。尽管打印的报告显示起搏频率为60次/分，但我们还需要通过两次起搏间期来验证起搏频率。我们可以通过一个间接的方法来检验真正的起搏频率。起搏器报告显示起搏的AV间期为150ms，如果我们知道VA间期（VP-AP），我们可以将它与起搏的AV间期相加，得到起搏的间期。在这段心电图上有一个这样的间期（在第3个和第4个QRS波之间或AP-VP），卡尺测量出来的VA间期为850ms，证实基本起搏频率为60次/分（1000ms=150ms+850ms）。

夺获

这段心电图上多数心房事件为自身心房活动。第3个波群显示心房起搏脉冲，但随后的时间我们并不清楚。我的判断是该脉冲未能夺获心房，但也可能为假性融合或者夺获了心房。至少我们要对心房是否夺获有所疑惑。

另一方面，心室夺获完全丧失，尽管心室起搏脉冲在心电图上明显可见，无一能夺获心室。

感知

心房感知看起来是正常的。自身心房活动抑制了心房起搏脉冲发放。自身心房活动同时还启动了AV间期，150ms后发放了心室起搏脉冲。

在这段心电图上，有5个自身心室活

动；起搏器感知到了其中的第 1、3、5 个，从标注可以看到心室起搏被抑制并重整了计时间期。

第 2 个和第 4 个自身心室事件未被感知，这从它们没有影响起搏器计时间期也没有被标注可以证实。无论何时，如果事件没有被感知到，就应当想到这个问题：它应当被感知到吗？就本例中这两个自身心室活动而言，答案是否定的。这是功能性的不感知。自身的心室活动出现在心室起搏脉冲后 200ms 内，正处于心室不应期内。实际上，在这个病例中，心室感知是正常的。

潜在的节律

患者有窦房结功能障碍，房室传导缓慢。

如何处理

对于此例患者，第一步要恢复心脏夺获。从心房夺获开始(尽管可能有人认为心房夺获是正常的，我不同意这种看法，毕竟在这段心电图上只有一个心房起搏事件)。

第二步就是要恢复心室夺获。测试起搏阈值并重新程控输出(包括脉冲幅度和宽度)。

混合起搏心电图 #12

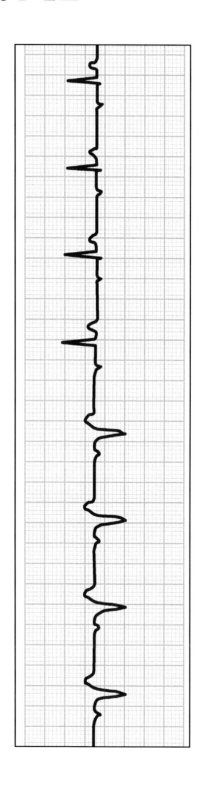

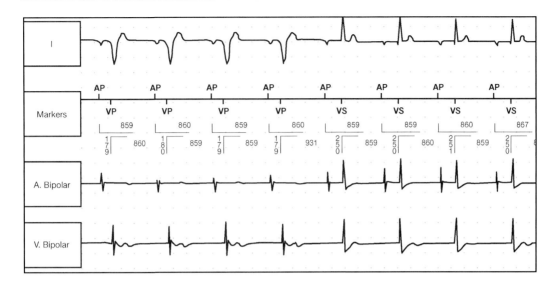

模式

这份程控仪屏幕截图显示一个体表心电图(最上一行)和双腔起搏器的心房和心室腔内心电图。即使只看心电图,可以看到两种不同形态的心室事件紧跟着自身心房活动,显示这是一个双腔起搏器。标注信号也证实了这一点。

频率

在这段心电图上,心房起搏间期(AP-AP)是测量双腔起搏器脉冲间期的最好方法。心房起搏间期为 860ms(70 次/分),起搏频率适中。注意起搏器如何从 AP-VP 模式转换为 AP-VS 模式。测量出起搏的 AV 间期(AP-VP)为 180ms,而转换为 AP-VS 模式后,AV 间期为 250ms。起搏的 AV 间期(AP-VP)应该是被设定为 180ms。这种并不常见的行为也不是随机的。这就提示我们有某种特殊的功能在起作用。

这个病例显示的是自动传导搜索(AutoIntrinsic Conduction Searsch™)或是

自身心室优先 (Ventricular Intrinsic Preference)或是其他通过自动延长 AV 间期鼓励自身心室激动的算法。

夺获

心房夺获是正常的。

心室夺获也是正常的,注意起搏的心室波和自身心室波形态不同。

感知

心房感知在这段心电图上不能评价,因为所有的心房活动都是起搏来的。当我们有心房腔内心电图的时候,可将其与体表心电图对照。注意心房电图上可以看到 4 个远场感知的 R 波,与自身心室活动同时出现。起搏器对远场感知的 R 波没有产生反应,因为他们落在心室不应期中。在心房远场感知的同时,并没有影响到起搏器的心房感知。

心室感知是正常的,自身的心室活动抑制了心室起搏脉冲。体表心电图上心室活动与腔内心室电图心室活动同时出现。

> **起搏心电图的基本要素注释：AV 间期的变化**
>
> 从 DAVID 临床试验发表后，很多起搏器生产厂家非常关注右心室起搏问题(传统的心室起搏部位)。按照医学上的通用原则，对患者的干预越少越好，心脏起搏也是这样。只要患者的自身心律能够保障正常生理活动，就应当尽量允许自身心律出现。
>
> 最近，所有主要心脏节律管理器械生产厂商都提供了鼓励自身心室活动的算法。多数算法都是基于自动延长 AV 间期来实现的。这样可以在不需要降低起搏频率的条件下允许自身心室活动出现。临床医师会很高兴地看到越来越多的这类算法出现在新的起搏器中，帮助起搏器尽量减少不必要的心室起搏。

潜在的节律

患者有窦房结功能障碍，房室传导缓慢。

如何处理

我们需要重新评估心房感知情况。心房腔内电图上出现的远场心室感知事件并不是需要特别关注的地方，因为起搏器并没有对此产生错误反应，而是处在不应期中。尽管如此，心房感知也必须重新测试，在不影响患者安全的情况下，可以将感知灵敏度降到更低水平。

另外，这是起搏器如何成功鼓励自身心室活动出现的一个范例（不同的算法会有一些细微差别，多数是在心室起搏时自动延长 AV 间期，目的是搜索可能出现的自身心室活动，正如在此例中，延长的 AV 间期在需要心室起搏时仍然可以有效工作）。

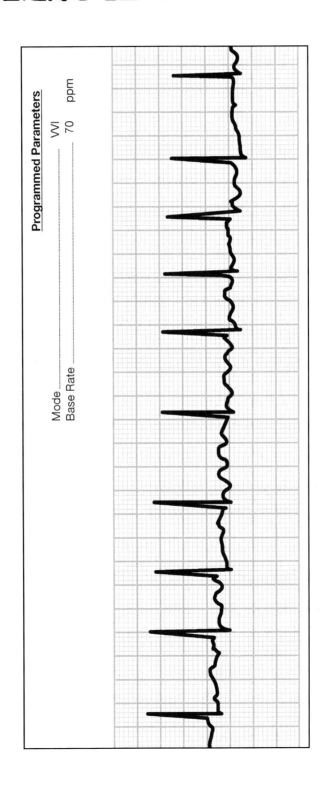

13 混合起搏心电图 #13

Programmed Parameters

Mode ———————— VVI
Base Rate ———————— 70 ppm

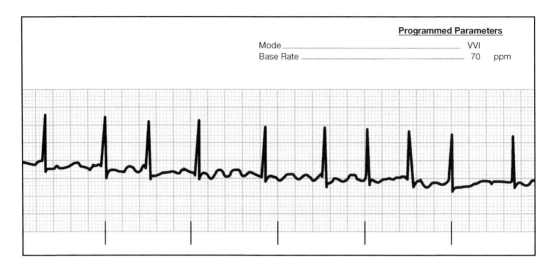

Programmed Parameters		
Mode	VVI	
Base Rate	70	ppm

模式

眼见不一定为实！如果有人把这份心电图递给你看，不告诉你任何信息，你可能认为这个患者根本就没有植入起搏器，因为在这份心电图上根本看不到任何起搏信号。实际上，这是一个植入 VVI 起搏器的患者的心电图。

频率

在这段心电图上，我们没有看到起搏事件，也就没有可以测量的心室起搏事件。打印报告上显示起搏频率为 70 次/分。因为心室活动变化不定，无法测量心室频率。我们可以测量两个自身心室活动的间距，但两两心室活动之间变化很大。

一种测量自身心率的方法是连续记录 6 秒的心电图，将 6 秒内的心室活动次数乘以 10，就得到 1 分钟内心室活动次数（6 秒 *10=60 秒=1 分钟）。利用网格纸，你可以计数 5 个大格（5*200ms=1000ms=1 秒）来定义 1 秒钟（可以看上面的标记）。这段心电图正好给我们 6 秒钟数据记录。

6 秒钟内有 10 次心室激动，乘以 10 就得到 1 分钟内的心跳次数，也就是患者心律为 100 次/分（10 次/6 秒 *10=100 次/60 秒=100 次/分）。这样，虽然患者的心律不整齐，但心率约为 100 次/分。

夺获

从这段心电图上，我们无法评价患者的心室夺获情况。

感知

心室感知是正常的，自身的心室活动抑制了心室起搏脉冲发放并重整了计时间期。在这段心电图上没有足够长的间歇需要心室起搏，每一个间歇都小于 857ms（对应于 70 次/分的起搏频率）。

潜在的节律

患者本身为房颤节律(AF)。这从两点可以看出：快速自身心房活动引起快速而不规则的心室活动。而后者(不规则的心室活动)是房颤的标志。患者有一定的自身房室传导功能，引起自身心室除极。尽管心室节律不整,但足以抑制起搏器脉冲发放。

如何处理

从系统分析来看,我们需要评估心室夺获情况。

考虑超速起搏的时候,就要考虑到患者心房颤动的节律。起搏器的诊断功能可以告诉我们患者心房颤动发作的情况,患者的病历可以告诉我们针对心房颤动做了哪些处理。心房颤动可以突然发生,有些患者甚至以前从未发生过,很可能也从未给予相应治疗。心房颤动的一线治疗为药物治疗,这超出了本书的范畴。控制心房颤动一个很好的药物就是 β 受体阻滞剂。有些起搏器提供超速起搏或其他算法来应对快速心房活动, 例如 AF Suppression™ 功能,在心房颤动发生前将其抑制。不是所有的患者都适合这种算法的起搏器, 但它确实在有些患者中起到良好疗效。有些患者还可以考虑导管射频消融或外科手术治疗心房颤动,这些是更激进的方法。

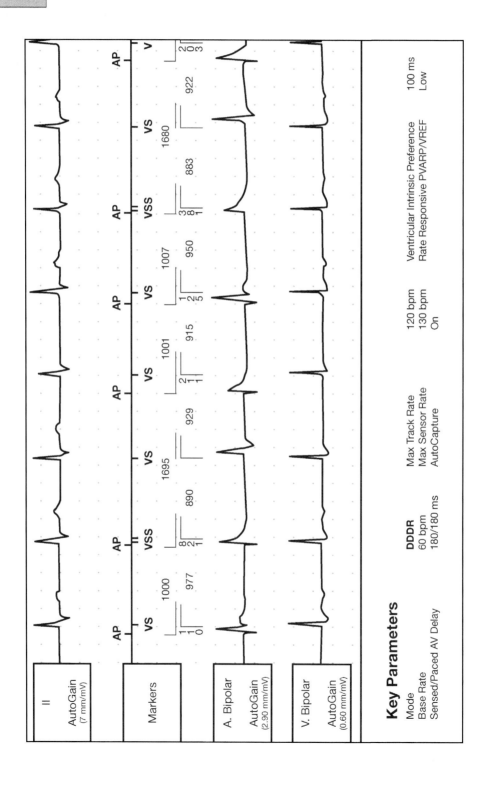

II									
AutoGain (7 mm/mV)									

| Markers | VS | AP | VSS | AP | VS | AP | VS | AP | VS | AP | VSS | AP | VS | V |
| 1000 | 977 | 890 | 1695 | 929 | 915 | 1001 | 2 1 5 | 950 | 1007 | 8 3 1 | 883 | 1680 | 922 | 2 0 3 |

| A. Bipolar | | | | | | | | |
| AutoGain (2.90 mm/mV) | | | | | | | | |

| V. Bipolar | | | | | | | | |
| AutoGain (0.60 mm/mV) | | | | | | | | |

Key Parameters

Mode	**DDDR**	Max Track Rate	120 bpm	Ventricular Intrinsic Preference	100 ms
Base Rate	60 bpm	Max Sensor Rate	130 bpm	Rate Responsive PVARP/VREF	Low
Sensed/Paced AV Delay	180/180 ms	AutoCapture	On		

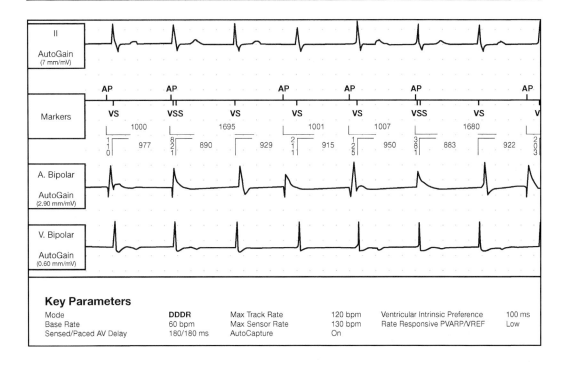

II AutoGain (7 mm/mV)	
Markers	AP　AP　AP　AP　AP　AP VS　VSS　VS　VS　VS　VSS　VS　V 1000　1695　1001　1007　1680
A. Bipolar AutoGain (2.90 mm/mV)	
V. Bipolar AutoGain (0.60 mm/mV)	

Key Parameters

Mode	**DDDR**	Max Track Rate	120 bpm	Ventricular Intrinsic Preference	100 ms
Base Rate	60 bpm	Max Sensor Rate	130 bpm	Rate Responsive PVARP/VREF	Low
Sensed/Paced AV Delay	180/180 ms	AutoCapture	On		

模式

这份心电图来源于程控仪,显示了超出起搏器心电图之外的,解读某些特殊类型起搏器的价值。我们看第一行的心电图,可以看到很明显的心室活动,但没有任何心房活动的痕迹。再看标注通道,很明显这是一个双腔起搏器,AP 标注显示起搏器发放了心房起搏脉冲。下面的起搏器参数也显示该起搏器为 DDDR 起搏器。

通过心房腔内心电图,我们可以看到稳定的信号。但仔细看这些事件,前 3 个心房通道上的事件是和心室事件同时出现的,心房电图记录到了心室事件!第 4 个心房事件是真正的心房事件。我们在检查这份心电图时,需要查找记录事件和标注信息不一致的原因。

频率

根据标注信息和屏幕上的间期,心房起搏间期为 1000ms(60 次/分),对患者来讲起搏频率是恰当的,也与设置的数据相符合。但是,在起搏心电图上根本没有看到心房事件。起搏器"认为"它在以 60 次/分的频率在起搏心房,但实际上患者是略高于基本频率的自身心室活动。

夺获

患者的心房夺获是不正常的。标注通道上显示起搏器发放了心房起搏脉冲但并没有引起心房除极。

在我们考虑心室夺获情况之前,我们来看以下两个"VSS"标注信息。这表示心室安全后备起搏 (Ventricular safety standby)。心室安全后备起搏在自身心室活动出现在交叉感知窗口(不应期的一部分)。在交叉感知窗口期内,起搏器感知到自身心室活动后发放一次安全起搏脉冲。目的是保证如果起搏器未能感知到心室事件,患者能有心室起搏保障。VSS 标注旁边的双线表示自身的心室活动和安全起搏脉冲输出。但是,我们看一下起搏心电图,显示的仅仅是自身心室活动,心室安全起搏脉冲未能夺获心室。

在这种情况下要证实夺获失败,有一个办法就是将有起搏的 QRS 波甚至 T 波的形态与自身激动波相比较。两次 VSS 后的 QRS 波和 T 波都和自身的波形没有差别。而且心内心室电图显示每一个 VSS 标注前都有一个自身事件,而不是一个自身加起搏的事件。因此,心室夺获也是不正常的。

感知

在此心电图上心房感知是不能评价的。心室感知是正常的,自身的心室活动抑制了心室起搏脉冲并重整了计时间期。

潜在的节律

患者有窦房结功能障碍, 房室传导缓慢。同时他还有交叉感知现象,这种现象出现在心室感知环路过度感知到了心房事件(本例中为心房起搏)且不恰当的认为是自身心室事件。两次交叉感知事件就是 VSS

标注时出现的事件。

如何处理

心房和心室夺获都必须恢复。

我们需要重新测试起搏阈值,正确设定起搏参数(电压和脉宽)。理想状态下心房感知是正常的,但对这例患者或许不太可能,因为我们没有看到任何自身心室活动。

心房和心室不能协调工作,很可能是因为房室都未能正常夺获造成的。心房事件(未能夺获)与自身心室事件同时发生。如果夺获恢复,适当的 AV 间期(本例设定为 180ms) 就会起作用, 实现患者房室同步。

交叉感知可被起搏器的交叉感知窗口算法处理,但我们应当尽量减少这种情况发生。这可以通过延长心室空白期,降低心房输出 (保障心房起搏的情况下,在本例不可能),或是降低心室感知灵敏度来实现。只能在保障安全的情况下才能进行这些程控设置。如果不可以,患者可以继续采用心室安全起搏处理交叉感知。

混合起搏心电图 #15

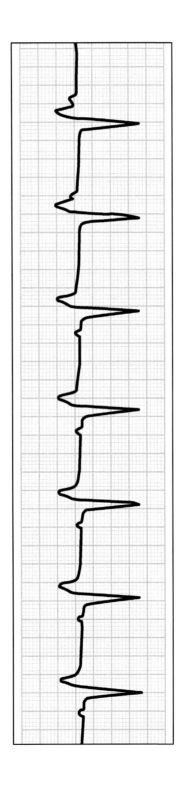

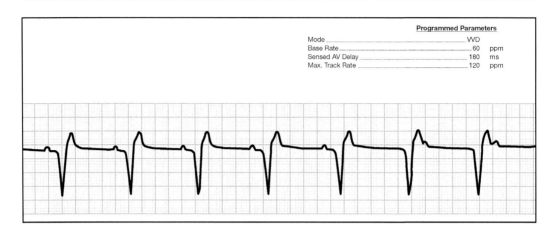

Programmed Parameters
Mode .... VVD
Base Rate 60   ppm
Sensed AV Delay 180   ms
Max. Track Rate 120   ppm

模式

这段心电图中,前几个波群像是心房跟踪(自身心房活动后心室起搏),提示这是一个双腔起搏器。但是最后两个波群既没有心房感知,也没有心房起搏,使这两个波形看起来像是一个 VVI 起搏器,因为双腔起搏器应当在没有自身心房活动时发放心房起搏脉冲! 这表明患者植入的是单腔起搏器。你或许会以为前面 5 个波群是 VVI 起搏器心室起搏事件刚好凑巧落在自身心房事件之后。用卡尺测量以下,你会发现,AV 间期稳定在 180ms。5 个连续的事件,AV 间期保持完美的 180ms,这也太过凑巧了! 实际上,前 5 个波群真的是心房跟踪的。只有一种起搏模式可以跟踪心房但不能起搏心房,那就是 VDD。

VDD 起搏模式如今仅仅用于起搏测试,但临床偶尔也会碰到植入 VDD 起搏器的患者。正因为 VDD 起搏器非常少见,我第一眼看到这份心电图时也没想到是 VDD 起搏器。这种起搏器曾经且仍然有人在植入,这就是经典的 VDD 起搏心电图。

频率

心室起搏间期(VP-VP)为 1000ms(60次/分),起搏频率恰当。这只能从最后 2 个波群测量,因为前面的波群都是心房跟踪的。

夺获

VDD 起搏器患者不存在心房夺获问题。心室夺获看来是正常的。注意这段心电图上的心室事件,都有同样的心室起搏波形。

感知

在此心电图上心房感知是正常的,因为前面 5 个自身心房感知事件启动了 AV 间期,触发了心室起搏。

心室感知不能评价,因为所有的心室事件都是起搏出来的。

潜在的节律

患者有房室传导缓慢。在心电图的前半部分,窦房结功能看来是正常的,但后面两个波群心房激动突然停止,患者也存在某种程度的窦房结功能障碍。

如何处理

如果可能的话,需要重新评估心室感知。对于双腔起搏器,可以通过延长 AV 间期优先鼓励自身心室活动出现。但在 VDD 起搏器患者,这通常是不可行的,因为他们房室传导功能异常。一般患者可以尝试将感知的 AV 间期延长到 300ms 或更长

(因为没有心房起搏,也就没有起搏的 AV 间期)。

对这例患者来说,鼓励自身心室活动出现更有效的方法是暂时将起搏模式程控为 VVI 模式,并将基础频率以 10 次/分的速度下调,直到出现自身心室活动。注意监测患者,确认他能耐受这样低的心率。即使患者耐受良好,如果自身心室活动没有出现, 不要将起搏频率降到 30 次/分或 40 次/分以下。

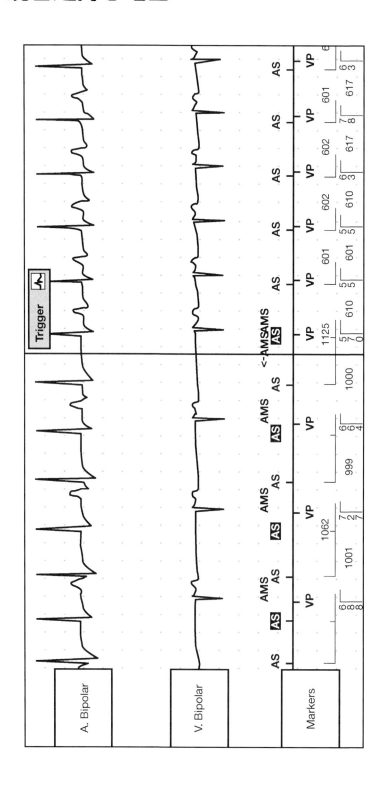

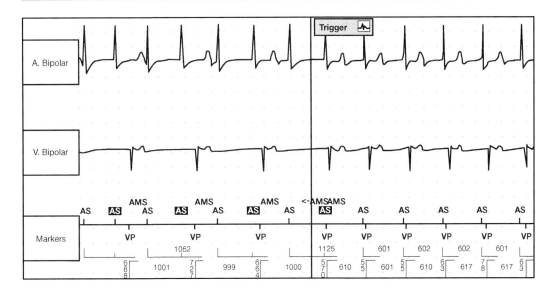

模式

这是程控仪显示的一幅腔内心电图，上列和中列分别是心房和心室的腔内心电图。心房和心室的腔内心电图同时出现表明这是一个双腔起搏系统。

当触发事件发生后（显示屏所示：图的上沿、靠近中部，标注 Trigger 的竖线），此心电图被存入起搏器的存储器中。注释提示这是起搏器已进入自动模式转换（AMS）运行或自动模式运算法则在此前已被触发。

这是当起搏器退出自动模式转换和重新正常运作时自动存储的记录图。它由起搏器的存储器提供给临床医师，以查证退出自动模式转换是否恰当。我们应系统地进行查看，以便确认退出自动模式转换是恰当的。

频率

此图的左侧显示起搏器进入自动模式转换，显然此期间没有发生心房（被心室）跟踪。因此起搏频率应通过测定心室起搏间期（VP-VP）核实。它始终恒定在 1000ms 或 60 次/分是恰当的频率。

夺获

从此心电图中无法对心房夺获作出评估。

根据心室电图，心室夺获是恰当的。在此图中，对应于每次心室起搏（参照注释 VP）均能夺获：都有起搏的心室除极波，并伴有 T 波提示复极结束。

感知

图中心房注释与心房激动的相关性提示心房感知是适当的。在心房电图上，两个高尖的、向上的波形之间的间距是心房激动的间期，而矮小、圆钝的波形是心室激动，那是因为心房信道"交叉感知"；此外，特别是快速的自身心房节律抑制了心房输出脉冲；当起搏器退出模式转换，即出现心房（被心室）跟踪。这充分表明心房感知是适当的。请注意某一些心房事件标注有 AS(外无黑方框),但其他的【AS】标注在一个黑色小方框里。这黑方框的【AS】是由程控器标定的,并提示这是发生在不应期的特殊的心房感知事件,起搏器对其计数(为了自动模式转换),但因它陷入不应期,在此对它没有反应。

心室感知在此无法评估。

潜在的节律

此患者有自身快速的房性心律和房室传导阻滞。

如何处理

关键的问题是此处由自动模式转换退出的算法是否适当。我们可以横向从左到右可看到自身心房节律逐渐减慢,在触发线标示之后,AS–AS 间期大约是 600ms(100 次/分)。

当患者的心房节律降低到程控的最大跟踪频率时(MTR),退出自动模式转换是适当的。MTR 的典型程控范围是 100 或 120 次/分。请注意虽然一些心房事件(感知)发生在不应期(那些小黑框里的【AS】),它们所占的比例决定着自动模式转换的进入和退出。在此图的右侧,心房的节律早已降低到 100 次/分(600ms)。

此处自动模式转换的退出是适当的。当起搏器的心室起搏由 60 次/分到达约 100 次/分时,随着"频率突变"的发生,如果患者感到有任何症状或不适,仍然应告知患者对他可能是有益的。根据我的经验,为了减轻有些患者对频率突变的不适感觉,某些起搏器允许你程控到一个"模式转换的基础频率"。这个频率是自动模式转换运作期间暂时的基础频率——高于程控的基础频率。采用一个暂时的模式转换基础频率,假设为 80 次/分,当自动模式转换工作或停止时,这一微小的频率过渡,患者的感觉要好得多。

此外,程控为一个暂时的自动模式转换的基础频率,有利于观察诊断报告,以查看患者为何经常地发生自动模式转换。假如自动模式转换经常发生,在自动模式转换时,因为患者不能从双腔起搏获得充分的效益,医师应该检查对房性快速性心律失常的处理方法(药物疗效)。

同时,它需要恰当的心房夺获和恰当的心室感知(程控检测与调整参数)。

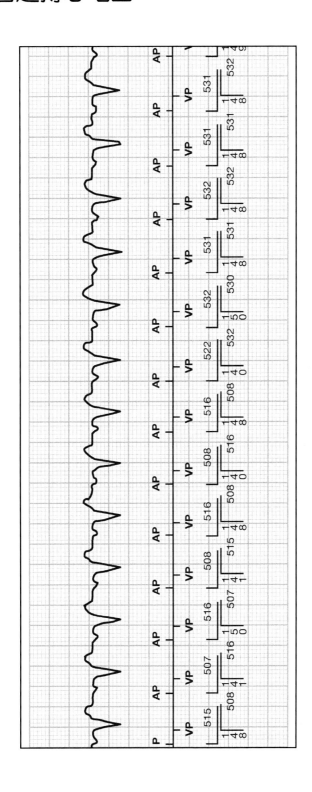

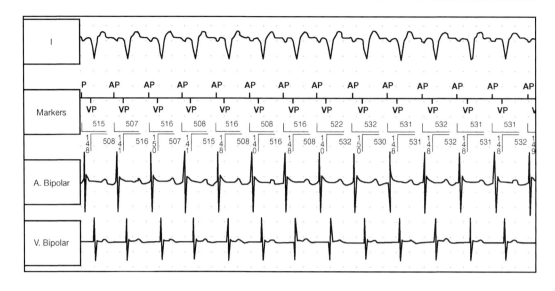

模式

前一页仅凭体表心电图,起搏脉冲信号(钉样标志)不清楚,可能难以判定起搏模式。但从标注栏提供的 AP 和 VP 脉冲信息表明:这是一个双腔起搏器。本页的图中,程控器屏幕详尽地提供了许多其他有用的信息,包括在下方的心房和心室的双极腔内心电图。在评估如此多的信息时,我们仍然应该使用系统分析法,从首行的起搏心电图、标注和间期、以及下方的心房与心室腔内心电图之间认真探索它们的来历。

频率

心房的起搏间期(AP-AP)驱动双腔起搏系统的频率,而且这里心房起搏间期是有变化的。它的范围大约从 507 至 532ms(113 至 118 次/分)。这里值得关注的是:心房起搏间期的一致性,期望心房起搏间期是恒定的;此外,这是非常高的起搏频率,几乎到达了最大的跟踪频率(MTR);

心室起搏跟踪心房频率,达到 1:1 的房室同步;但此频率太高了,应适当降低程控基础频率。

如此高的基础起搏频率,最恰当的解释是:起搏器采用了一个频率适应传感器,在患者活动时协调控制了起搏频率,当传感器察觉到患者的运动状态时,提供适当的增频支持,它能提升的起搏频率与患者的活动程度相一致。频率适应恰是现代许多起搏器的共同特征,因此在临床看到此类心律并不少见。经证实它的确是有传感器调控的频率适应起搏器。

夺获

心房与心室均夺获。利用标注的起搏脉冲信息与体表心电图(首行)对照,标注的 AP 和 VP 各自对应着一个波形,它提示每个起搏脉冲均引起一次除极。

请注意那些心房和心室事件同样地出现在腔内心电图中,高而窄的向上的尖锋波型,是心内膜电极记录到的起搏脉冲;从尖锋顶点向下的综合波,应该是心房和心室各自的除极波,但有时会较难辨认。因此,体表心电图对确认夺获是有帮助的,图中的所有起搏事件都具有相似的形态更加表明夺获是恰当的。

感知

因心房和心室同步均被起搏,故无法评估两者的感知功能。

潜在的节律

患者存在窦房结功能障碍和房室传导缓慢,且有变时性心脏传导功能障碍,也就是说他的心脏不能应变加速,需要起搏器提供频率适应性的支持。

如何处理

如有必要,我们应该评估心房与心室的感知功能,并校验设定感知灵敏度。若要检测感知功能,则必需出现自主心律,那就要用不同的策略鼓励心房自主心律和随后的心室激动。

评估心房的感知功能,首先要临时性关闭频率应答,并以被动(Passive)分频的方法,逐级以 10 次/分降低基础频率。此后患者可能对此有所感觉,应告诉他,我们为何要这样做,并逐步降低频率。如果他能较好的耐受,允许更进一步降低频率至 30 或 40 次/分,至心房自主节律出现,促使心室自身活动出现的最好的方法,是在一个双腔起搏系统中,临时性关闭频率应答,并延长 AV 延迟间期至 300ms 或更长,这就可能即时实现,并不需要逐步降低频率那样处理,这通常可引导出心室自身搏动;如果失败,另一种方法是将起搏器临时程控至 VVI 模式,并像你作心房感知测试一样,以同样的方式降低基础频率。但是我不推荐此方法,因对感知的评估是人工模拟的,也就是说,它对感知的评估犹如一个 VVI 起搏器。然而它是一只双腔起搏器,而且双腔起搏器具有许多特征,在心房与心室信道之间存在互相影响。因此,就感知功能而言,程控至 VVI 模式未必能提供 DDDR 起搏器心室感知那样的真实心电图。所以用这一办法仅作为最后手段。

此患者起搏器的频率应答功能是正常的,应打印诊断报告以查明进入和退出频率应答的频繁程度和频率应答的范围(快慢程度)。频率应答的设置可能需要作一些调整。

例如,此屏幕上的夺获发生在特殊情况下,若此时患者正在被动运动或自己在锻炼,这应是完全适当的。可是,如果当患者已坐下休息时,起搏器的频率响应就开始工作,那么其响应也太过灵敏了。这能够通过程控设置新的频率响应参数进行约束。所以我们应向患者索要病历与病史,并询问他的各项活动(例如日常活动有多激烈、是否是运动员)和相关症状。

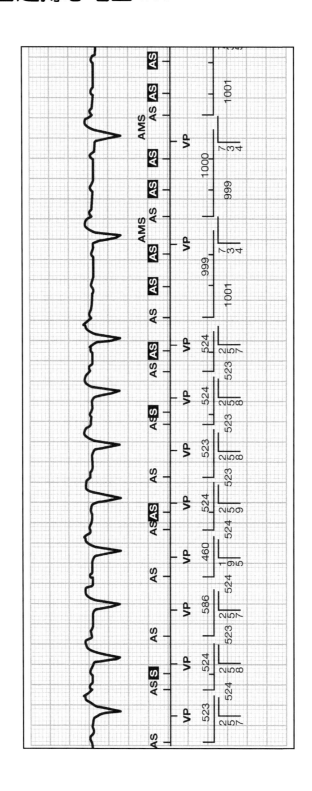

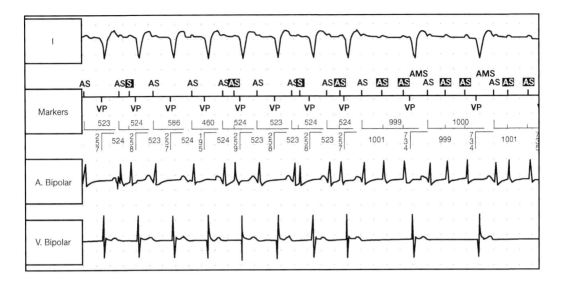

模式

此图为一个双腔起搏器,图的右侧正进入模式转换或者是自动模式转换(AMS)。当 AMS 发生时,我们应该评估它是否恰当。我们认为是一个双腔起搏系统,它正从跟踪心房的模式转换为非跟踪心房的模式。

频率

起搏器跟踪不规则的快速心房活动,直到自动模式转换(AMS)出现。通常心房的起搏间期(AP-AP)将有助于确定起搏频率,但此图中未出现这样的间期。既然起搏器跟踪心房,心室的起搏间期不能确认基础频率,它只能表明起搏器如此快地起搏是由于响应心房自身的活动。

在进入模式自动转换(AMS)以后,心室起搏的间期(VP-VP)约 1000ms(60 次/分),这是适当的起搏基础频率。虽然在模式自动转换期间,仍有心房活动出现,但起搏器未发出起搏脉冲。

从心房腔内电图能观察到心房事件的详尽细节(倒数第二行的图)。我们可以看到较难测定的快速的心房自身节律,因为它是不规则的, 没有两个固定的间期(AS-AS)是相同的!

请注意那些标注有黑框【AS】的心房感知事件多数“落入”心房不应期中,这些心房事件由模式自动转换的程序进行计数,但起搏器没有作出反应。所以模式自动转换的运作是适当的。

夺获

此图中未见心房起搏波和 AP 的标注,无从对心房夺获作出评估。

心室夺获显然是适当的。我们看到标注为 VP 的全部事件,在体表心电图上对应的 QRS 波均为同一种形态,而且其后跟随着形态相同的 T 波。这更进一步证实心室夺获是适当的。

感知

心房感知是适当的。心房腔内电图上

的每一个 A 波,在标注栏中均能找到对应的 AS。当心房感知事件发生在不应期时(黑框中的【AS】),心房的自身活动抑制了心房起搏,并重设了起搏器的起搏间期。

此图不能对心室感知作出评估。

潜在的节律

患者有快速房性心律失常伴非常缓慢的房室传导。我推测此心房节律紊乱是房颤(AF),因为心室事件不规则,且心房事件也快而不规则。

如何处理

自动模式转换(AMS)的进入是适当的。

要评估心房夺获功能,那就应出现心房起搏。对此患者也许是不可能的。因为他的快速的房性心律失常抑制了心房起搏。

而快速性房性心律失常同样地干扰了心室感知功能的验证,若有可能应将 AV 间期延长至 300ms 或更长。同时我们可能需要将起搏器临时程控到 VVI 模式,并以 10 次/分逐步降低基础起搏频率,小心地降低到 30 次/分或 40 次/分。

如何处理频发的快速房性心律失常呢?起搏器内的诊断资料应能检索与显示有多少内在的高频率的心房活动正在发生。假如它是偶然的,那么自动模式转换(AMS)是一种良好的解决方案。如果它是非常频繁的,或者患者无法耐受它,则应采取其他措施。对此病例下一步最好是给予药物治疗。

混合起搏心电图 #19

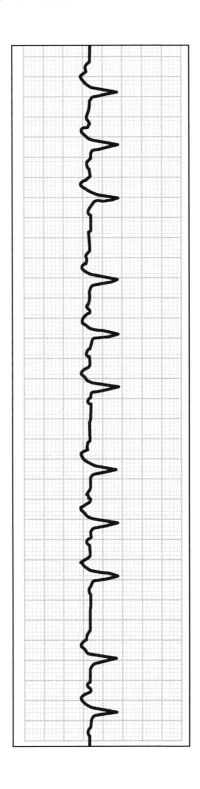

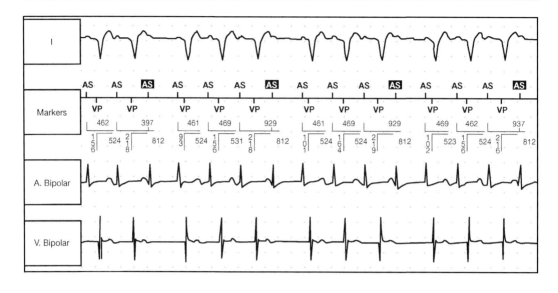

模式

即使此体表心电图没有注释,我们也可确定这是一个双腔起搏器。增宽的 QRS 形态提示为心室起搏,并且提示那是与心房活动密切相关的心室跟踪起搏。程控仪的显示屏也证实其为双腔起搏器。

频率

此时无法评估起搏频率,因为起搏器是在跟踪心房起搏心室。心房的自身频率快且稳定(大约 440ms 或 136 次/分左右)。

然而,心室的起搏响应出现一种有趣的形式,体表心电图上出现心室节律长短不一的现象,在心室双极(V.Bipolar)电图和注释(Markers)中更明显。我们可以看到每 4 次心房的自身节律,只有 3 次心室起搏的响应。并请注意,第 4 次自身的心房节律后心室出现长间歇,意味着心房脉冲发生在起搏器的不应期。这是起搏器 4:3

文氏阻滞的特性。起搏器跟踪了 3 次心房节律,但第 4 次心房脉冲出现在起搏器的不应期,因此起搏器将不会响应它,也就是不跟踪它。

夺获

从该资料无法评诂心房的夺获,因为所有的心房活动都是自身节律。

心室夺获是适当的。在体表心电图上(图中第一行)很难看清楚心室起搏的脉冲,但从注释的 VP,显然可见每一个心室的输出脉冲都与一次心室的除极相对应。在体表心电图上起搏的心室图形均为增宽的形态。

感知

心房感知看来是适当的。体表心电图上的 P 波,参照注释和心房双极腔内电图,似乎起搏器"看见"并完全地识别了全部心房的自身节律。

从此图无法评诂心室感知。

潜在的节律

此患者具有稍快的心房自身心率和房室传导缓慢。

如何处理

首先,应对心房夺获和心室感知进行评诂:心房夺获的测试也许不可能进行,因为测试要先确保起搏器能起搏心房(在较高的自身心房心率时,测试不尽如人意,有时甚至不可能测到)。心室感知必须有心室自身心律显现,最好的办法是作临时程控,使 AV 间期延长至 300ms 或更长。要获得正确的诊断报告,应关注患者的快速心房活动是否频繁发生。如果不经常发生,那么也许起搏器的"上限频率特性"(起搏器的文氏阻滞)就可以处理。若频繁发生或患者出现不适症状,那就必须寻找其他途径处理它:首选药物治疗来处理有症状的房性快速性心律失常,也可考虑程控选择起搏器的基本设置 (模式转换、房颤超速抑制等等)作为辅助。

那么用起搏器的 4:3 文氏阻滞如何呢? 在出现快速房性自身心率时起搏器的文氏阻滞开始运作。此例患者起搏器被程控到房性心率约 136 次/分时出现文氏阻滞是恰当的,因为起搏器使其避免了 2:1 阻滞。这是起搏器能辅助处理大部分快速房性自身心率的一个范例。

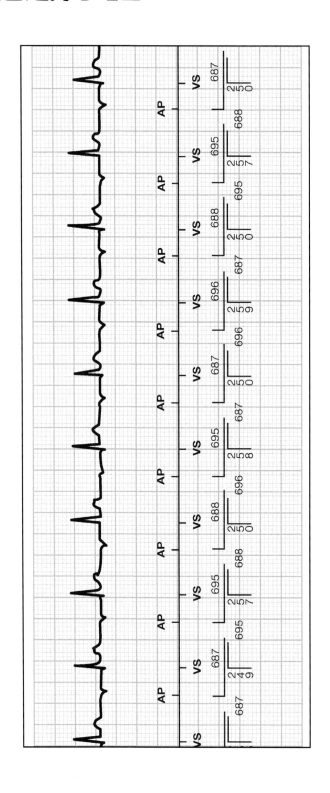

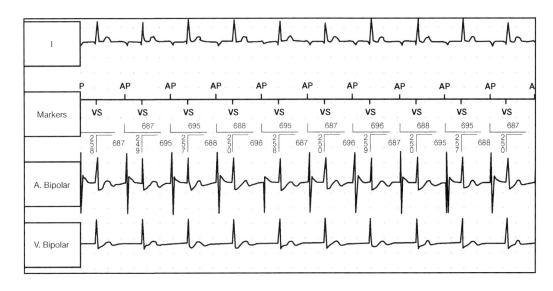

模式

程控仪上的体表心电图未能显示明确的起搏脉冲,但注释显示心房与心室活动之间明确相关,提示应为双腔起搏。注释提示体表心电图中对应的向下小波是起搏的心房事件,跟在后面尖锐竖直向上的波是心室除极的感知事件。

应用全屏显示获取的全部资料分析:心房起搏脉冲(标注为 AP)在心房腔内电图上显示为高大的波形,而在体表心电图上只有较小的心房的除极波。心室内在的自身节律则正常地出现在心室腔内电图上,但它们(心室自身节律波形)也同样出现在心房电图上。这是一个远场感知的实例。

频率

心房起搏间期 (AP-AP) 约为 680ms(90 次/分)。这里需要作些解释:若是在跟踪心房(AP-VS 事件)的情况下,频率到达90 次/分可能是完全正常的, 但为何此起

搏器会以超过心房的基础频率起搏?最大的可能这是频率应答起搏器,而且起搏器受传感器的控制,起搏频率稍微增加。

夺获

出现的心房夺获是正常的,被标记的每一次 AP 事件, 在体表 ECG (首行的描记)均提示一次心房除极,所有的心房波(事件)形态一致。

从此图不能评诂心室夺获。

感知

心房感知:因图中未出现自身心房节律,只有心房起搏,从此资料无法评估心房感知功能。

心室感知:评估少许有点复杂,体表ECG 和注释正确地显示了对心室事件的注释 VS(心室感知事件)。这些心室感知事件抑制了心室脉冲的输出,并重新设置了起搏器的间期。简单的看心室感知似乎是适当的。心室双极腔内心电图上(最下一行的图)看到的每一个心室事件,从体表

ECG上看也均伴随有T波作为结束,这证实对于心室自身活动的感知是正常的,同时对于心室起搏的抑制也是适当的。

再上一行是心房双极腔内心电图(倒数第二行),此图上有许多正在发生的、大量的心房脉冲(高大的、狭窄的综合波)。此图是从心房内部记录到的,正在进行的极其显著的心房事件。这些事件未能证实夺获,但提示心房腔内测到了心房起搏的输出脉冲。此图从上至下对应着看,心房双极腔内电图上,两个心房脉冲之间,较清楚地反映了心房起搏脉冲和除极波;同时在此也记录了心室的感知事件(QRS综合波)和T波!

这是一个远场感知的图例。我们要知道远场感知发生的机理:此心房电极相对比较靠近心室,它“窃听”到心室的信号很大,而且也“很响亮”(louder-R波的频响很高),由于心房电极采集心房信号的灵敏度相对较高(0.5~1.0mV),因此也会经常记录到心室的信号。

远场感知的难题是因为心房电极不能识别信号是来自心房或是心室,所有这些信号经心房电极“察觉”,均可能被看作是心房事件。这就是为什么远场感知常导致重复计数或其他方面的过感知的原因,然而这不是故障。除了心房腔内电图以外,总有一个不熟悉的远场感知伴随进行。为什么心房电极采集到心房信号及其后的远场信号并不杂乱呢?原因是这些远场信号落入了不应期(PVARP心室后心房不应期)。这表明起搏器忽略了它们。顺便说说,此类远场感知不是特殊的,而且只要不影响起搏器的正常工作,不会有警告的信息。

潜在的节律

患者有窦房结功能不良,具有正常的房室传导,并且心脏的变时性功能较差。

如何处理

对心房的感知功能进行评诂:为促进心房的自身节律,分级程控、逐步以10次/分降低基础频率,但不应低于30次/分或40次/分。而且要告诉患者逐步降低频率时,会感觉不太舒服。但并非所有评估心房感知功能的患者都有此感觉。

为测定心室夺获阈值,须强制起搏器起搏心室。最简易的途径是临时程控缩短AV间期至130ms或更短。因为此患者用的是频率应答起搏器,最好是捡查一下频率应答的设置。诊断报告能显示所选用频率的数值和频率应答的范围。如果必要,可对患者作简短的问诊,综合其活动程度与症状的信息,调节频率应答参数的设定。

当起搏器发生远场感知事件时,起搏器特有的程序和时间间期的管理,以一种积极的方式运作。此时,虽然并不需要调节起搏器设置,但应该重视那些可能对减轻远场感知有影响的事件。例如,减小心房的敏感度和心室的输出(电压),但这个操作须以不危及患者的安全为前提。

索 引

2:1 multiblock 2:1 阻滞 57

absolute refractory periods 绝对不应期 32

alert periods 警觉期 8,32

asynchronous pacing 非同步起搏 9,13-14,235-236,243

atrial capture 心房夺获 100,103

atrial tracking 心房跟踪 49

automatic capture algorithms 自动阈值夺获 73,75

automatic mode switching 自动模式转换 64

AV conduction 房室传导 51,104

AV delays 房室延迟 53,54

AV synchrony 房室同步 47,48

battery Life 电池寿命 343

blanking periods 空白期 87,89,317

capture 夺获 99-100,103-104

capture testing 夺获阈值测试 79

escape intervals 逸搏间期 19,40,52

far-field R-wave sensing 远场 R 波感知 86-87,354

hysteresis 滞后 38-41

intracardiac electrograms 腔内电图 82-85

loss of capture 失夺获 20-21

magnet mode 磁场模式 213,307

Maximum Tracking Rate(MTR) 最大跟踪频率 55

myopotential noise 肌电干扰 124

oversensing 过度感知 22-23

paced AV delays 起搏的房室间期 187

pacemaker codes 起搏器编码 12

pacemaker dependency 起搏器依赖 104,120

pacemaker-mediated tachycardia
起搏器介导的心动过速 57

pacemaker Wenckebach 起搏器文氏现象 59-61

pacing spikes 起搏钉样信号 6-8

pacing threshold 起搏阈值 164

post-ventricular atrial blanking period(PVAB)
心室后心房空白期 87,89

post-ventricular atrial refractory period(PVARP)
心室后心房不应期 57-61,67

rate response 频率应答 42

relative refractory periods 相对不应期 32

safety pacing 安全起搏 288-289

sensed AV delays 感知的房室间期 219

sensing threshold 感知阈值 25

sensing 感知 9,24,29,34,47,53

sensitivity 灵敏度 24,121

threshold 阈值 25

total atrial refractory period(TARP) 心房总不应期 58

undersensing 感知不良 36,158